知病知食

“三高”饮食指南

胡维勤◎主编

新疆人民出版总社
新疆人民卫生出版社

图书在版编目（CIP）数据

“三高”饮食指南 / 胡维勤主编 . -- 乌鲁木齐 ：新疆人民卫生出版社，2016.12

（知病知食）

ISBN 978-7-5372-6852-3

Ⅰ. ①三… Ⅱ. ①胡… Ⅲ. ①高血压－食物疗法②高血脂病－食物疗法③高血糖病－食物疗法 Ⅳ. ① R247.1

中国版本图书馆 CIP 数据核字 (2017) 第 017834 号

“三高”饮食指南

“SANGAO” YINSHI ZHINAN

出版发行 新疆人民出版总社
新疆人民卫生出版社

责任编辑 张 鸥

策划编辑 深圳市金版文化发展股份有限公司

摄影摄像 深圳市金版文化发展股份有限公司

封面设计 深圳市金版文化发展股份有限公司

地 址 新疆乌鲁木齐市龙泉街 196 号

电 话 0991-2824446

邮 编 830004

网 址 http: //www.xjpsp.com

印 刷 深圳市雅佳图印刷有限公司

经 销 全国新华书店

开 本 173 毫米 ×243 毫米 16 开

印 张 12

字 数 160 千字

版 次 2017 年 5 月第 1 版

印 次 2017 年 5 月第 1 次印刷

定 价 29.80 元

序言 Preface

随着现代生活条件和生活方式的改变，近年来“三高”的发病率呈现出世界性的上升趋势，所谓“三高”，即高血压、高血脂和高血糖的合称，它们是危害人类健康的三大慢性疾病。然而，对于这三大疾病的认识及防治，仍有相当一部分人存在误区，他们或不以为意、盲目乐观，或忧思过度、惶惶不安，或虽已引起重视，却不知如何应对。面对这一潜伏在身边的“无形中的杀手”，我们该如何保护好自身的健康不被侵犯呢？

其实，人的健康状况和饮食有很大关系。防治“三高”，饮食调养是基础，更是关键。科学合理的饮食，在一定程度上能有效控制高血脂、高血糖并改善高血压症状。因此，合理安排日常饮食正是“三高”患者和高危人群每日必做的功课。

为了给予广大“三高”人群以更好的饮食和防病指导，我们特别编写了这本《知病知食：“三高”饮食宜忌》，在帮助读者全面认识“三高”及了解其饮食调养原则的基础上，聚焦多种常见食材和中药材，并为读者提供相应的食疗方和药膳方，让您科学调养，健康生活。同时，我们还为“三高”人群量身定制了详细的全天带量食谱，以及经过营养配比而调成的四周健康食谱，让每天的饮食做到心中有数，也让疾病的调养变得更加丰富。此外，针对“三高”人可能出现的一些常见并发症，我们也推荐出多道对症调养食谱，以期达到改善和缓解症状的目的。书中所有菜例除配有详细的热量计算值外，还配有一枚二维码，您只需拿起手机扫描相应的二维码，即可观看大厨手把手教学视频，使菜品的制作过程一目了然，让此书成为一本真正会说话的健康调养书。

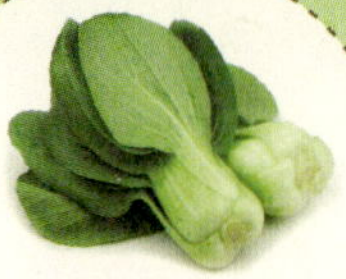
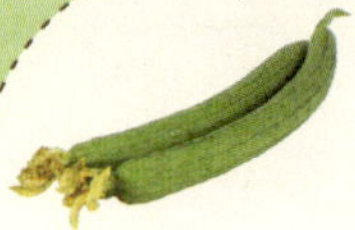
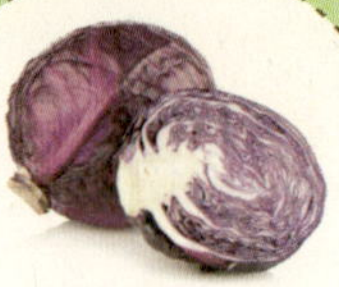

Contents 目录

Part 1 认识“三高”，远离饮食误区

◎正确认识“三高”

◎“三高”人的饮食调养

◎“三高”饮食误区知多少

Part 2 吃对食材，有效防治“三高”

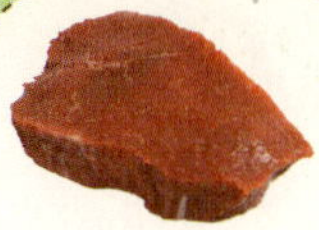
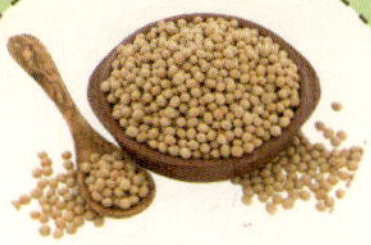
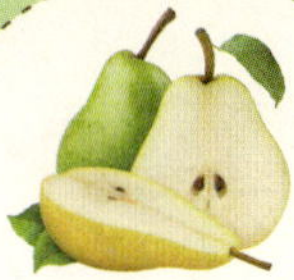

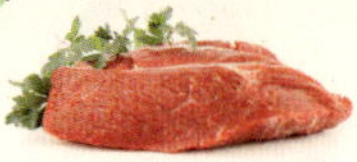
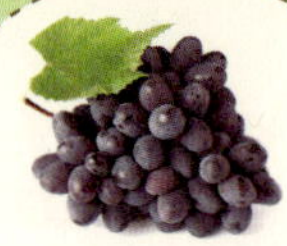
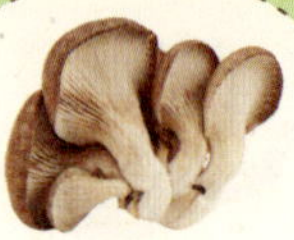

Part 3 选对中药，轻松控制“三高”

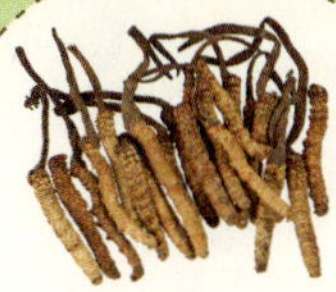
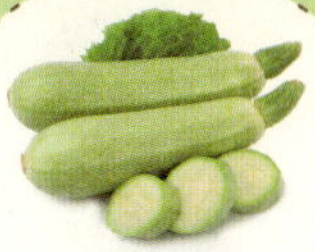
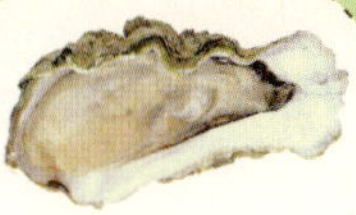

Part 4 每日食谱，“三高”人的饮食指南

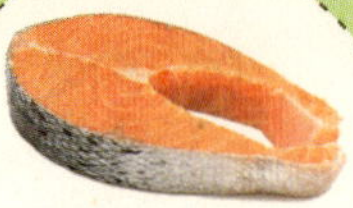
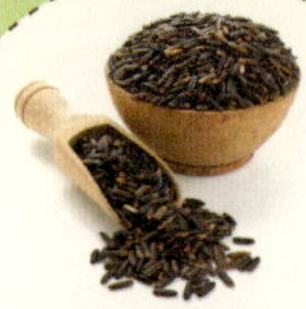
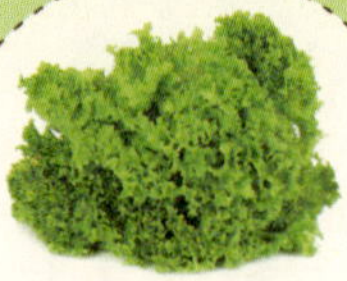

Part 5 科学调养，远离“三高”并发症

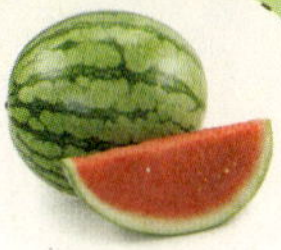
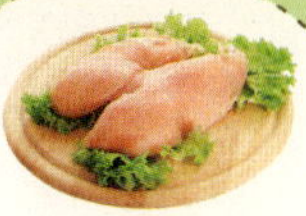
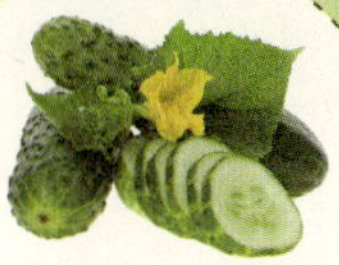

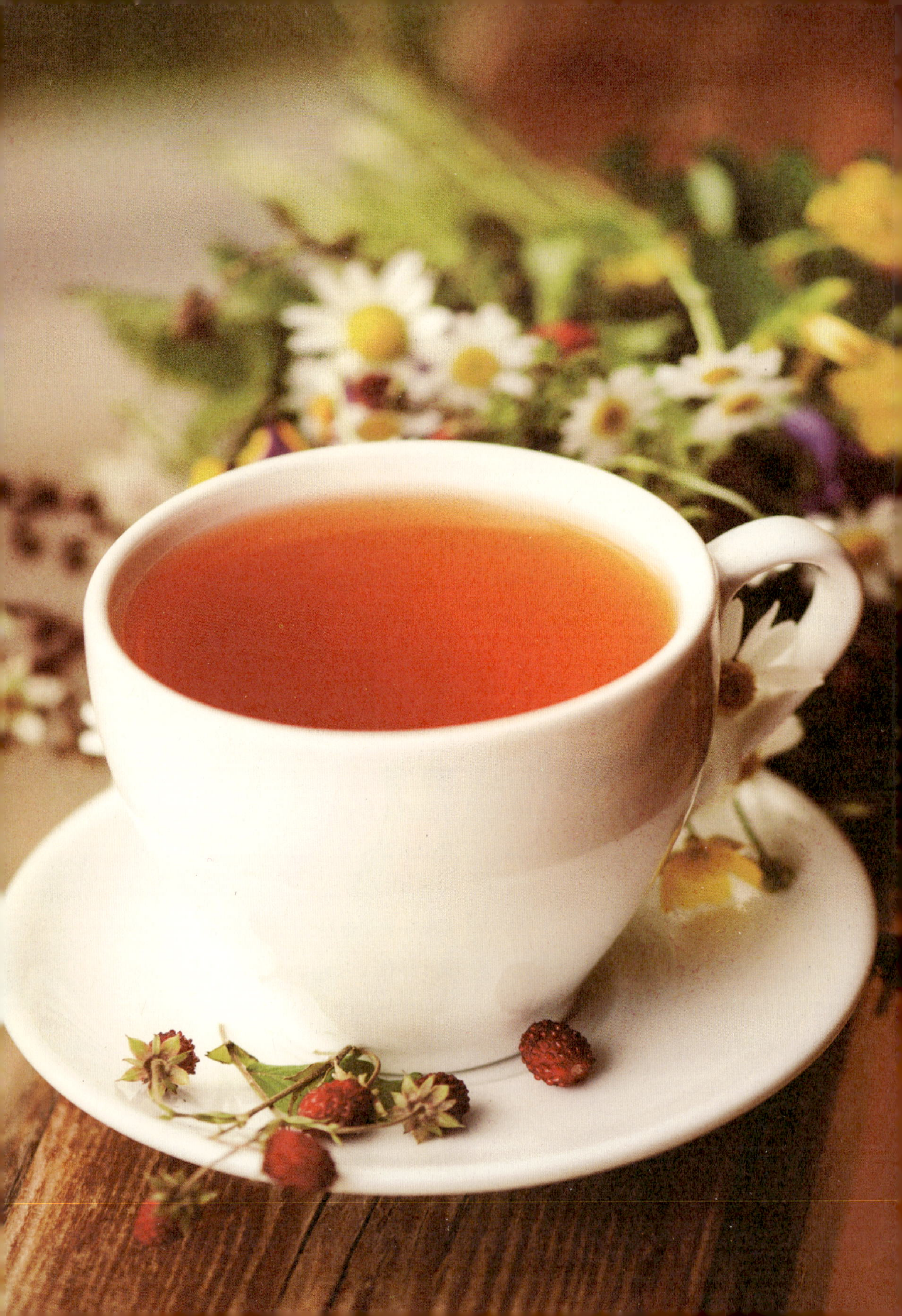

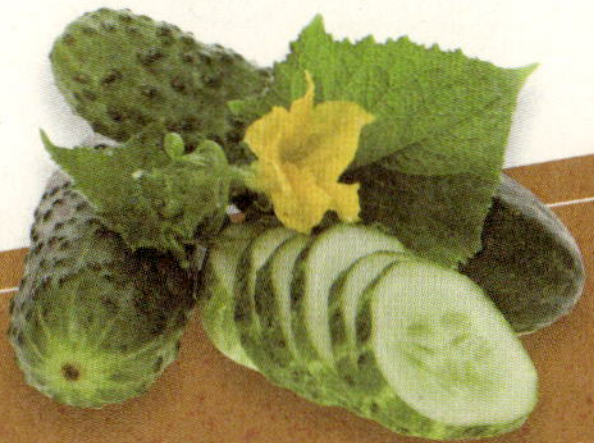

Part 1 认识“三高”，远离饮食误区

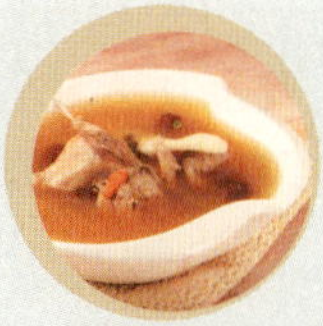

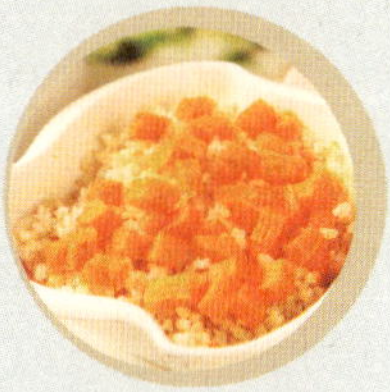

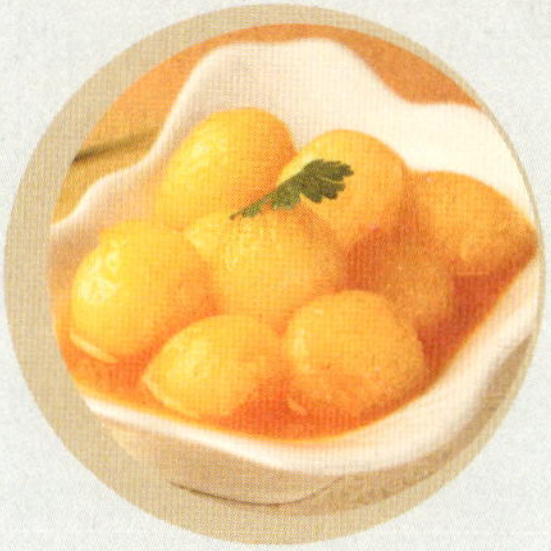

由于忙碌的工作和生活的压力，现代人往往容易忽视生活和饮食细节，这不但给了“三高”可乘之机，也为健康埋下了多重隐患。怎样才能远离“三高”侵扰，让健康相随？对此，本章将带您全面了解“三高”，并针对“三高”人群的饮食调养问题，提出科学合理的建议，让您轻松走出常见的“三高”饮食误区。

正确认识“三高”

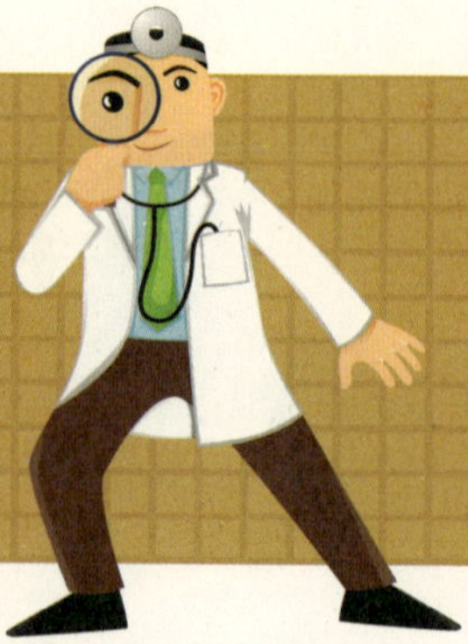

俗话说，“知己知彼，方能百战不殆”，想要有效控制“三高”，不妨从了解“三高”的诊断标准和危害、“三高”间的相互关系以及易患“三高”的人群等内容入手吧。

解析高血压

据相关调查数据显示，我国15岁以上的居民高血压患病率高达24%，我国高血压患者已达2.66亿，并且呈低龄化趋势。那么，高血压是什么？诊断标准是什么？患了高血压会有哪些明显症状和危害呢？

高血压是指在静息状态下动脉收缩压和（或）舒张压增高，并伴有脂肪和糖代谢紊乱以及心、脑、肾和视网膜等器官功能性或器质性改变，以器官重塑为特征的全身性疾病。高血压的发生大都与遗传、年龄、精神状态、饮食、肥胖、吸烟、饮酒等因素有关。

一般而言，偶尔一两次的血压升高并不能代表患有高血压，但在休息和未服用任何降压药的条件下，不同时段两次以上测得的数值都是收缩压大于等于140毫米汞柱（1毫米汞柱≈133.3帕斯卡），和（或）舒张压大于等于90毫米汞柱，且身体出现不适或血管病变等情况，即可判定为患有高血压。根据世界卫生组织建议使用的血压标准，我国目前对高血压的诊断作出如下界定：

血压水平分类表

类　别	收缩压/毫米汞柱	舒张压/毫米汞柱
正常血压	＜120	＜80
高血压前期	120～139	80～89
高血压	≥140	≥90
1级高血压（轻度）	140～159	90～99
2级高血压（中度）	160～179	100～109
3级高血压（重度）	≥180	≥100

因为高血压早期不容易被发现，所以其对身体的伤害也较隐蔽。高血压在发病初期可能无症状或症状不明显。随着病程延长，逐渐会出现头痛、头晕、注意力不集中、记忆力减退、肢体麻木、夜尿增多、心悸、胸闷、乏力等症状。当血压突然升高到一定程度时甚至会出现剧烈头痛、呕吐、心悸、眩晕等症，严重时会有神志不清、抽搐等现象。

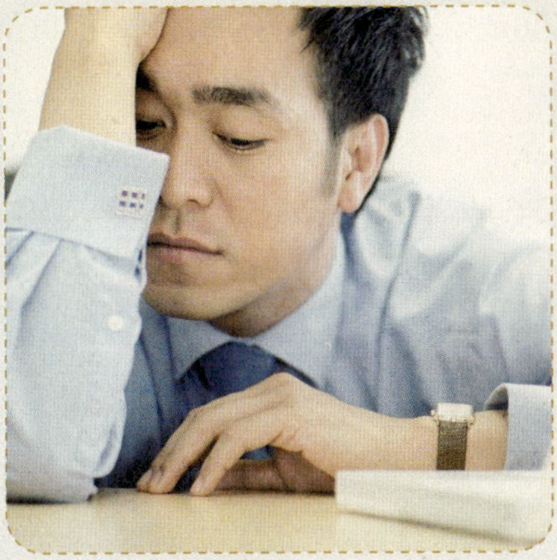

解析高血脂

血脂是生命细胞基础代谢的必需物质，是血液中所含脂类物质的总称，主要包括胆固醇、胆固醇脂、三酰甘油、磷脂以及游离脂肪酸等。血脂的来源有两个部分，一是来自富含胆固醇的食物，如蛋黄、奶油以及脂肪含量高的鱼肉类；二是来自身体内合成。正常情况下，身体可通过内部调节维持血脂浓度的相对平衡，但当肝脏代谢功能紊乱时，脂质代谢便会受损，如果继续进食高脂食物，必然会导致血脂浓度持续增高，形成高血脂。

目前，国内一般以成人空腹血清总胆固醇超过5.72毫摩尔/升，三酰甘油超过1.7毫摩尔/升，作为诊断高血脂的指标。将总胆固醇在5.2～5.72毫摩尔/升者称为边缘性升高。根据血清总胆固醇、三酰甘油和高密度脂蛋白胆固醇的测定结果，通常将高血脂分为四种类型：

高胆固醇血症：血清总胆固醇含量增高，超过5.72毫摩尔/升，而三酰甘油含量正常，即三酰甘油低于1.7毫摩尔/升。

高三酰甘油血症：血清中三酰甘油含量增高，超过1.7毫摩尔/升，而总胆固醇含量正常，即总胆固醇低于5.72毫摩尔/升。

混合型高脂血症：血清中总胆固醇和三酰甘油含量均增高，即总胆固醇超过5.72毫摩尔/升，三酰甘油超过1.7毫摩尔/升。

低密度脂蛋白血症：血清高密度脂蛋白胆固醇（HDL–胆固醇）含量降低，低于0.9毫摩尔/升。

大量研究资料表明，高血脂是动脉硬化、脑卒中、冠心病、心肌梗死、猝死的危险因素，还是导致高血压、糖耐量异常、糖尿病的危险因素。血液中的脂肪过多，容易造成血液黏稠，沉积在血管壁上，长此以往便会在动脉壁上形成小斑块，随着斑块的不断增多、增大，会逐渐堵塞血管。如果斑块在心脏，则会诱发冠心病；在大脑，会导致脑卒中；在眼底血管，会导致视力下降、失眠；在肾脏，会引起肾动脉硬化，严重者还可能造成肾衰竭。因此，对高血脂的防治不可小觑。

解析糖尿病

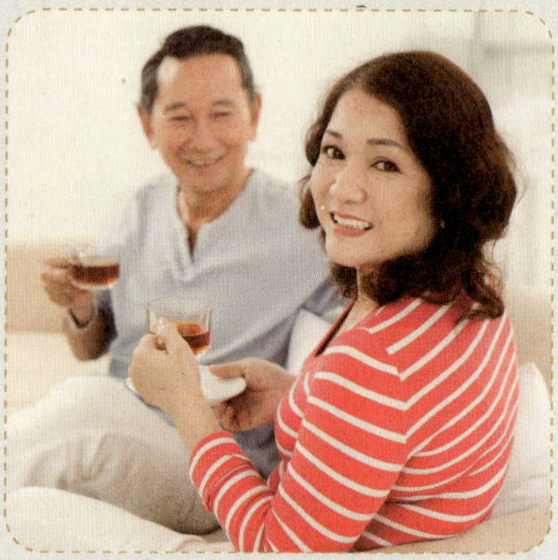

糖尿病是以持续高血糖为其基本生化特征的一种慢性全身代谢性疾病，主要是由于机体内胰岛素绝对或相对分泌不足，或胰岛素敏感性降低而引起蛋白质、脂肪及电解质等一系列代谢紊乱综合征。人体内糖代谢紊乱，会诱发多种疾病，甚至可能危及生命。事实上，糖尿病引起的并发症比糖尿病对身体的危害更大，糖尿病并发症是导致糖尿病死亡率和致残率增高的主要原因。

糖尿病的诊断应包含三个方面：一是否有糖尿病；二判断为哪种类型的糖尿病；三有无糖尿病并发症。

我国当前主要采用的是世界卫生组织1999年糖尿病诊断标准：有糖尿病症状者，如多食、多饮、多尿和消瘦，凡符合随机（一天中任意时间）血糖大于11.1毫摩尔/升，或空腹血糖大于等于7.0毫摩尔/升，或餐后2小时血糖大于11.1毫摩尔/升者，即可诊断患有糖尿病；无糖尿病症状者，有两次血糖测定结果达以上标准者，则可诊断为糖尿病。

糖尿病诊断标准表

条件	餐后2小时血糖/（毫摩尔/升）	空腹血糖/（毫摩尔/升）
正常	＜7.8	＜6.1
糖尿病	≥11.1	≥7.0
糖耐量受损	7.8～11.1	＜7.0
空腹血糖障碍	＜7.8	6.1～7.0

了解“三高”间的相互关系

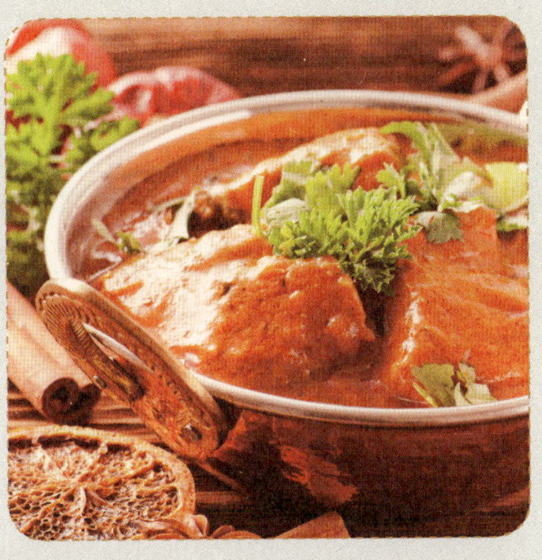

“三高”可独立存在，也可相互关联，其共同特点是损害人体血管，最终导致心脑血管疾病、肾功能衰竭等，对人体健康危害极大。

高血脂与高血压

血脂在动脉内膜沉积，会导致血管管腔狭窄以至于完全堵塞，从而使得血液在血管内流动时外周阻力增加，血管壁弹性减弱，血压升高。另外，高血脂还会降低抗高血压药的敏感性，增加治疗难度。因此，治疗高血压的同时应调节血脂。

高血脂与糖尿病

据统计，约40%的糖尿病患者有脂代谢紊乱的现象，其特点是三酰甘油增高和高密度脂蛋白降低。同时，肥胖的高血脂患者，由于胰岛素受体数相对减少，容易产生胰岛素抵抗，从而诱发糖尿病。

糖尿病与高血压

糖尿病患者的血管对具有升压作用的血管紧张素敏感；糖尿病易引起肾脏损害，肾脏受损害后可使血压升高。另外，糖尿病人由于血糖升高，血液黏稠度增加，血管壁受损，血管阻力增加，也易引起血压上升。

“三高”的易感人群

中老年人。随着年龄的增长，身体内的各项器官和组织都会出现退化，血管机能的退化就是其中之一，患高血压、高血脂和糖尿病的风险也随之增加。

肥胖人群。肥胖人群内分泌和代谢功能紊乱，血液中胆固醇、三酰甘油含量高，高密度脂蛋白含量低，往往伴有糖尿病、高血压、冠心病等疾病。

贪食肥甘者。进食过量动物肉类、高胆固醇和高糖的食物，血液中脂肪的浓度会随之升高，加剧心脑血管硬化，引起胰岛素代谢紊乱，最终引起糖尿病。

烟酒不离手者。烟草中的尼古丁可导致心跳加快，血管收缩，致使血糖和血压升高；过度饮酒，则会引起动脉硬化、血压升高，继而导致血脂代谢紊乱。

“三高”人的饮食调养

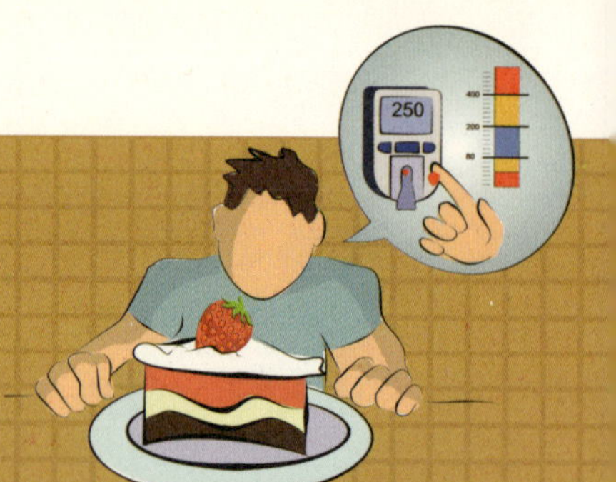

饮食疗法作为一种天然的治疗方法，在防治“三高”方面同样也占有一席之地。“三高”人群在饮食中需要注意些什么？下面就为您提供控制“三高”的饮食建议。

控制“三高”，先控制热量

热量是指食物中可提供热量的营养素，在人体内代谢释放后成为机体活动所需要的能量。热量的摄入与“三高”人群，尤其是糖尿病人密切相关。热量摄入过多，除了会加重病情，还会诱发心血管疾病、癌症等。因此，限制热量的摄入，使体重达到并维持在理想或适宜的水平，有助于控制“三高”。

判断体型和劳动强度

体型主要依据体质指数进行判断，即BMI=体重（千克）÷[身高（米）]^2（参考右表）；劳动强度包括卧床休息、轻体力、中等体力和重体力四种。

中国成人BMI标准表

体型	BMI值
肥胖1级	≥40
肥胖2级	35～39.9
肥胖3级	30～34.9
超重	25～29.9
正常	18.5～24.9
低体重	＜18.5

判断每日每千克体重所需的热量

劳动强度越大所消耗的热量越多，需要的热量越多；低体重人群所需的热量较肥胖人群要多，具体可参考下表。

不同劳动强度所需热量参考表（单位：千卡/千克标准体重）

体型 / 劳动强度	低体重	正常	超重
卧床	20～25	15～20	15
轻体力劳动	35	25～30	20～25
中等体力劳动	40	35	30
重体力劳动	45	40	35

注：1千卡=4.18千焦

控制每日摄入总热量

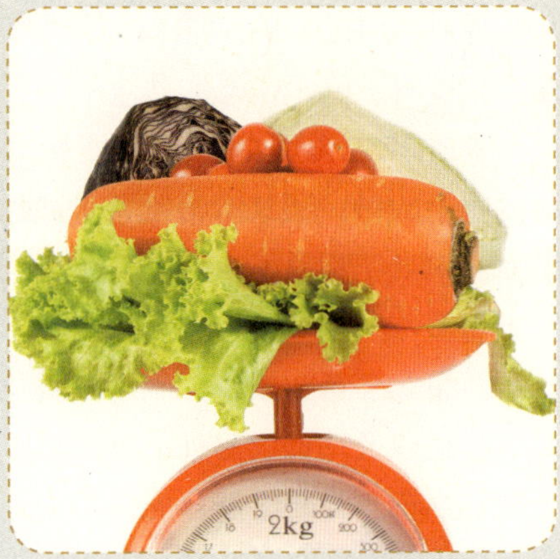

首先，计算每日所需的总热量，即标准体重×每日每千克体重所需的热量。

其次，控制好糖类、脂肪和蛋白质的摄入量。一般而言，糖类提供的热量应占总热量的60%～65%，摄入的脂肪应占总热量的25%左右，而蛋白质应占总热量的10%～15%。

最后，运用“食物交换份法”。“食物交换份法”是“三高”人群控制热量、平衡膳食的基本方法，是将食物按照来源、性质分成四大类，然后确定一个交换单位，这个交换单位所含的热量约为376千焦，在计算出各类食物在这个交换单位内的大致重量后，就可以在每日所需总热量的范围内自由交换了。

食物交换份表

组别	类别	每份重量	热量	蛋白质	脂肪	糖类
谷薯	谷薯类	25克	376千焦	2克	–	20克
果蔬	蔬菜类	500克	376千焦	5克	–	17克
	水果类	200克	376千焦	1克	–	21克
肉蛋	肉蛋类	50克	376千焦	9克	6克	–
	豆类	25克	376千焦	9克	4克	4克
	奶制品类	160克	376千焦	5克	6克	–
油脂	坚果类	15克	376千焦	4克	7克	2克
	油脂类	10克	376千焦	–	40克	–

高血压患者的饮食须知

合理摄入低脂肪食物。高血压患者每日脂肪的总摄入量应低于50克。由于动物油中含有较高的饱和脂肪酸和胆固醇，会加速人体器官的衰老和血管硬化，引起冠心病、脑卒中等疾病，因此烹调时应尽量选用植物油，少用或不用动物油。

适量补充优质蛋白质。高血压患者每日蛋白质的摄入量为每千克体重1克，病情控制不好或消瘦者，可将每日摄入的蛋白质增至1.2～1.5克。在这些蛋白质中，应有1/3来自于优质蛋白，如牛奶、鸡蛋、猪瘦肉、鱼、豆类。

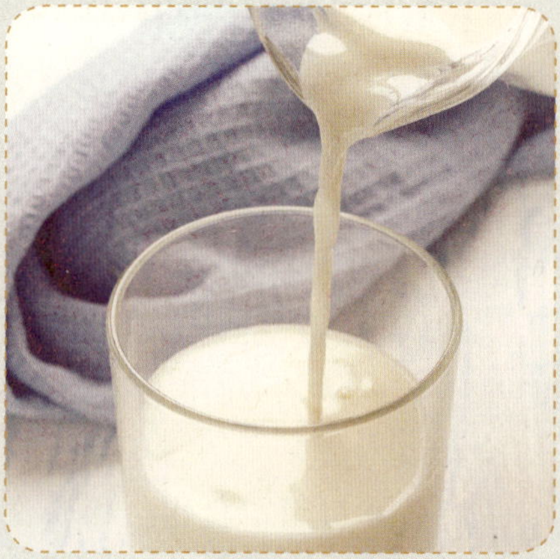

多吃高钾食物。钾不仅能帮助排出体内多余的钠，还具有抑制肾素活性、抑制血管对升压物质的反应等作用。高血压患者可多吃一些钾含量较高的食物，如土豆、苋菜、冬菇、紫菜、玉米、香蕉、草莓、柑橘以及豆类。另外，钾易溶于水，在烹调高钾食物时，建议先洗再切，或将食材做成汤品，食用时连汤饮用。

多吃新鲜蔬果。新鲜蔬果中含有大量的维生素、纤维素和微量元素，如维生素C、维生素A、维生素E、膳食纤维、钾、镁等，这些营养成分有利于改善心肌功能和血液循环，促进胆固醇排出，对控制血压有益。

掌握正确的喝水法。水有很好的利尿作用，排尿会带出体内多余的钠盐，进而起到降压的效果。高血压患者饮水最好采取少量多次的方式，可以在睡前30分钟、半夜醒来以及清晨起床后喝大约120毫升水。另外，高血压患者饮水的水温不可过高或过低。

严格限制食盐量。人体如果摄入的盐量过多，会造成体内水钠潴留，导致血管管腔变细，血管阻力增加，使血压上升。高血压患者每日食盐量应限制在3～5克，还要避免食用腊肉、咸菜、罐头、火腿等高钠食物和加碱发酵食品。

高血脂患者的饮食须知

脂肪酸比例要适当。减少食物中饱和脂肪酸的摄入量，增加不饱和脂肪酸的摄入量，使饱和脂肪酸所提供的热量不超过总热量的10%，单不饱和脂肪酸占总热量的10%～15%，多不饱和脂肪酸占总热量的7%～10%。饮食中应多吃不饱和脂肪酸含量高的鱼类和植物油，减少动物肉类、内脏和动物油的摄入量。

摄入足量的维生素C。维生素C能促进胆固醇的代谢，升高高密度脂蛋白胆固醇的含量，从而降低总胆固醇。高血脂患者每天应吃三或四种维生素C含量丰富的食物，如柑橘类水果、土豆、包菜、花椰菜和绿叶蔬菜。

多吃富含膳食纤维的食物。膳食纤维可有效降低人体内低密度脂蛋白胆固醇的含量，起到稳定血脂的作用。含膳食纤维丰富的食物有木耳、新鲜蔬果、谷物类，建议每日膳食纤维的摄入量为25～35克。

适量饮茶。茶叶中含有的茶多酚可增加血管柔韧性，预防动脉硬化。适量饮茶还能消除油腻，达到减肥的目的，但高血脂患者不宜饮浓茶。

忌食胆固醇过高的食物。高血脂患者每日胆固醇的摄入量不宜高于300毫克，应忌食动物内脏、软体动物、贝壳类、奶油、黄油、羊油、猪油及牛油等食物。其中蛋类食物当中的胆固醇主要集中在蛋黄，一个鸡蛋的胆固醇含量接近300毫克，高血脂患者最好每天吃半个鸡蛋或每两天吃一个鸡蛋。

慎吃甜食。高血脂患者如果在正餐之外过度进食含糖量较高的水果、巧克力等甜食，就会使糖类摄取过量，肝脏内合成的脂类也会随之增多，造成体内脂肪堆积和血脂升高，进一步引起动脉粥样硬化和心血管疾病。高血脂患者，尤其是老年高血脂患者，要避免额外增加甜食或各种糖类的食用量。

糖尿病患者的饮食须知

多选择升糖值低、含糖量低的食物。食物的升糖值和含糖量会直接影响进食后血糖值的波动，低糖饮食对控制血糖具有重要作用。升糖值低的食物有粗杂粮、豆类、芹菜、黄瓜、茄子、生菜、海带、香菇、猕猴桃、苹果等。

合理安排一日三餐的热量。为了减轻胰岛负担，糖尿病人应至少保证一日三餐。一般按早、中、晚餐各1/3的比例分配每日所需总热量，或按早餐1/5，中餐和晚餐各2/5的热量进行分配。这个比例也不是绝对的，有时会根据身体需要在早餐摄入较多的食物，而晚上活动较少时则应减少进食量。

少量多餐。糖尿病患者常以控制餐后血糖升高为主，若通过增加药物控制餐后血糖，反而容易引起低血糖，所以少量多餐可以减少降糖药物的用量，防止血糖波动。患者可以在三次正餐之间加餐二或三次，若血糖稳定，还可以在两餐间进食少量水果，但水果的量不应太多。

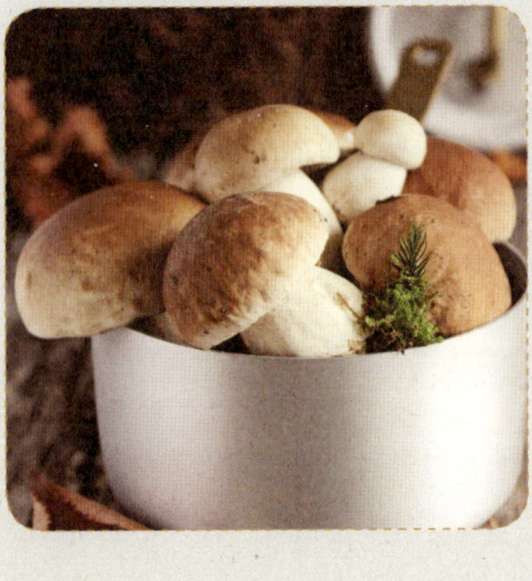

减少钠的摄入量。糖尿病人每日食盐量应为4～5克。糖尿病人体内环境对钠离子的浓度变化十分敏感，当体内钠离子浓度高时，会加重心、肾负担，严重时会引发高血压、冠心病、脑血管病变和肾脏疾病。除了食盐中的钠，其他含钠的食物也应加以控制，如酱油、火腿、香肠等。

“三高”饮食误区知多少

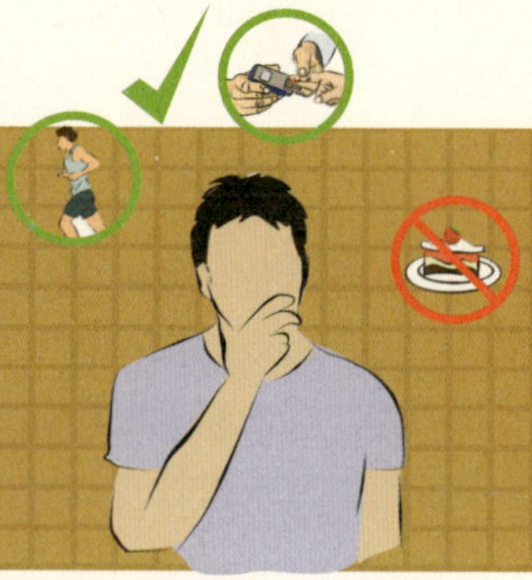

尽管部分“三高”患者在饮食上小心谨慎，但仍然存在一些认识和操作上的误区，致使治疗效果不明显，甚或病情加重。下面将列举“三高”人群常见的饮食误区，以供参考。

误区一：高血压不用限制糖的摄入

有些高血压患者比较注意对食盐量的控制，但对糖的摄入量往往不以为意，这种做法是不科学的。长期摄入高糖食物，体内多余的糖分会经肝脏转化成脂类物质，引起血脂升高，进而加重高血压患者的病情。

另外，摄入糖分过多，波动的血糖可影响胶原纤维的降解，促使心肌肥厚程度加重，成为高血压并发心肌肥厚的危险因素之一。

误区二：高血压不用少吃植物油

植物油和动物油提供的热量是一样多的，食入植物油过多，产生的热量自然也多。多吃植物油并不能使血液中原有胆固醇降低，反而会让胆结石的患病率比普通饮食高2倍，因此高血压患者食用过多植物油也是无益的。高血压患者每日烹调所用植物油以不超过25克为宜。

误区三：喝红酒能降压

红酒中所含的“白藜芦醇”可预防心血管疾病、抗氧化、抗菌、保护肝脏、调节免疫，于是有人提出“喝红酒能降血压”的观点。研究表明，普通红酒中白藜芦醇的含量一般为每升1.5~3.0毫克。根据有关白藜芦醇膳食补充的建议，每天需摄入4毫克白藜芦醇，才能起到降压作用，但是普通红酒很难达到这个剂量。尽管红酒有多重功效，但并不能降压。高血压人群最好是不喝酒，包括红酒。

误区四：少吃油能控制脂肪的摄入

很多高血脂患者认为烹调用油才是膳食脂肪的唯一来源，因此，炒菜少用油就算是限制脂肪了。其实很多食物中都含有脂肪，只是有些我们能看见，如动物油、植物油以及动物外皮等，可以避免摄入过多。但还有很多是容易被人所忽视的脂肪，其中坚果、豆制品、动物内脏、奶制品、肉类等食物中就含有较多的脂肪，如果食用过多，也会使脂肪摄入过量。因此，除了炒菜要少放油，还要特别注意那些隐藏的脂肪。

误区五：饮食过于清淡才能降血脂

高血脂患者需要控制高脂肪食物的摄入，于是有些高血脂患者认为吃得清淡，血脂就不会升高，便完全避免油腻食物和脂肪的摄入。事实上，这种做法是错误的。脂肪是人体的主要组成部分，是储存能量的“能量库”。特别是夏季，人体新陈代谢快，消耗增多，如果能量供给不足就会使肠胃活力变差，导致食欲不佳，降低抗病能力。因此，保证适量脂肪的摄入对保障健康是非常必要的。

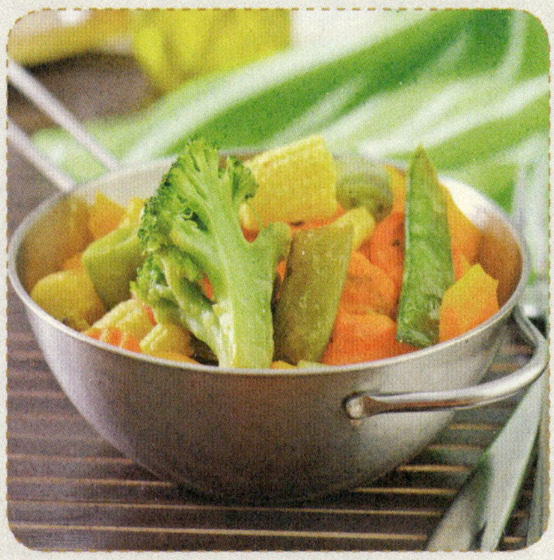

误区六：糖尿病主食吃越少越好

糖尿病人主食吃得少或不吃主食，会造成严重的后果：一是由于主食摄入量不足，机体内的总热量无法满足其代谢的需求，导致体内脂肪、蛋白质过量分解，损害身体健康，长此以往，还会引起营养不良；二是当身体处于饥饿状态时，体内的升糖激素可使糖原分解，进而使糖的异生作用增强，引起反应性高血糖。实际上，主食中所含的糖类升血糖的速度相对较慢，糖尿病人在合理控制血糖的前提下应摄取足够的主食。

误区七：降糖药的量随饮食量加减

一些糖尿病人在感到饥饿时常常会忍不住增加进食量，为了控制血糖，又会自行采取增加降糖药剂量的方法，认为这样就能把多吃的食物抵消。事实上，这并不符合糖尿病人饮食疗法的原则，而且部分降糖药以刺激胰岛素分泌来控制血糖，过多摄入只会增加胰岛β细胞负担，也加大了低血糖和药物毒性不良反应发生的可能性，对病情的控制非常不利。

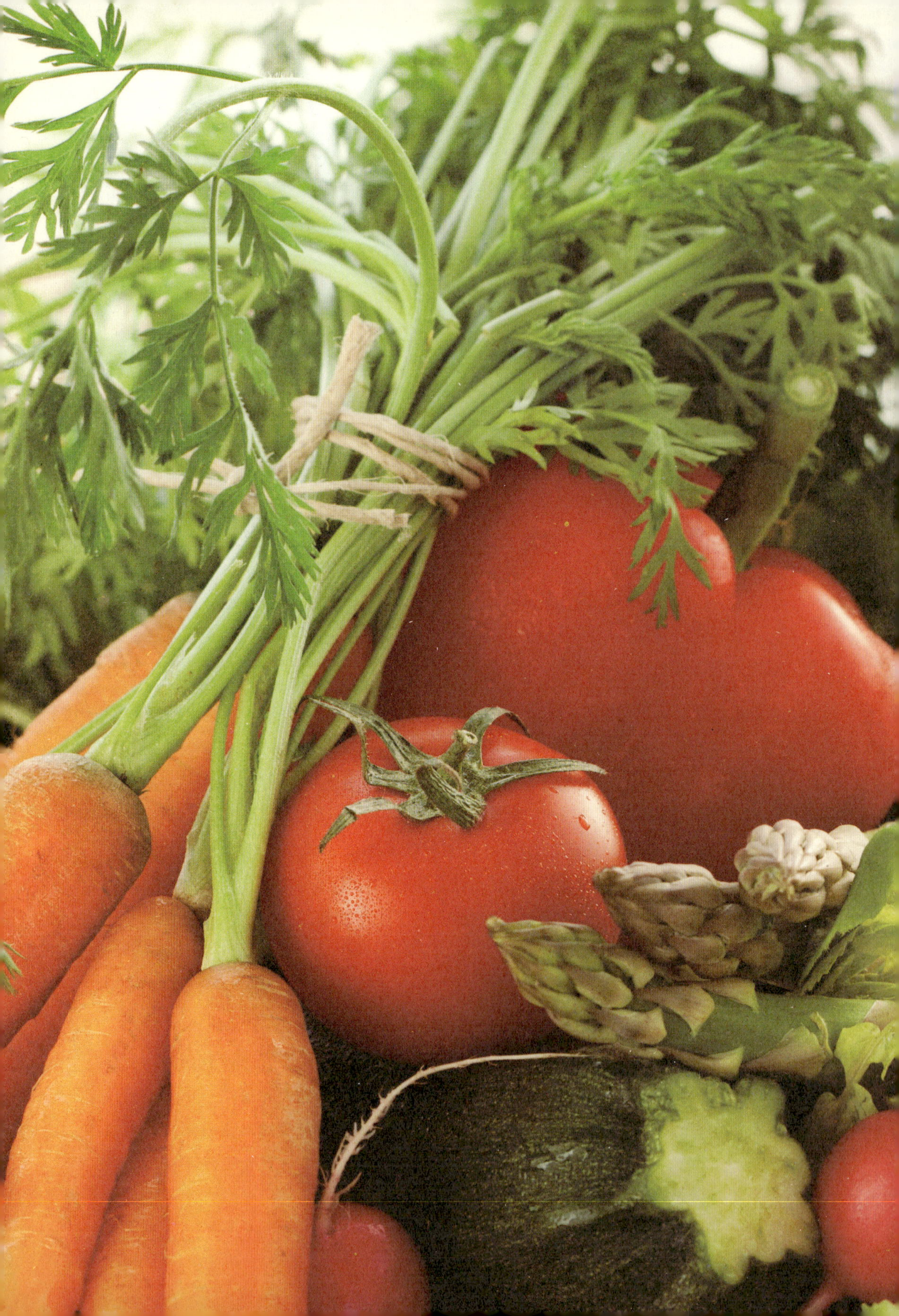

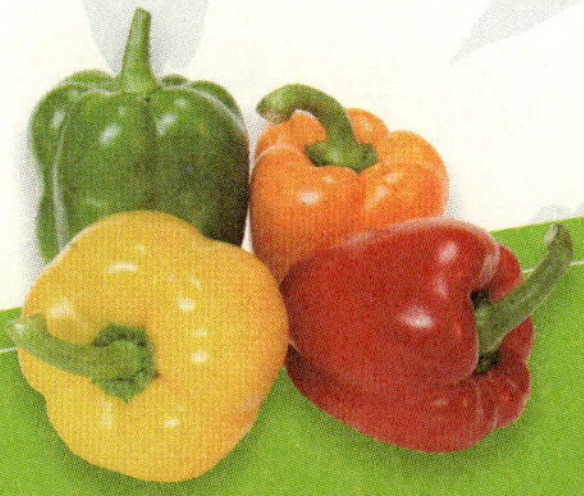

Part 2 吃对食材，有效防治“三高”

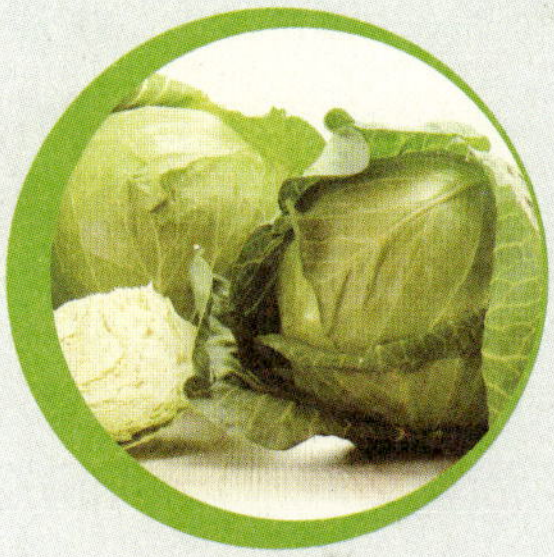

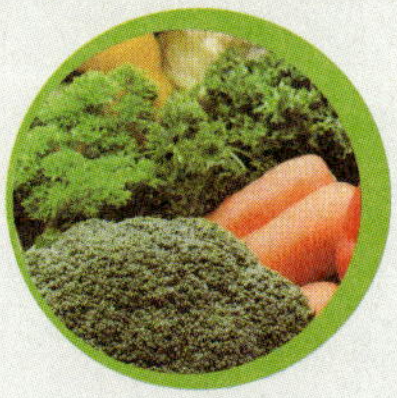

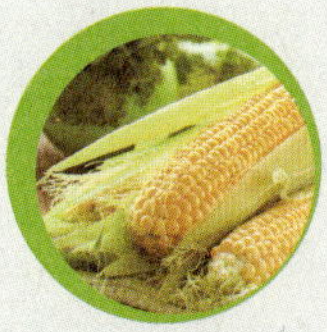

调查发现，很多人是因为饮食不当而患上“三高”的。那么，想要有效防治“三高”，自然也要从吃开始。本章对有益于“三高”人的常见食材进行深度解析，详尽介绍每一种食材的降“三高”功效和食用建议，配备科学、健康、美味的降“三高”食谱，并计算出每道菜的热量，让你吃对食材，有效防治“三高”。

燕麦

降低胆固醇、降血糖

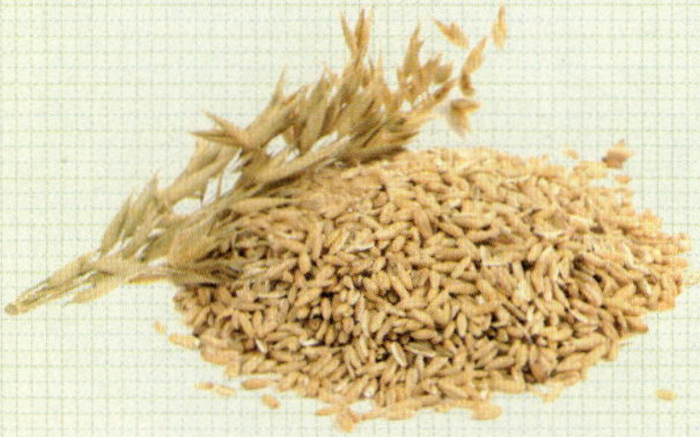

热量：1534.06千焦/100克

食疗功效

燕麦中富含可溶性纤维，能大量吸纳体内胆固醇，并将其排出体外；它还可抑制小肠对淀粉的吸收，减缓胃肠道对葡萄糖的吸收速度，延缓餐后血糖升高。另外，燕麦中所含的维生素E，能改善血液循环，预防动脉硬化。

食用建议

相同重量的燕麦麸热量仅是燕麦片的一半，“三高”人群为减少热量的摄入，可选择用燕麦麸代替燕麦片食用。

调养食谱 冬瓜燕麦片沙拉

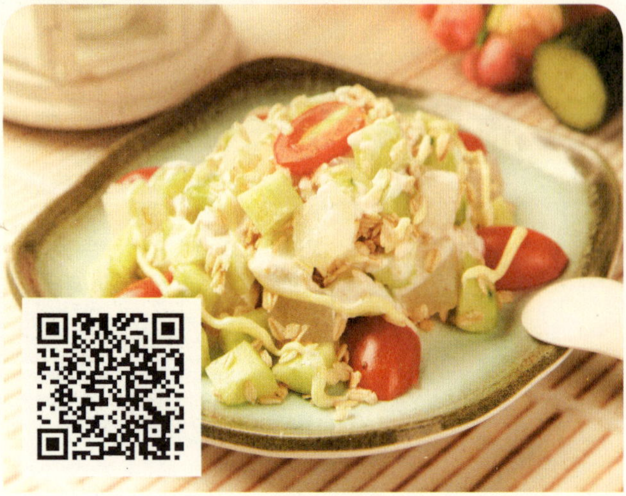

原料： 去皮黄瓜、去皮冬瓜各80克，圣女果30克，酸奶20克，熟燕麦70克

调料： 盐2克，沙拉酱10克

做法：

①圣女果对半切开；洗好的黄瓜、冬瓜切成丁。

②开水锅中倒入冬瓜，加盐，略煮，捞出，放入凉水中，待凉后捞出，沥干水分，放入碗中。

③倒入黄瓜、熟燕麦，拌匀，将圣女果摆放在盘子周围。

④倒入黄瓜、燕麦、冬瓜，浇上酸奶，挤上沙拉酱即可。

能量计算 总热量约1268.63千焦/蛋白质12.6克 脂肪6.0克/糖类54.2克

燕麦食疗方荟萃

关注“掌厨”——万道美食轻松学，百病消除保健康

更多燕麦食疗方可在“掌厨”中找到玉米燕麦粥、绿豆燕麦红米糊、燕麦豆浆、燕麦片果蔬沙拉、红枣燕麦豆浆、燕麦枸杞山药豆浆、薏米燕麦粥等精彩菜例。

掌厨 | 用心做好顿饭

调养食谱 荞麦菜卷

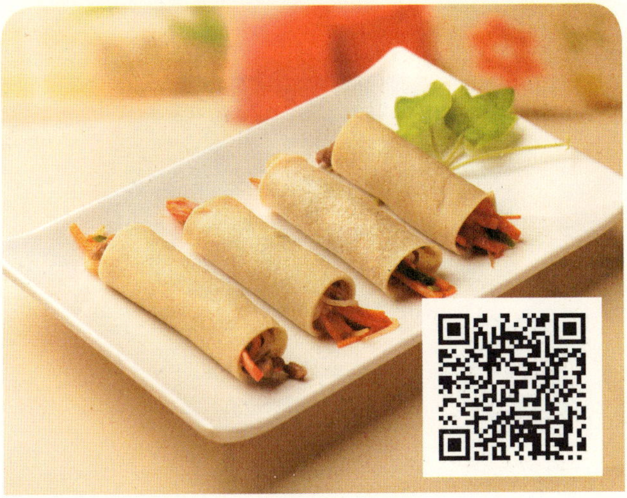

原料： 荞麦粉110克，鸡蛋1个，牛肉100克，绿豆芽70克，胡萝卜80克，彩椒85克

调料： 生抽、盐、鸡粉、水淀粉、食用油各适量

做法：

①彩椒、胡萝卜切丝；牛肉切丝，加生抽、盐、鸡粉、水淀粉、食用油，腌渍10分钟；将荞麦粉、鸡蛋、清水、盐搅匀，制成面糊；煎锅中注入食用油，倒入面糊，摊至成形。

②开水锅中放入胡萝卜、绿豆芽、彩椒、食用油、盐。

③断生后捞出；用油起锅，放入胡萝卜、绿豆芽、彩椒，炒匀；面皮切成长方片，放入馅料，卷成荞麦菜卷即可。

能量计算 总热量约1200.08千焦/蛋白质19.3克 脂肪5.4克/糖类64.1克

荞麦食疗方荟萃

更多荞麦食疗方可在“掌厨”中找到

苦瓜荞麦饭、荞麦豆浆、南瓜荞麦疙瘩汤、薏米荞麦红豆浆、荞麦大米豆浆、荞麦绿茶、荞麦馒头等精彩菜例。

荞麦

预防高血脂、调节血压

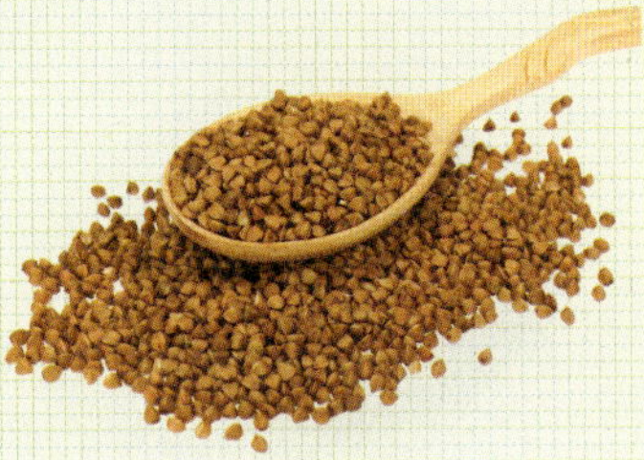

热量：1354.32千焦/100克

食疗功效

荞麦富含膳食纤维，能促进胃肠蠕动，吸附体内多余的脂肪，预防高血脂；荞麦中的镁，还能促进钠盐代谢，有助于调节血压，帮助机体维持正常的血压，减少高血压的发生；且荞麦中的芦丁物质，还有促进血液循环的作用。

食用建议

选购荞麦原材料，宜以大小均匀、有光泽的荞麦粒为优；荞麦还可磨成粉加工成面食食用，如荞麦面。

黑米

控制血压、调控血糖

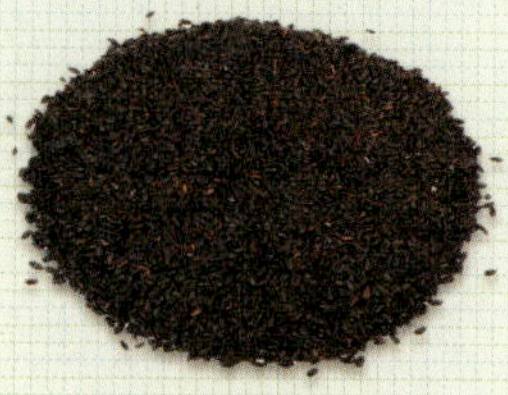

热量：1393.89千焦/100克

食疗功效

黑米中含膳食纤维较多，升糖指数较低，糖尿病患者食用黑米不会造成血糖的剧烈波动；黑米中的钾、镁等矿物质有利于控制血压，减少“三高”人群患心脑血管疾病的风险；黑米中丰富的维生素E，具有预防高血脂的功效。

食用建议

黑米的米粒不易煮烂，故应浸泡后再煮；且黑米的淘洗次数要少，泡米的水与米同煮，可以保存其营养成分。

调养食谱 黑米莲子粥

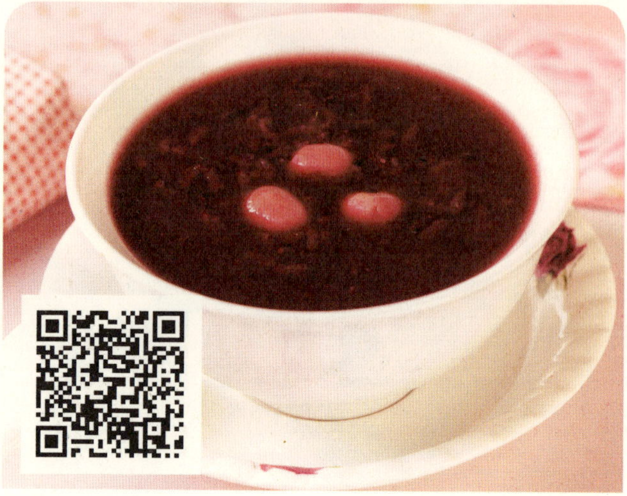

原料： 水发大米120克，水发莲子95克，水发黑米75克

做法：

①砂锅中注入适量清水烧开。

②倒入清洗干净的莲子，放入洗好的黑米，加入大米，搅拌均匀。

③盖上盖，烧开后用小火煮40分钟至食材熟透。

④揭开盖，搅拌均匀，使粥更浓稠。

⑤关火后盛出煮好的黑米莲子粥，装入备好的碗中，即可食用。

能量计算 总热量约4145.72千焦/蛋白质43.4克 脂肪31.5克/糖类211.5克

黑米食疗方荟萃

调养食谱

南瓜糙米饭

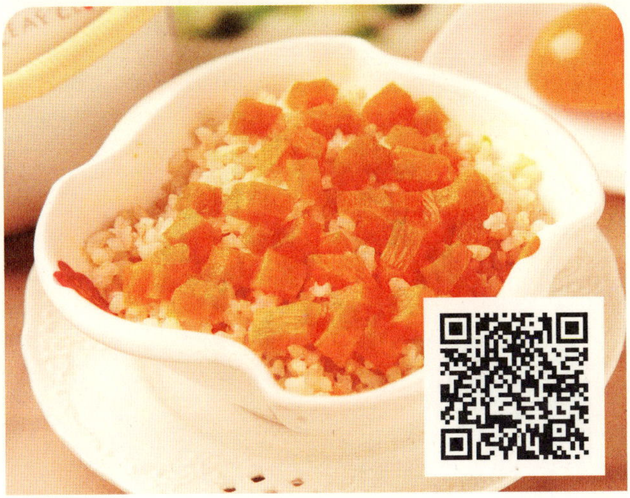

原料： 南瓜丁140克，水发糙米180克

调料： 盐少许

做法：

①取一蒸碗，放入洗净的糙米，倒入南瓜丁，搅散。
②注入适量清水，加入少许盐，拌匀，待用。
③蒸锅上火烧开，放入蒸碗。
④盖上盖，用大火蒸约35分钟，至食材熟透。
⑤关火后揭盖，待蒸汽散开，取出蒸碗。
⑥稍微冷却后即可食用。

能量计算 总热量约2897.58千焦/蛋白质13.9克
脂肪4.5克/糖类145.1克

糙米

控制热量的摄入

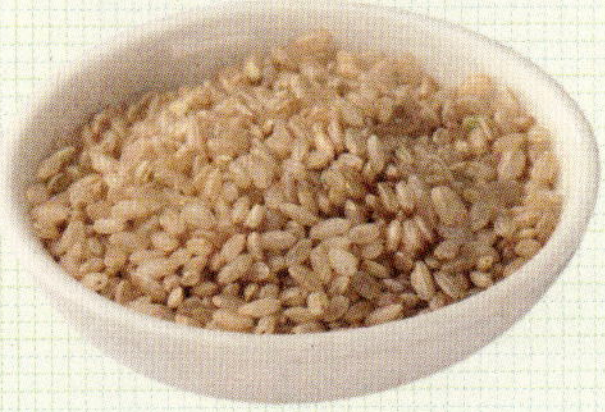

热量：1538.24千焦/100克

食疗功效

糙米中的锌、铬、锰、钒等微量元素有利于提高胰岛素的敏感性，对糖尿病患者很有帮助；糙米中还含有大量纤维素，有降低胆固醇、净化血液、帮助新陈代谢及排毒等作用，有助于高血脂患者降低体内血脂。

食用建议

糙米的表层有一层皮，俗称“米糠”，虽然其口感不佳，但却营养丰富，“三高”人群食用最好不要将其去掉。

玉米

降低血清胆固醇

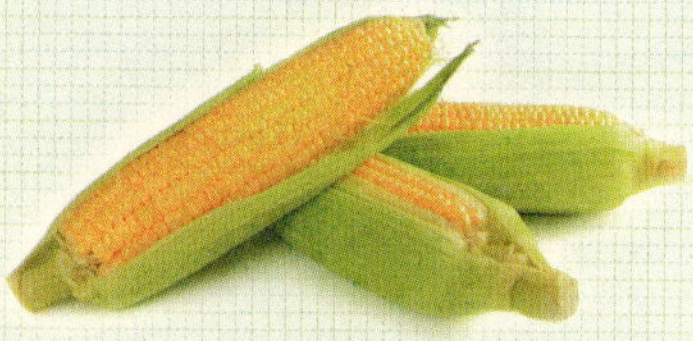

热量：443.70千焦/100克

食疗功效

玉米中丰富的钙以及不饱和脂肪酸能促进细胞分裂，对高脂血症及高血压等都有一定的预防和治疗作用；玉米含有的硒、镁、磷等矿物质可以调节血糖水平，改善血液循环，降低血液黏稠度，防治高血糖及并发症的发生。

食用建议

挑选玉米时，可以用手掐一下，有浆且颜色较白者，口感和营养好；如不出浆，则说明玉米较老。

调养食谱 橘子豌豆炒玉米

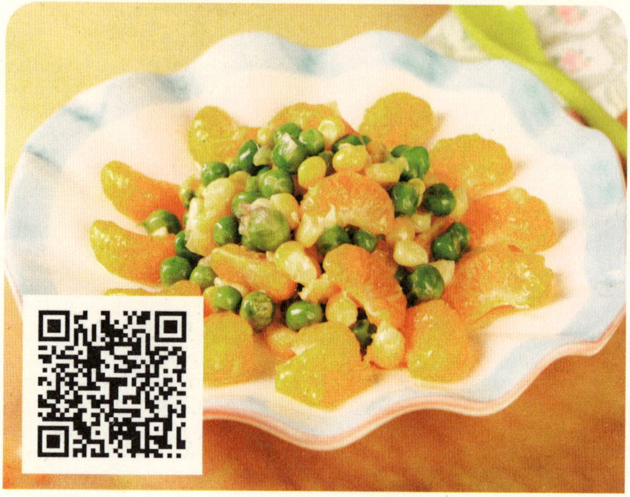

原料： 玉米粒70克，豌豆95克，橘子肉120克，葱段少许

调料： 盐、鸡粉各1克，水淀粉、食用油各适量

做法：

①开水锅中加盐、食用油，倒入玉米粒，煮至其断生。
②放入洗好的豌豆，拌匀，煮半分钟。
③倒入橘子肉，拌匀，煮半分钟，捞出，沥干。
④锅中倒入适量食用油烧热，放入葱段，爆香。
⑤放入焯过水的食材，翻炒匀，加入适量盐、鸡粉。
⑥炒至食材入味，倒入水淀粉，炒匀，装盘即可。

能量计算 总热量约1768.98千焦/蛋白质23.0克 脂肪2.0克/糖类90.7克

玉米食疗方荟萃

更多玉米食疗方可在“掌厨”中找到松仁玉米炒黄瓜丁、玉米年糕炒肉、玉米小麦豆浆、玉米洋葱煎蛋烧、香甜玉米蛋炒饭、西蓝花玉米浓汤、玉米拌豆腐等精彩菜例。

调养食谱 薏米南瓜汤

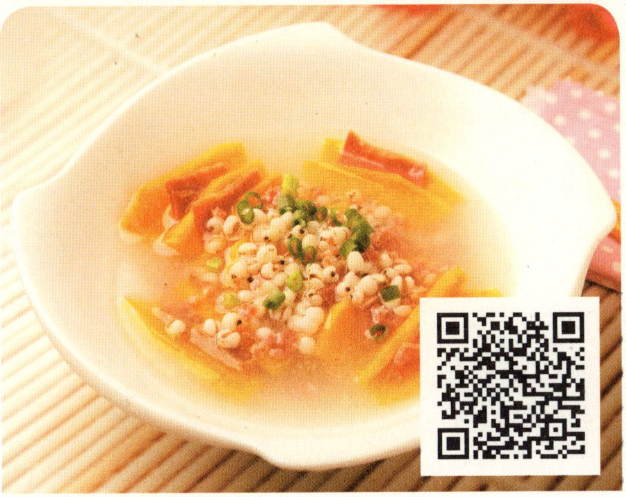

原料： 南瓜150克，水发薏米100克，火腿15克，火腿末、葱花各少许

调料： 盐2克

做法：

①洗净去皮的南瓜切片，火腿切片，都摆在蒸碗中。

②砂锅中注入清水，倒入薏米，大火煮开后转小火煮至熟，装碗；在南瓜和火腿片上撒入盐，倒入薏米汤。

③蒸锅中注水烧开，放入蒸碗，大火蒸25分钟至熟透。

④取出蒸碗，撒上火腿末、葱花即可。

能量计算 总热量约1763.12千焦/蛋白质16.0克 脂肪5.0克/糖类81.4克

薏米食疗方荟萃

薏米莲藕排骨汤、柠檬薏米水、薏米红豆大米粥、陈皮薏米豆浆、薏米西红柿瘦肉面、红枣薏米花生豆浆、荷叶藿香薏米粥等精彩菜例。

薏米

扩张血管，调控血压

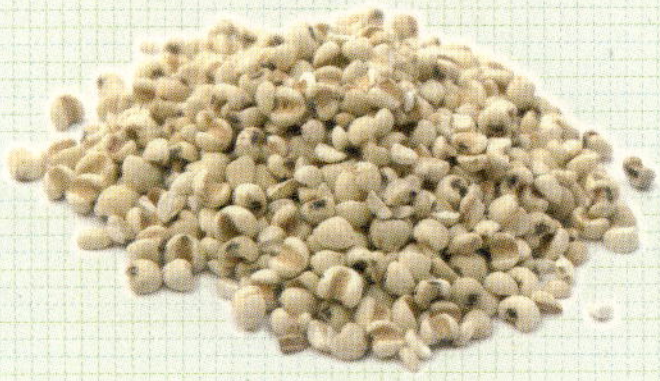

热量：1494.35千焦/100克

食疗功效

薏米中丰富的B族维生素和维生素E，可扩张血管，对高血压、高血脂都有一定的食疗作用；薏米能利水消肿、健脾去湿、舒筋除痹，对“三高”引起的浮肿、肌肉疲乏等有缓解作用，且对高血糖引起的肾病也有辅助治疗效果。

食用建议

薏仁较难煮熟，在煮之前需以温水浸泡2～3小时，使其充分吸收水分，再与其他谷物或肉类一同煮时则易熟。

小米

防治高血脂

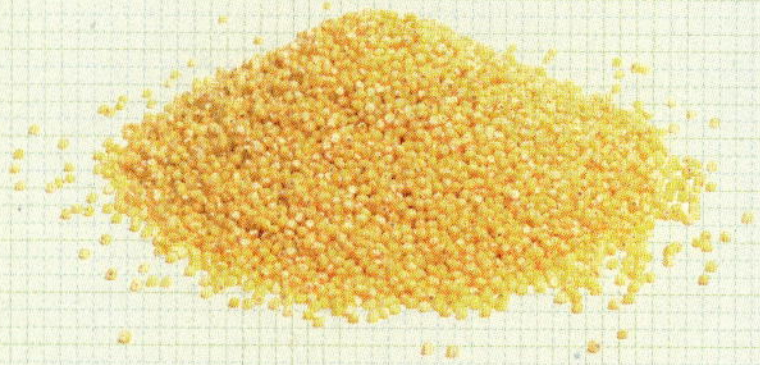

热量：1498.53千焦/100克

食疗功效

小米味甘、咸，性凉，归脾、胃、肾经，对糖尿病的多尿、多食、多饮等症状有缓解作用；小米含丰富的不饱和脂肪酸，能减少胆固醇的生成，有助于防治高血脂；小米含丰富的钙、磷等矿物元素，可抑制血管收缩，对降血压有益。

食用建议

小米忌长时间浸泡或用热水淘洗；小米宜与大豆类食物混合食用，这样可以补充小米中氨基酸的不足。

调养食谱 小米豆浆

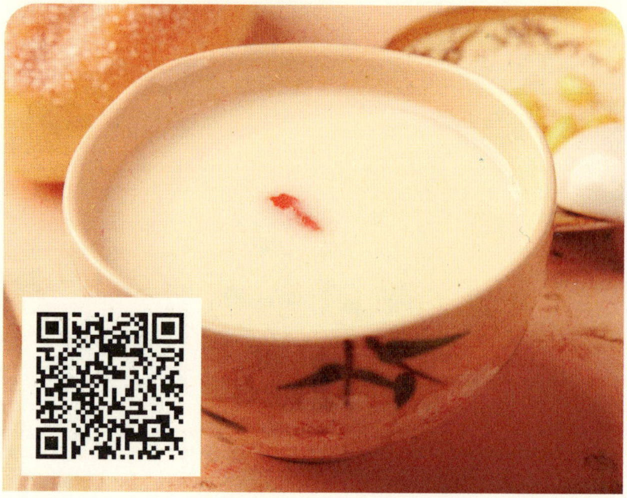

原料：水发黄豆120克，水发小米80克

做法：

①将已浸泡8小时的黄豆加清水用手搓洗干净，装入碗中，待用。

②取备好的豆浆机，倒入泡发洗净的小米和黄豆。

③注入适量清水，至水位线即可。

④盖上豆浆机机头，选择“五谷”程序，再选择“开始”键，待其运转约20分钟，即成豆浆。

⑤取下机头，倒出煮好的小米豆浆，装碗即成。

能量计算 总热量约2997.90千焦/蛋白质49.2克 脂肪21.7克/糖类101.1克

小米食疗方荟萃

调养食谱

果味冬瓜

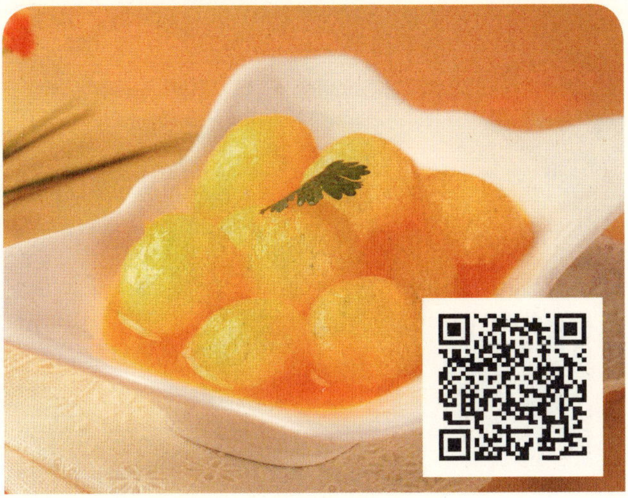

原料： 冬瓜600克，橙汁50毫升

调料： 蜂蜜15克

做法：

①洗净的冬瓜去除瓜瓤，掏取果肉，制成冬瓜丸子。
②开水锅中倒入冬瓜丸子，搅匀，用中火煮至其断生后捞出；用干毛巾吸干丸子表面的水分，放入碗中。
③倒入备好的橙汁，淋入少许蜂蜜。
④快速搅匀，静置约2小时，至其入味。
⑤取一个干净的盘子，盛入制作好的菜肴，摆盘即成。

能量计算 总热量约575.59千焦/蛋白质2.9克
脂肪1.6克/糖类32.5克

冬瓜食疗方荟萃

关注“掌厨”——万道美食轻松学，百病消除保健康

更多冬瓜食疗方可在“掌厨”中找到

冬瓜银耳排骨汤、冬瓜黄豆淮山排骨汤、猴头菇荷叶冬瓜鸡汤、蒸冬瓜肉卷、草菇冬瓜球、薏米炖冬瓜等精彩菜例。

掌厨 用心做好顿饭

冬瓜

清热利尿、排钠降压

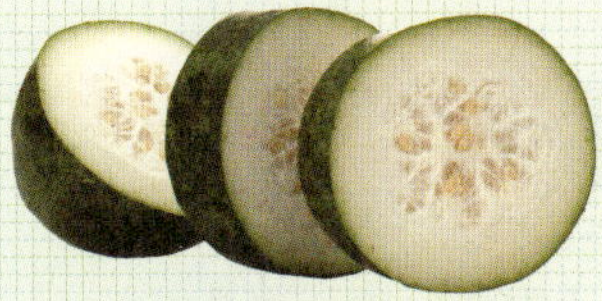

热量：50.16千焦/100克

食疗功效

冬瓜热量较低，是高钾低钠的食物，可以减少细胞中钠的含量，从而降低血压；冬瓜中膳食纤维含量较高，能降低体内胆固醇、防止动脉硬化；冬瓜中含有丙醇二酸，能控制体内糖类转化为脂肪，防止脂肪堆积，预防肥胖。

食用建议

选购冬瓜时，应选择皮色青绿、形状端正、表皮无斑点或外伤、无腐烂的。瓜与肉煮汤时，宜用小火慢炖。

苦瓜

降低血糖水平

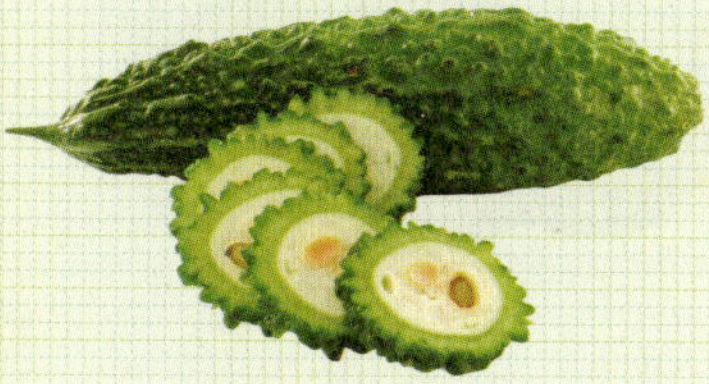

热量：79.53千焦/100克

食疗功效

苦瓜含有丰富的维生素C和矿物质钾，可有效降低血压；苦瓜还含有苦味苷和苦味素，能吸收脂肪，进而减少高血脂的发生率；苦瓜中含有类似胰岛素的物质——多肽-P，能使血液中的葡萄糖转换为热量，进而降低人体血糖水平。

食用建议

高血糖人群可将苦瓜晒干后泡茶饮用，常食具有较好的降糖效果，苦瓜还可榨汁食用，这样有利于肠道脂肪的分解。

调养食谱 鱼香苦瓜丝

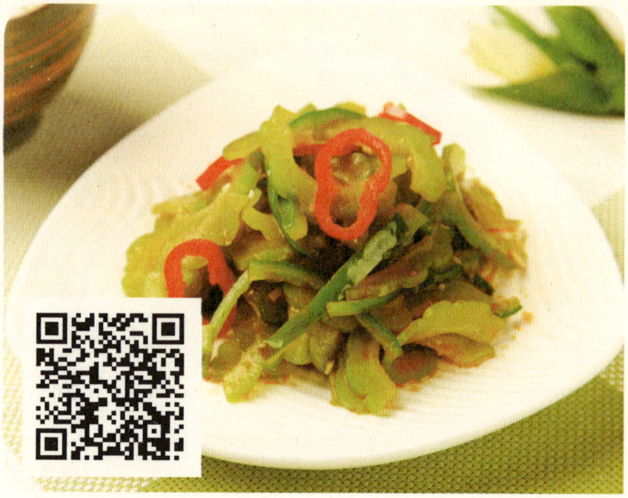

原料： 苦瓜180克，青椒30克，姜末、蒜末、葱花各少许

调料： 白糖3克，盐、鸡粉各2克，食粉少许，生抽5毫升，陈醋、芝麻油各6毫升，辣椒油7毫升

做法：

①苦瓜去瓤，再切粗丝；青椒切开，去籽，再切丝。

②开水锅中放入青椒，搅匀，捞出；沸水锅中加食粉，倒入苦瓜，略煮，捞出，冷水中浸泡再沥干。

③取一个大碗，倒入苦瓜、青椒，撒上姜末、蒜末、葱花，加调料拌匀至入味，装盘即可。

能量计算 总热量约171.80千焦/蛋白质2.2克
脂肪0.3克/糖类10.6克

苦瓜食疗方荟萃

更多苦瓜食疗方可在“掌厨”中找到

苦瓜玉米蛋盅、苦瓜荞麦饭、苦瓜玉米粒、苦瓜甜橘沙拉、生菜苦瓜沙拉、韭菜苦瓜汤、苦瓜菊花汤等精彩菜例。

调养食谱 黄瓜腐竹汤

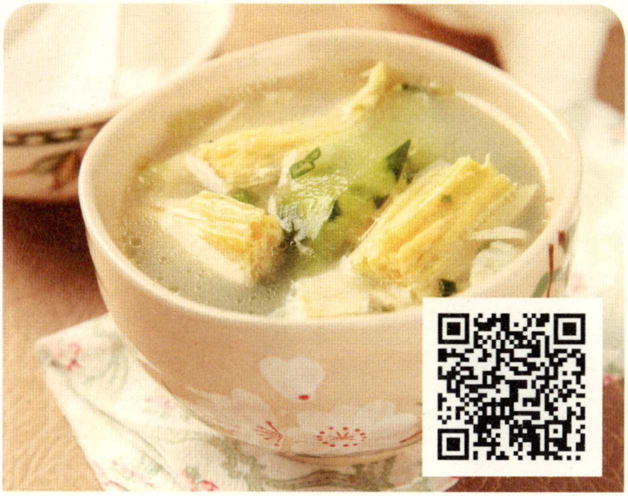

原料： 水发腐竹200克，黄瓜220克，葱花少许

调料： 盐3克，鸡粉2克，胡椒粉、食用油各适量

做法：

①黄瓜去皮，去籽，切成小块，装入盘中，备用。

②用油起锅，放入黄瓜，翻炒片刻。

③倒入适量清水，用大火烧开，放入泡发好的腐竹。

④用小火煮约2分钟至腐竹熟透；加入盐、鸡粉、胡椒粉，搅拌匀。

⑤把煮好的汤装入碗中，撒上葱花即成。

能量计算 总热量约3207.73千焦/蛋白质73.12克 脂肪35.16克/糖类42.06克

黄瓜食疗方荟萃

关注“掌厨”——万道美食轻松学，百病消除保健康

更多黄瓜食疗方可在“掌厨”中找到

清凉姜汁黄瓜片、黄瓜胡萝卜素炒面、黄瓜鸡蛋炒饭、土豆黄瓜饼、紫苏煎黄瓜、清味黄瓜鸡汤、黄瓜炒木耳等精彩菜例。

掌厨 用心做好顿饭

黄瓜

降低血压、血脂

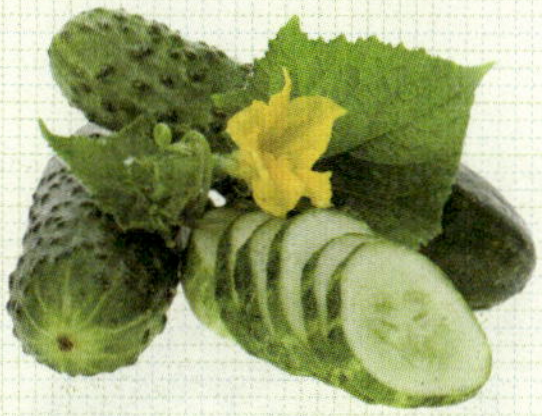

热量：62.79千焦/100克

食疗功效

黄瓜中所含的葡萄糖苷、果糖等物质不参与糖类代谢，高血糖患者食用黄瓜，有降低血糖的作用；此外，黄瓜中的纤维素对促进人体肠道内腐败物质的排除和血液胆固醇的降低有一定作用，具有降血压、降血脂的双重功效。

食用建议

黄瓜可以用蒜末和醋凉拌后生食，还可与其他蔬果搭配后一同炒食，都具有较好的降脂、降压效果。

西红柿

降低胆固醇

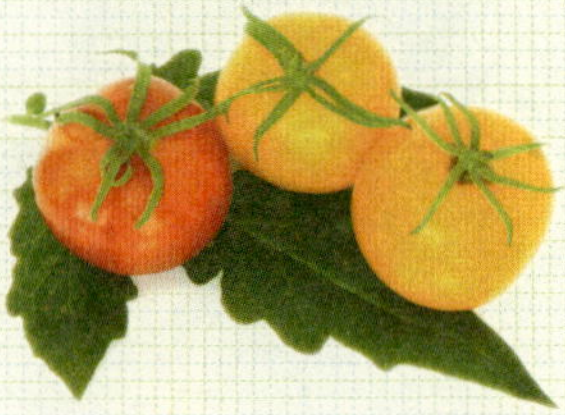

热量：79.53千焦/100克

食疗功效

西红柿中含有的番茄红素具有防止体内胰岛素功能降低的作用，能使血糖水平维持正常。另含有大量的钾及碱性矿物质，能促进血液中钠盐的排出，有降压、利尿、消肿作用，对高血压有良好的辅助治疗作用。

食用建议

西红柿如果处理不当，会导致水分和营养流失。若依照纹理小心地切下去就能使种子与果肉不分离，减少汁液流失。

调养食谱 洋葱拌西红柿

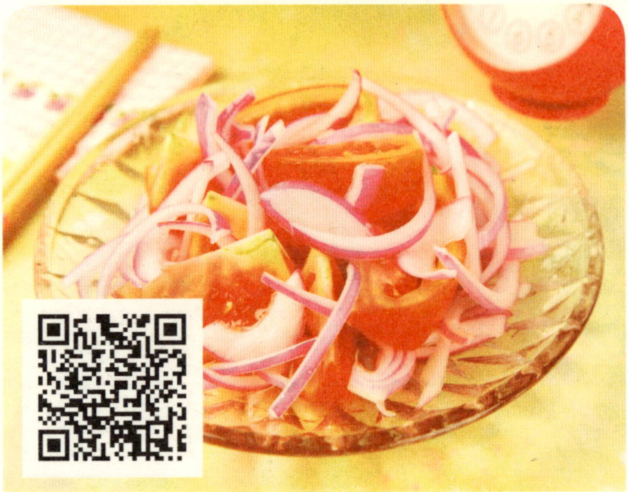

原料： 洋葱85克，西红柿70克

调料： 白糖4克，白醋10毫升

做法：

①洗净的洋葱切片，再切成丝，待用。
②洗好的西红柿切成瓣，备用。
③把洋葱丝装入碗中，加入少许白糖、白醋。
④搅拌至白糖溶化，腌渍约20分钟。
⑤碗中倒入西红柿，搅拌匀。
⑥将拌好的食材装入盘中即可。

能量计算 总热量约180.16千焦/蛋白质1.7克
脂肪0.7克/糖类8.2克

西红柿食疗方荟萃

更多西红柿食疗方可在“掌厨”中找到西红柿面片汤、薏米西红柿瘦肉面、西红柿炒包菜、肉末西红柿煮面片、胡萝卜西红柿汤、洋葱西红柿通心粉等精彩菜例。

调养食谱 香菇白菜黄豆汤

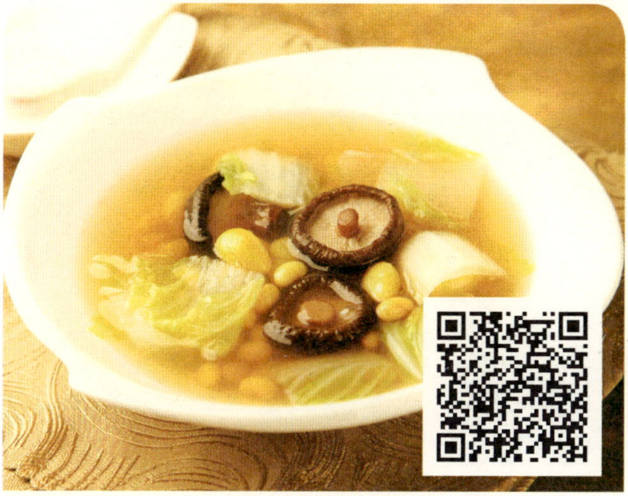

原料：水发香菇60克，白菜50克，水发黄豆70克，白果40克

调料：盐、鸡粉各2克，胡椒粉适量

做法：

①洗好的白菜切成段，备用。

②锅中注入适量清水烧开，倒入备好的白果、黄豆。

③放入洗好的香菇，搅拌均匀。

④盖上锅盖，烧开后用小火煮约20分钟至食材熟软。

⑤揭开锅盖，倒入白菜，搅匀，煮至断生。

⑥加入适量盐、鸡粉、胡椒粉，搅匀，装碗即可。

能量计算 总热量约1727.18千焦/蛋白质31.9克 脂肪12.0克/糖类57.7克

香菇食疗方荟萃

更多香菇食疗方可在“掌厨”中找到

香菇蒸肉丸、枸杞芹菜炒香菇、黑蒜香菇肉丝面、清蒸香菇鳕鱼、虫草香菇排骨汤、丝瓜香菇鸡片汤、香菇田七鸡汤等精彩菜例。

香菇

保持血管弹性、稳定血糖

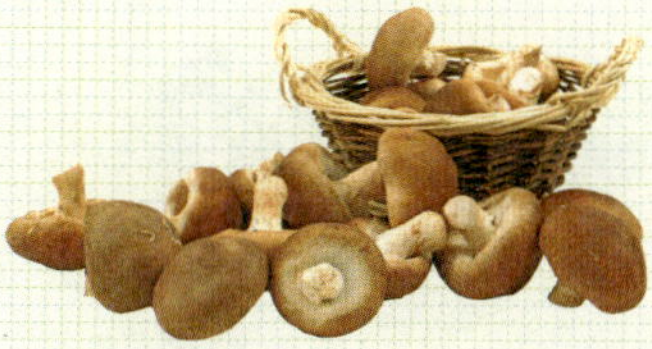

热量：79.53千焦/100克

食疗功效

香菇中含有嘌呤、胆碱、酪氨酸等，能起到降血压、降胆固醇、降血脂的作用；香菇中含有的香菇多糖，可调节糖代谢、促进肝糖原合成、减少肝糖原分解，有助于高血糖患者稳定血糖；香菇还含有一定的干扰素，对高血压患者有利。

食用建议

香菇不宜用冷水浸泡，只有在80℃的热水中浸泡时，才能催化香菇中的核糖核酸，发挥食疗功效。

茄子

维持血管弹性、降糖降脂

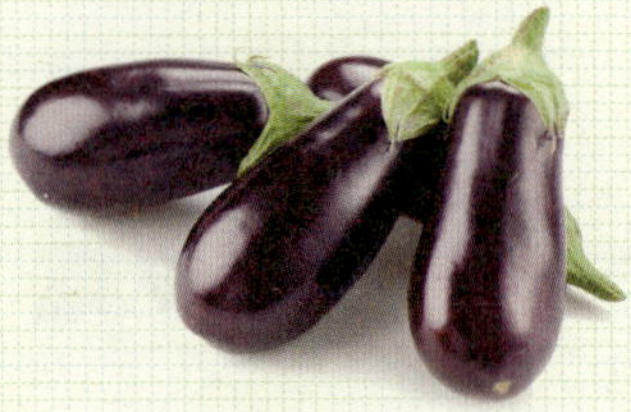

热量：87.90千焦/100克

食疗功效

茄子的含糖量较低，其所含的膳食纤维可增强人体饱腹感，有助于糖尿病患者稳定餐后血糖；茄子中的维生素C和皂草苷，具有降低胆固醇的功效；茄子含有的维生素P，可保持血管弹性，能防治血管硬化，缓解“三高”症状。

食用建议

茄子既可以凉拌，也可以炒食，但相比之下，凉拌茄子的热量和脂肪含量低，更适合“三高”人群食用。

调养食谱 鸡丝茄子土豆泥

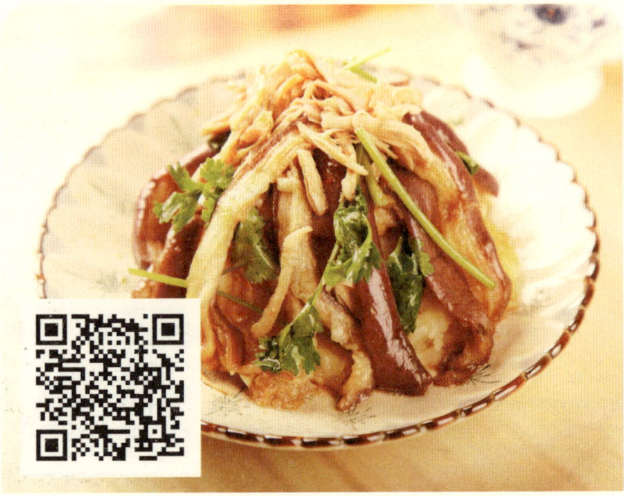

原料： 土豆200克，茄子80克，鸡胸肉150克，香菜35克，蒜末、葱花各少许

调料： 盐2克，生抽4毫升，芝麻油适量

做法：

①去皮的土豆切片；蒸锅上火烧开，放入土豆片和备好的茄子、鸡胸肉；用大火蒸约25分钟，取出，放凉。

②土豆片压碎呈泥状；茄子和鸡胸肉撕条，装入碗中；撒上香菜，加盐、生抽、芝麻油、蒜末、葱花，拌匀。

③盘子中放入土豆泥，铺平，再盛入拌好的食材即可。

能量计算 总热量约1539.49千焦/蛋白质34.0克 脂肪8.1克/糖类42.1克

茄子食疗方荟萃

更多茄子食疗方可在“掌厨”中找到蒜泥蒸茄子、梅菜烧茄子、鱼香茄子烧四季豆、手撕茄子、豆角烧茄子、清味茄子、茄子拌青椒等精彩菜例。

调养食谱 彩椒木耳烧花菜

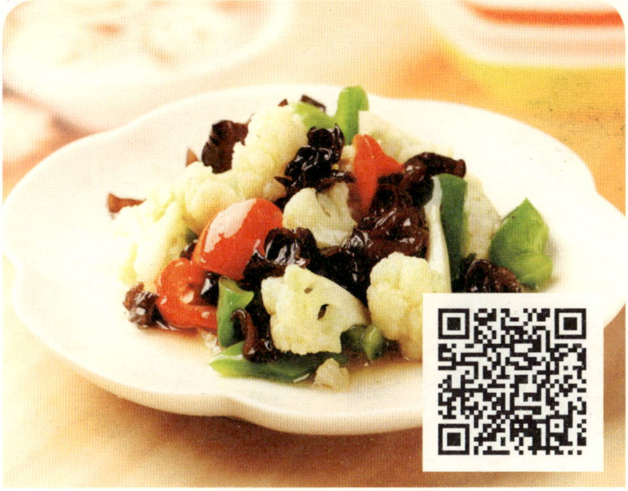

◐ **原料：** 花菜130克，彩椒70克，水发木耳40克，姜片、葱段各少许

◐ **调料：** 盐、鸡粉、蚝油、料酒、水淀粉、食用油各适量

◐ **做法：**

①木耳、彩椒切小块，花菜切小朵；开水锅中加盐、鸡粉，分别焯煮木耳块、彩椒块、花菜，捞出，沥干。

②用油起锅，放入姜片、葱段，爆香。

③倒入焯过水的食材，淋料酒，加鸡粉、盐、蚝油，炒匀；倒入水淀粉，炒至食材熟透，盛出即可。

能量计算 总热量约528.77千焦/蛋白质8.5克 脂肪1.0克/糖类36.7克

黑木耳食疗方荟萃

关注“掌厨”——万道美食轻松学，百病消除保健康

更多黑木耳食疗方可在“掌厨”中找到黑木耳山药煲鸡汤、芝麻拌黑木耳、茼蒿黑木耳炒肉、小炒黑木耳丝、黑木耳腐竹拌黄瓜、老醋黑木耳拌菠菜等精彩菜例。

掌厨 用心做好顿饭

黑木耳

抑制餐后血糖上升

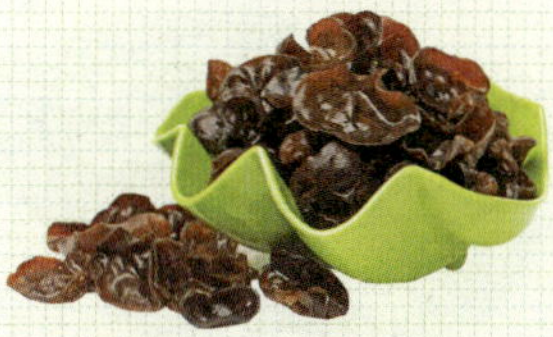

热量：87.90千焦/100克

食疗功效

黑木耳含有的酸性多糖能促进胰岛素的分泌，起到降低血糖的作用；黑木耳所含的钙、维生素C、硒等营养物质，可以抑制血小板聚集，有效降低血压；黑木耳中的果胶物质，还可促进胃肠蠕动，加速胆固醇的排出。

食用建议

泡发干木耳可用温水也可以用烧开米汤泡发，可使木耳肥大松软。木耳焯熟后用来凉拌，适合“三高”人群食用。

青椒

调节血糖水平

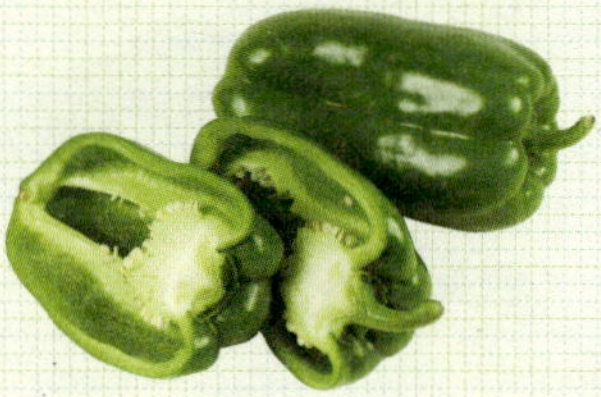

热量：96.27千焦/100克

食疗功效

青椒的热量和脂肪含量都低，是“三高”人群的食疗佳蔬。青椒中的硒元素，具有类似胰岛素的作用，可以调节血糖水平；青椒富含维生素C，能预防高血脂和心血管疾病等；青椒中的辣椒素还可促进钾、钠代谢，起到降血压的作用。

食用建议

青椒炒食，可采用大火快炒的方式，这样能最大限度地减少维生素的流失，同时减轻青椒对脾弱体质的损害。

调养食谱 青椒炒莴笋

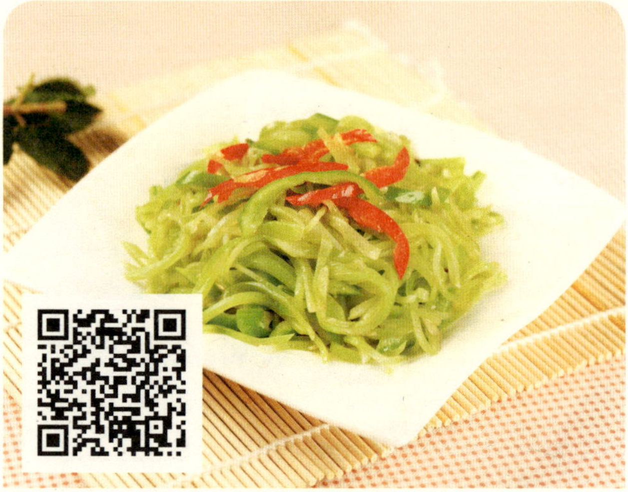

原料： 青椒50克，莴笋160克，红椒30克，姜片、蒜末、葱末各少许

调料： 盐、鸡粉各2克，水淀粉、食用油各适量

做法：

①去皮的莴笋切丝；洗好的青椒、红椒切丝。

②用油起锅，放入姜片、蒜末、葱末，倒入莴笋丝，快速翻炒至食材变软，加入盐、鸡粉，炒匀调味。

③放入切好的青椒、红椒，翻炒匀。

④倒入水淀粉，炒至食材熟透、入味，装盘即可。

能量计算 总热量约407.55千焦/蛋白质6.8克
脂肪3.9克/糖类23.2克

青椒食疗方荟萃

更多青椒食疗方可在“掌厨”中找到青椒炒白菜、西红柿青椒炒茄子、蒜香青椒炒茄条、青椒洋葱炒肉、青椒炒素鸡、豆腐酿青椒、青椒藕丝等精彩菜例。

调养食谱 酱炒西葫芦

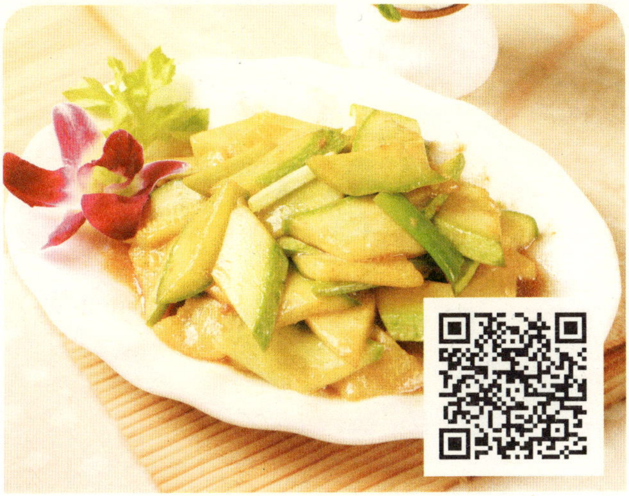

◐ **原料：** 西葫芦300克，姜片、蒜片、葱段各少许

◐ **调料：** 黄豆酱25克，盐2克，鸡粉少许，水淀粉、食用油各适量

◐ **做法：**

①将洗净的西葫芦切开，再斜刀切段，改切菱形片。

②用油起锅，撒上姜片、蒜片，爆香。

③倒入切好的西葫芦，炒匀，加入黄豆酱，炒至断生，加盐、鸡粉，注入少许清水，炒至食材熟透。

④用水淀粉勾芡，撒上葱段，炒出香味，盛出即可。

能量计算 总热量约225.72千焦/蛋白质2.4克
脂肪0.6克/糖类11.4克

西葫芦食疗方荟萃

更多西葫芦食疗方可在“掌厨”中找到清蒸西葫芦、西葫芦鸡丝汤、韭菜炒西葫芦丝、平菇炒西葫芦、西红柿小炒西葫芦、凉拌西葫芦、西葫芦炒肉片等精彩菜例。

西葫芦

预防高血糖

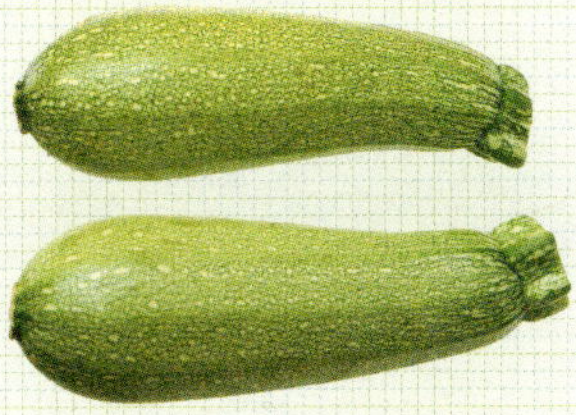

热量：75.35千焦/100克

食疗功效

西葫芦的热量较低，蛋白质、铁和磷含量丰富，属于高钾低钠的食物，对高血压病人有重要功效；西葫芦富含维生素C，可以增强胰岛素的作用，有效预防高血糖；西葫芦的膳食纤维含量较高，有助于“三高”人群热量的控制。

食用建议

西葫芦不宜烹调较长时间，以免影响口感；西葫芦放入炒锅后，立即淋几滴醋，或加点番茄酱，可使口感爽脆。

包菜

维持体液平衡、预防高血压

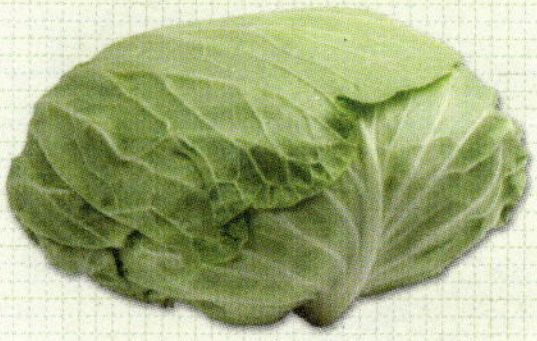

热量：92.09千焦/100克

食疗功效

包菜富含膳食纤维，能够促进胃肠蠕动，促进体内多余脂肪的分解，防止其沉积于血管，引发高血脂等疾病，并起到降脂减肥的作用；而包菜中的钾元素，能促进体内多余钠盐的排出，维持体液平衡，预防高血压的发生。

食用建议

凉拌包菜可以很好地保留其营养物质，但其含有的脂溶性维生素不易被人体吸收，因此，拌前应加入适量的热油。

调养食谱 西红柿炒包菜

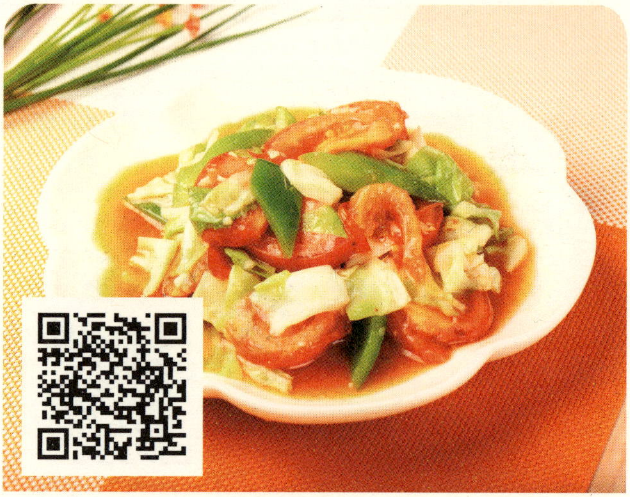

原料：西红柿120克，包菜200克，彩椒60克，蒜末、葱段各少许

调料：番茄酱、盐、鸡粉、白糖、水淀粉、食用油各适量

做法：

①彩椒切小块，西红柿切瓣，包菜切成小块。
②开水锅中倒入食用油、盐、包菜，煮至断生，捞出。
③用油起锅，倒入蒜末、葱段、西红柿、彩椒、包菜，翻炒，放入番茄酱、盐、鸡粉、白糖，炒匀调味。
④淋入适量水淀粉，快速炒匀，盛出装盘即可。

能量计算 总热量约302.63千焦/蛋白质5.2克
脂肪1.4克/糖类13.9克

包菜食疗方荟萃

调养食谱 胡萝卜瘦肉粥

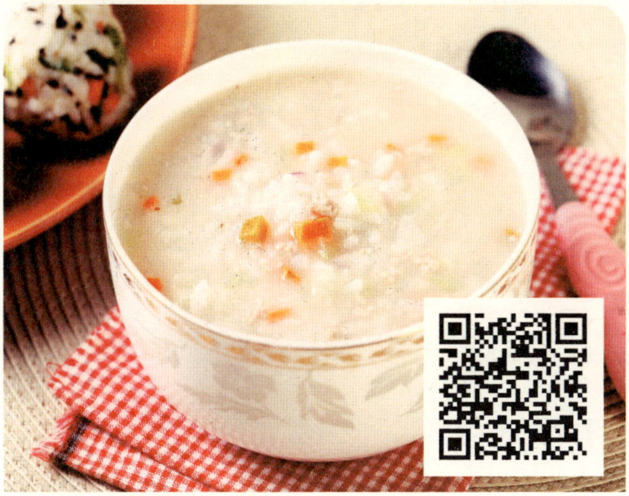

原料： 水发大米70克，瘦肉45克，胡萝卜25克，洋葱15克，西芹20克

调料： 盐、鸡粉各1克，胡椒粉2克，芝麻油适量

做法：

①洋葱、胡萝卜、西芹切粒，瘦肉剁成末，备用。

②砂锅中注水烧开，倒入大米，拌匀，烧开后转小火煮约30分钟至大米熟软，再倒入瘦肉末，煮至变色。

③倒入西芹、胡萝卜、洋葱，拌匀，煮至断生。

④加调料调味，拌煮片刻，至食材入味，盛出即可

能量计算 总热量约1356.41千焦/蛋白质14.9克 脂肪3.5克/糖类59.5克

胡萝卜食疗方荟萃

胡萝卜

修复血管细胞、降压、强心

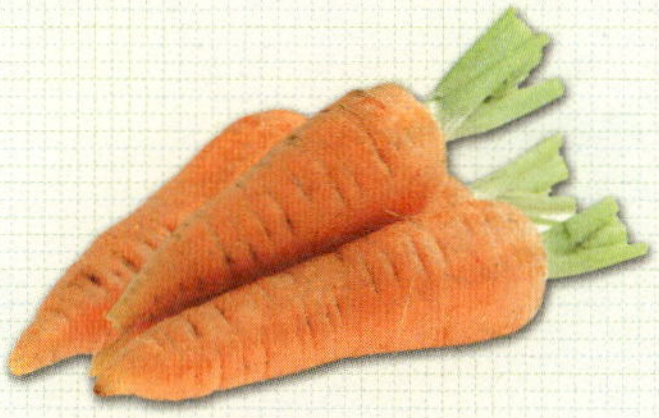

热量：154.88千焦/100克

食疗功效

胡萝卜含有大量的β-胡萝卜素，可防止动脉血管中低密度脂蛋白受自由基氧化而沉积；胡萝卜含有的槲皮素和山奈酚等，还能增加冠状动脉血流量，促进肾上腺素的合成，具有降压、强心的作用，是高血压患者的食疗佳品。

食用建议

胡萝卜可生食、炒、炖或煮，且经过加热、过油等操作后，会更有利于维生素A原的的吸收。

韭菜

扩张血管，维持血管弹性

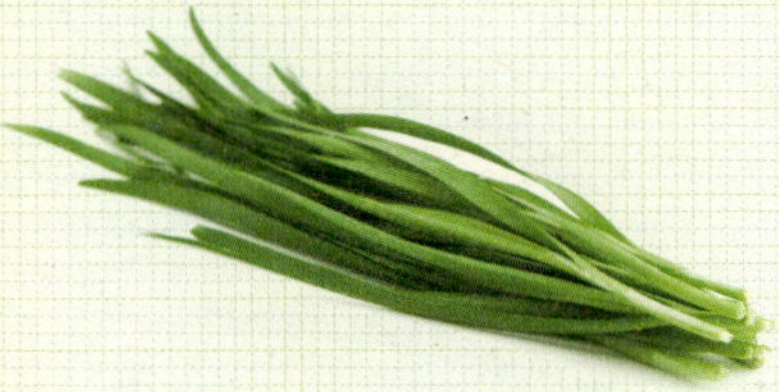

热量：108.68千焦/100克

食疗功效

韭菜含有的挥发油和含硫化物以及钙、磷、镁、锌等，可促进血液循环，降低人体血糖；韭菜含有的钾和蒜氨酸，有排钠降压的作用，蒜氨酸还能扩张血管，促进血液循环，维持血管弹性，对高血压患者极为有利。

食用建议

韭菜宜与维生素B_1含量丰富的肉类食品互相搭配食用，营养较为全面。但是，硫化物遇热易挥发，应快炒。

调养食谱 南瓜香菇炒韭菜

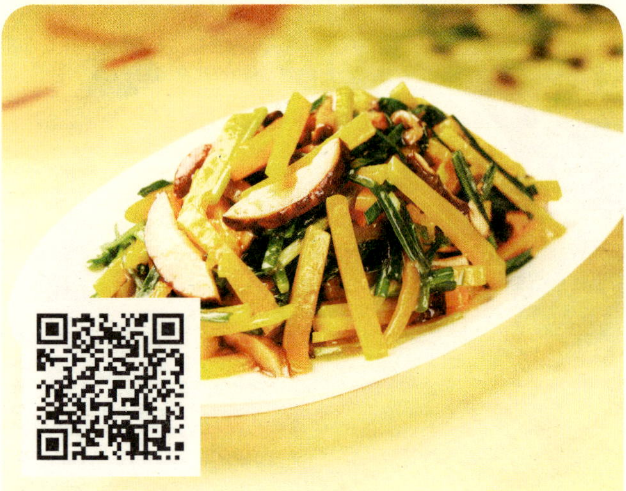

原料： 南瓜200克，韭菜90克，水发香菇45克

调料： 盐、鸡粉、料酒、水淀粉、食用油各适量

做法：

①韭菜切成段，香菇切成粗丝，去皮南瓜切成丝。

②锅中注水烧开，加入盐，倒入香菇丝、南瓜，煮约1分钟，断生后捞出，沥干。

③用油起锅，倒入韭菜段，翻炒，再倒入南瓜、香菇。

④淋入料酒，炒匀提味，加盐、鸡粉，翻炒均匀。

⑤倒入水淀粉，炒至食材熟软、入味，装盘即成。

能量计算 总热量约317.68千焦/蛋白质4.6克 脂肪0.7克/糖类17.1克

韭菜食疗方荟萃

韭菜肉丝炒面、韭菜苦瓜汤、韭菜黄豆炒牛肉、韭菜鸭血汤、韭菜叶汁、绿豆芽韭菜汤、海蜇豆芽拌韭菜等精彩菜例。

调养食谱

杏鲍菇扣西蓝花

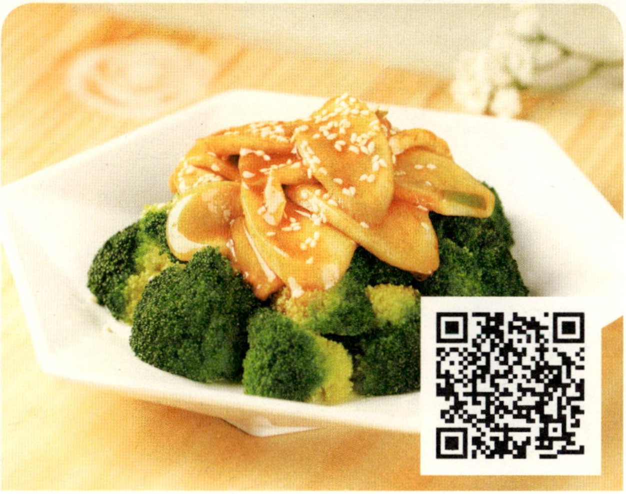

原料： 杏鲍菇120克，西蓝花300克，白芝麻、姜片、葱段各少许

调料： 盐、鸡粉、蚝油、陈醋、生抽、料酒、水淀粉、食用油各适量

做法：

①杏鲍菇切片，西蓝花切小块；开水锅中倒入食用油，加盐、西蓝花，煮1分钟，捞出，放在盘子周边。

②杏鲍菇倒入沸水锅中，煮沸，加料酒，捞出沥干。

③用油起锅，放姜片、葱段、杏鲍菇、料酒、生抽、蚝油、水、盐、鸡粉、陈醋、水淀粉，炒匀，盛出，撒上白芝麻即可。

能量计算 总热量约569.32千焦/蛋白质13.9克 脂肪1.9克/糖类22.9克

西蓝花食疗方荟萃

更多西蓝花食疗方可在“掌厨”中找到西蓝花沙拉、西蓝花虾皮蛋饼、腰果西蓝花、茄汁西蓝花、西蓝花烧豆腐、西蓝花菠萝汁、鲈鱼西蓝花粥等精彩菜例。

西蓝花

维护血管韧性，增强免疫力

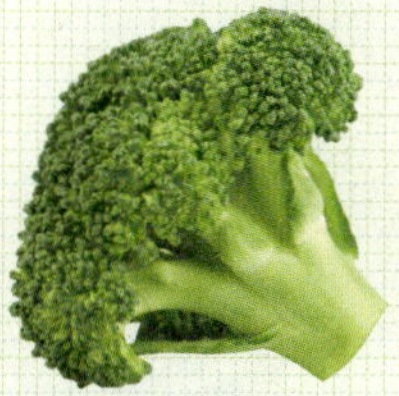

热量：138.13千焦/100克

食疗功效

西蓝花的含水量高达90%以上，且热量较低，能预防肥胖引起的“三高”；西蓝花中的维生素K能维护血管的韧性，使其不易破裂。西蓝花还含有丰富的维生素C，能增强肝脏的解毒能力，提高“三高”人的机体免疫力。

食用建议

西蓝花焯水后，烧煮时间不宜过长，以免丧失营养成分，且西蓝花不宜加过多盐，以免影响口感。

紫甘蓝

促进脂肪的燃烧

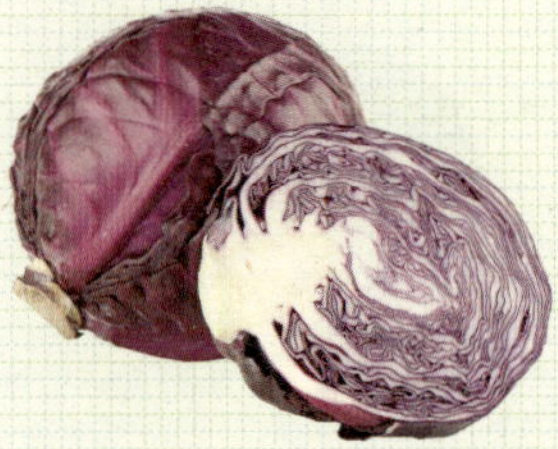

热量：79.42千焦/100克

食疗功效

紫甘蓝中含有大量的纤维素，能促进肠道蠕动，降低胆固醇水平；其含有的铁元素，能够提高血液中氧气的含量，预防肥胖诱发高血脂；此外，紫甘蓝还含有具有抗氧化作用的维生素E，能防止细胞被氧化，从而降低血脂。

食用建议

紫甘蓝可以煮、炒、腌渍或做泡菜等，但最好的食用方法仍是凉拌，不仅口感清爽，营养也不会流失。

调养食谱 醋熘紫甘蓝

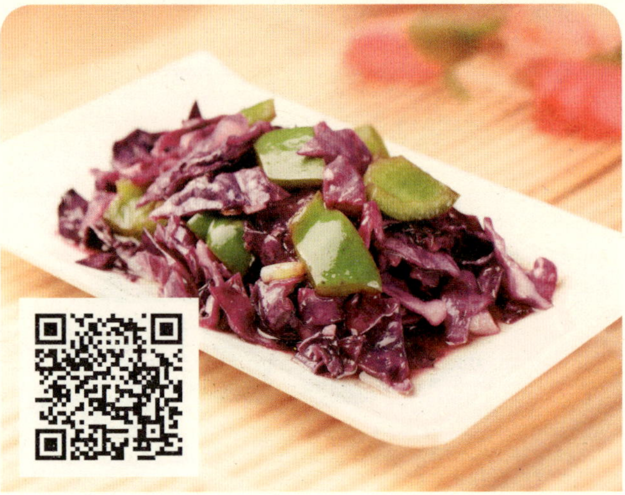

原料：紫甘蓝150克，彩椒40克，蒜末、葱段各少许

调料：盐、白糖、陈醋、水淀粉、食用油各适量

做法：

①洗净的紫甘蓝、彩椒切成小块。

②锅中水烧开，加盐，倒入食材，煮至断生后捞出。

③用油起锅，放入蒜末、葱段，爆香。

④倒入焯过水的食材，大火翻炒至食材八成熟。

⑤转小火，加盐、白糖，淋入陈醋，炒匀调味。

⑥倒入水淀粉，炒至食材熟透、入味，盛出即可。

能量计算 总热量约150.90千焦/蛋白质2.3克 脂肪0.4克/糖类11.9克

紫甘蓝食疗方荟萃

关注“掌厨”——万道美食轻松学，百病消除保健康

掌厨 用心做好顿饭

更多紫甘蓝食疗方可在“掌厨”中找到生菜紫甘蓝沙拉、金针菇拌紫甘蓝、紫甘蓝拌茭白、紫甘蓝拌千张丝、丝瓜百合炒紫甘蓝、番茄葡萄紫甘蓝汁等精彩菜例。

调养食谱 黑芝麻拌莴笋丝

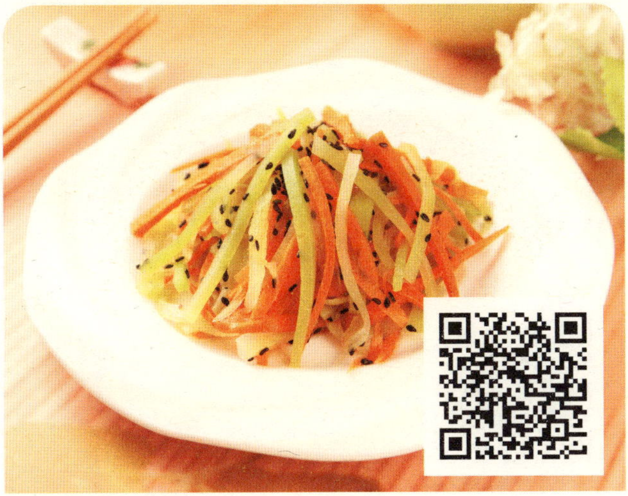

原料： 去皮莴笋200克，去皮胡萝卜80克，黑芝麻25克

调料： 盐、鸡粉各2克，白糖5克，醋10毫升，芝麻油少许

做法：

①洗好的莴笋、胡萝卜切丝；锅中注水烧开，放入切好的莴笋丝和胡萝卜丝。

②焯至断生，捞出焯好的食材，装碗待用。

③加入黑芝麻，加盐、鸡粉、白糖、醋、芝麻油，拌匀。

④将拌好的菜肴装在盘中，撒上黑芝麻点缀即可。

能量计算 总热量约795.87千焦/蛋白质7.6克 脂肪11.9克/糖类18.6克

莴笋食疗方荟萃

莴笋平菇肉片、醋熘莴笋、莴笋黄瓜豆浆、莴笋烧泥鳅、莴笋猪血豆腐汤、柠檬芹菜莴笋汁、黄豆芽炒莴笋等精彩菜例。

莴笋

激活胰岛细胞，调节血糖

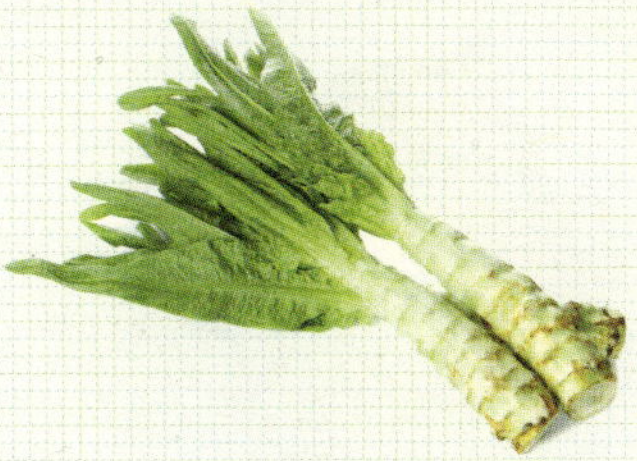

热量：58.60千焦/100克

食疗功效

莴笋含有大量植物纤维素，能促进肠壁蠕动，通利消化道，帮助大便排泄，促进脂肪的排出；莴笋含钾量较高，有助于调节体内钠、钾的平衡，促进排尿，减少心房的压力，对高血压和心脏病患者极为有益。

食用建议

莴笋适用于烧、拌、炝、炒等烹调方法，且大火快炒能使其脆嫩可口、颜色鲜亮。莴笋怕咸，盐要少放才好吃。

洋葱

降低血液黏度

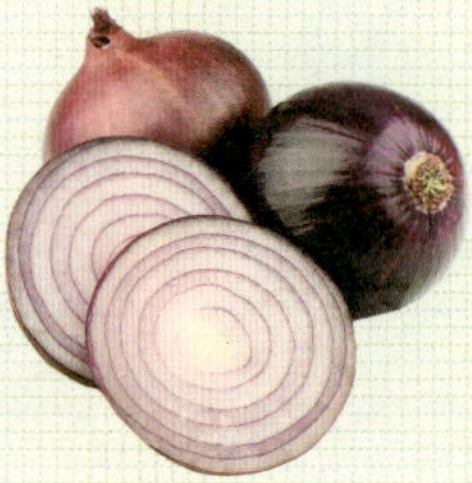

热量：167.20千焦/100克

食疗功效

洋葱含有的前列腺素A能扩张血管、降低血液黏稠度，因而能降低血压，预防高血压诱发血栓；还能对抗人体内儿茶酚胺等升压物质的作用，促进钠盐的排泄，调控血压；洋葱有一定的提神作用，它能供给脑细胞热能。

食用建议

切洋葱前把刀放在冷水中浸一会，再切就不会刺眼睛了。洋葱切片，与苹果醋拌匀后食用，可帮助稳定血压。

调养食谱

西红柿洋葱汤

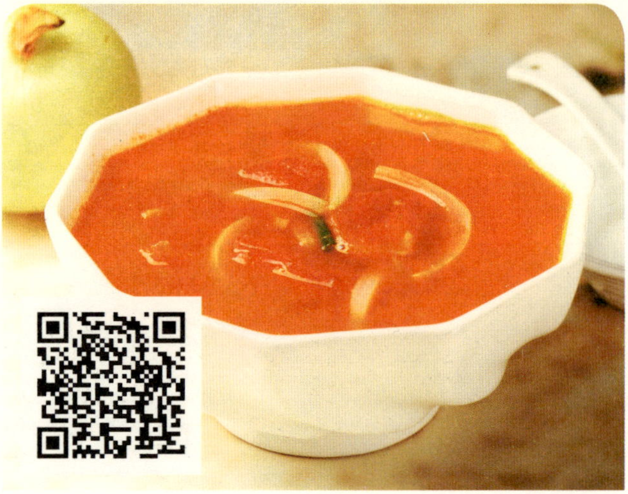

原料：西红柿150克，洋葱100克

调料：盐2克，番茄酱15克，鸡粉、食用油各适量

做法：

①洋葱切成丝，西红柿切成小块，备用。

②锅中倒入食用油烧热，放入洋葱丝，快速翻炒匀。

③倒入西红柿，翻炒片刻，注入适量清水。

④盖上锅盖，烧开后煮2分钟至食材熟透。

⑤揭开锅盖，加入鸡粉、盐、番茄酱，搅匀。

⑥关火后盛出煮好的汤料，装入碗中即可。

能量计算 总热量约282.15千焦/蛋白质2.45克 脂肪0.5克/糖类10.0克

洋葱食疗方荟萃

调养食谱 生菜南瓜沙拉

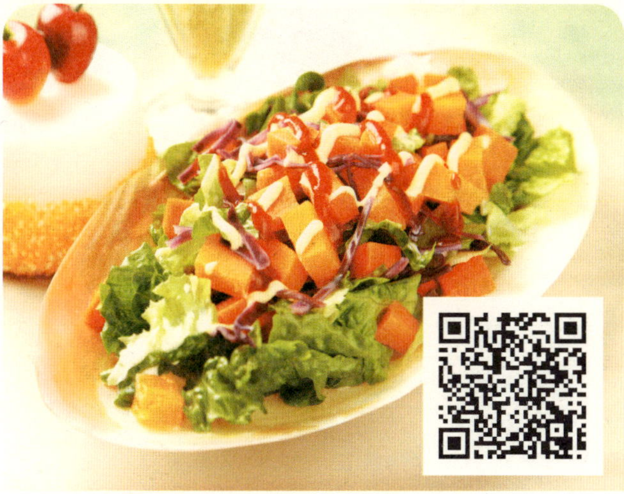

◐**原料**：生菜、南瓜各70克，牛奶30毫升，紫甘蓝、胡萝卜各50克

◐**调料**：沙拉酱、番茄酱各适量

◐**做法**：

①胡萝卜、南瓜切丁；生菜切块；紫甘蓝切丝。
②锅中注水烧开，倒入胡萝卜、南瓜，汆至断生。
③倒入紫甘蓝，略煮，捞出，凉水中冷却后捞出。
④将汆好的食材装入碗中，放入生菜，搅匀，倒入蔬菜、牛奶，挤上适量沙拉酱、番茄酱即可。

能量计算 总热量约293.02千焦/蛋白质3.5克
脂肪1.5克/糖类13.7克

生菜食疗方荟萃

关注“掌厨”——万道美食轻松学，百病消除保健康

更多生菜食疗方可在“掌厨”中找到

生菜紫甘蓝沙拉、炝拌生菜、香菇扒生菜、生蚝生菜汤、蒜蓉生菜、蚝油生菜、蚝油包生菜等精彩菜例。

掌厨 | 用心做好顿饭

生菜

促进血液循环

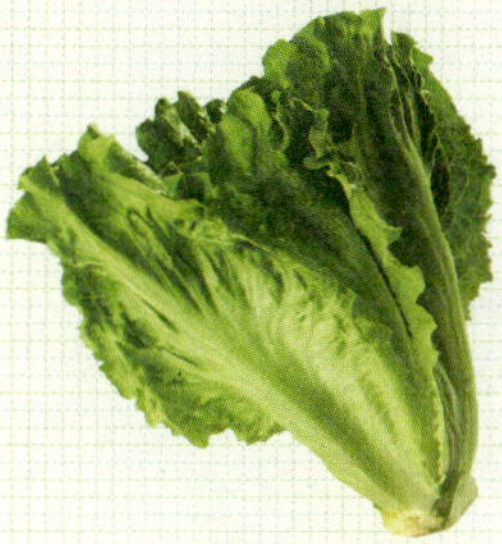

热量：62.70千焦/100克

食疗功效

生菜含有的甘露醇，能利尿、促进血液循环，有助于缓解高血脂引起的血栓；生菜含有膳食纤维、维生素、镁、磷、钙等营养物质，常食能消除体内多余脂肪，防止胆固醇在血管中沉积，改善肠胃功能，增进患者食欲。

食用建议

生菜无论是炒还是煮，时间都不要太长，这样可以保持生菜脆嫩的口感，但“三高”人群比较适合生食生菜。

白菜

减少糖的吸收

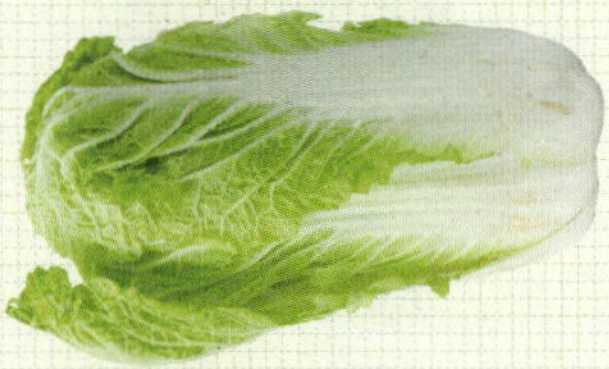

热量：71.06千焦/100克

食疗功效

白菜富含膳食纤维、铁、钾、维生素A等营养物质，能阻止胆固醇在血管壁上的沉积，加速脂肪分解，且热量低，有降血脂的功效；常食白菜，能增强机体的饱腹感，减少机体对糖分的吸收，帮助控制血糖。

食用建议

切白菜时，宜顺丝切，这样白菜易熟。炒白菜之前可以先放入沸水里煮2~3分钟，去除白菜的苦味。

调养食谱

板栗煨白菜

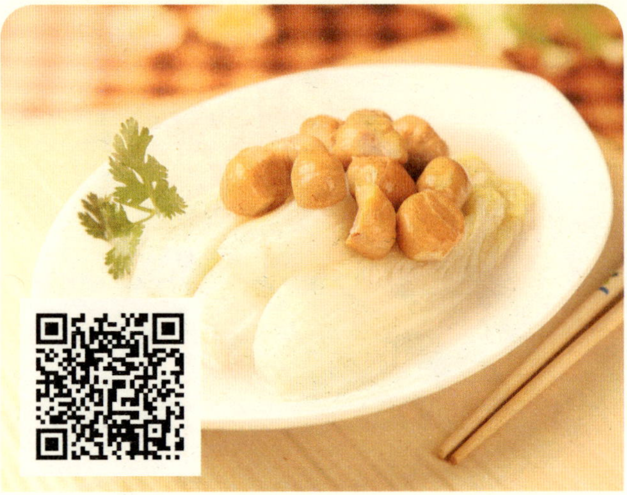

原料： 白菜400克，板栗肉80克，高汤180毫升

调料： 盐2克，鸡粉少许

做法：

①将洗净的白菜切开，改切瓣，备用。
②锅中注入适量清水烧热，倒入备好的高汤。
③放入洗净的板栗肉，拌匀，用大火略煮。
④待汤汁沸腾，放入白菜，加盐、鸡粉，拌匀调味。
⑤盖上盖，用大火烧开后转小火焖至食材熟透。
⑥揭盖，撇去浮沫，关火后盛出煮好的菜肴即可。

能量计算 总热量约902.88千焦/蛋白质4.0克
脂肪1.1克/糖类46.6克

白菜食疗方荟萃

调养食谱 腰果炒空心菜

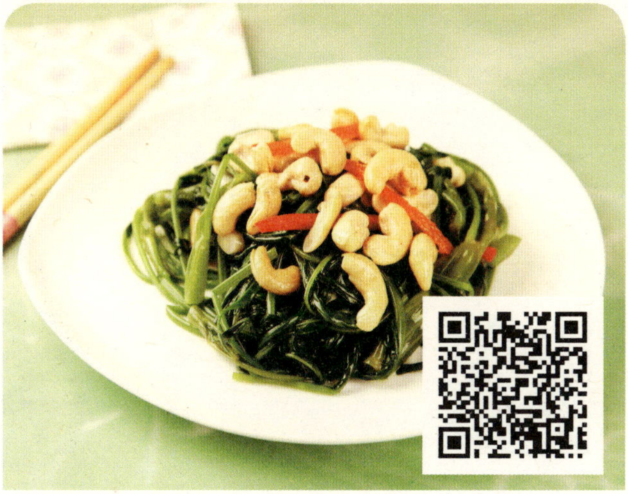

原料：空心菜100克，腰果70克，彩椒15克，蒜末少许

调料：盐、白糖、鸡粉、食粉、水淀粉、食用油各适量

做法：

①彩椒切细丝；开水锅中撒上食粉，倒入腰果，略煮，捞出；锅中注水烧开，放入空心菜，焯熟后捞出。

②锅中油烧至三成热，倒入腰果，小火炸至其散出香味，捞出；用油起锅，倒入蒜末，爆香。

③倒入彩椒丝、空心菜，加盐、白糖、鸡粉、水淀粉，炒匀，盛出装盘，点缀上熟腰果即成。

能量计算 总热量约1698.75千焦/蛋白质14.3克 脂肪26.0克/糖类36.7克

空心菜食疗方荟萃

关注“掌厨”——万道美食轻松学，百病消除保健康

更多空心菜食疗方可在“掌厨”中找到

空心菜粥、肉末空心菜、蒜蓉空心菜、空心菜炒肉、拌空心菜、清炒空心菜、空心菜梗炒肉丝等精彩菜例。

掌厨 | 用心做好顿饭

空心菜

促进胃肠蠕动，去脂排毒

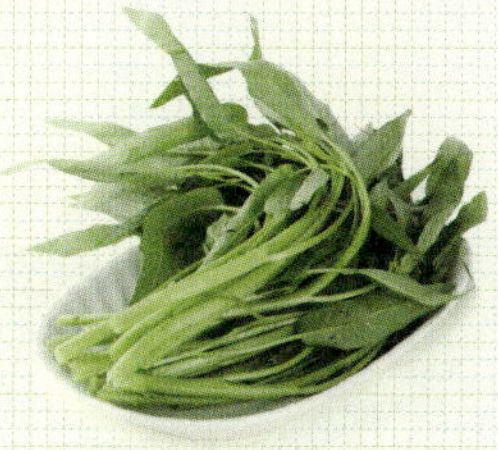

热量：83.72千焦/100克

食疗功效

空心菜的粗纤维素含量较丰富，能促进胃肠蠕动，有助于去脂、排毒，对降血脂有益；空心菜还含有类似胰岛素的物质和硒，有益于高血糖患者控制血糖；且空心菜的钾含量丰富，有助于肠道内多余盐分排出体外，从而降低血压。

食用建议

空心菜适用于炒、拌等方式；空心菜遇热容易变黄，生熟皆宜，烹调时宜大火快炒，避免营养元素的流失。

西瓜

软化血管，降低血脂

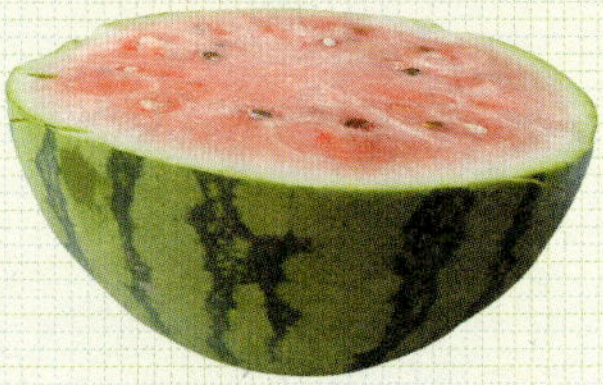

热量：125.58千焦/100克

食疗功效

西瓜中所含维生素和矿物质，能降低血脂，软化血管，对辅助治疗高血压等有疗效；其含有的矿物质还具有利尿的作用，可将不溶性蛋白质转化为可溶性蛋白质，减轻肾炎患者的负担，对高血压并发肾炎患者有好处。

食用建议

西瓜可切块食用，也可榨汁食用，稍稍冰镇后食用效果更佳。西瓜皮也有一定的食疗作用，可与鸡蛋液搅拌后清炒。

调养食谱

西瓜绿豆粥

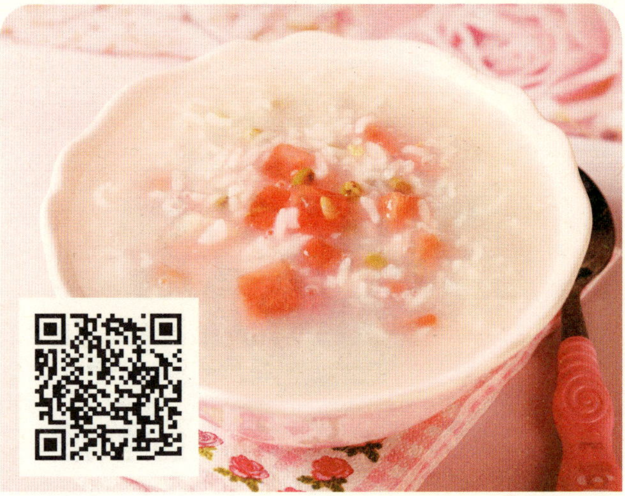

原料： 水发大米95克，水发绿豆45克，西瓜肉80克

调料： 白糖适量

做法：

①西瓜肉切薄片，再切条，改切成小块。
②砂锅中注入清水烧开，倒入洗好的大米，搅拌匀。
③放入洗净的绿豆，搅拌均匀。
④盖上盖，烧开后用小火煮约30分钟至食材熟透。
⑤揭盖，加少许白糖，拌匀，煮至溶化。
⑥倒入西瓜块，快速搅拌均匀，装碗即可。

能量计算 总热量约2068.68千焦/蛋白质16.9克 脂肪1.2克/糖类107.9克

西瓜食疗方荟萃

调养食谱 芒果梨丝沙拉

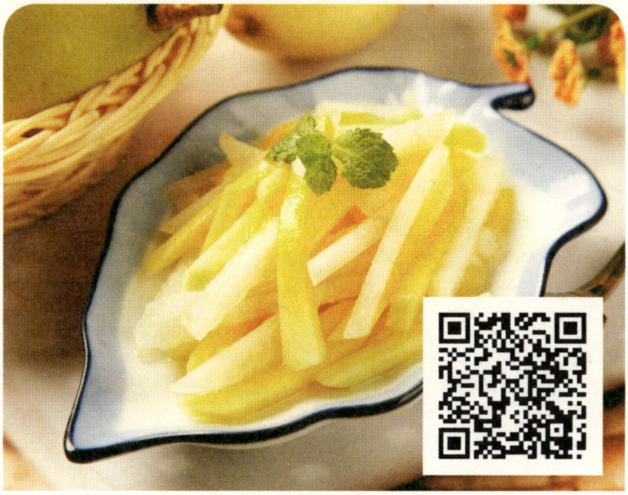

原料： 去皮芒果、去皮梨子各100克，葡萄少许

调料： 蜂蜜少许

做法：

①洗净的芒果切片，改切成丝。

②洗好的梨子去内核，切片，改切成丝。

③取一碗，放入芒果、梨子。

④挤入适量蜂蜜。

⑤用筷子搅拌均匀。

⑥摆放在盘子中，放上切好的葡萄做装饰即可。

能量计算 总热量约392.92千焦/蛋白质0.9克 脂肪0.3克/糖类26.2克

梨食疗方荟萃

更多梨食疗方可在“掌厨”中找到

杏仁雪梨炖瘦肉、雪梨莲子润肺豆浆、冬瓜雪梨谷芽鱼汤、雪梨银耳牛奶、雪梨山楂百合汤、猕猴桃雪梨汁、冰糖雪梨豆浆等精彩菜例。

梨

镇静安神，缓解症状

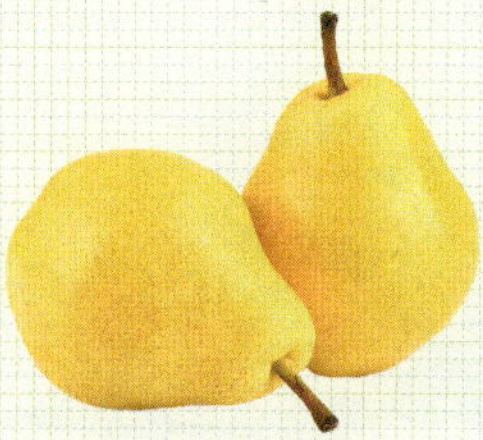

热量：184.18千焦/100克

食疗功效

梨含有的鞣酸、叶酸和维生素较为丰富，可增强心肌活力、净化器官和软化血管，辅助治疗高血压；且梨有镇静安神的作用，对高血压引起的头晕目眩等症有较好的改善作用；梨产生的热量较小，有利于血脂的控制。

食用建议

梨含果酸多，不宜与碱性药物同用，如氨茶碱。梨不应与螃蟹同吃，以防引起腹泻；忌与白糖搭配食用。

猕猴桃

刺激胰岛素分泌

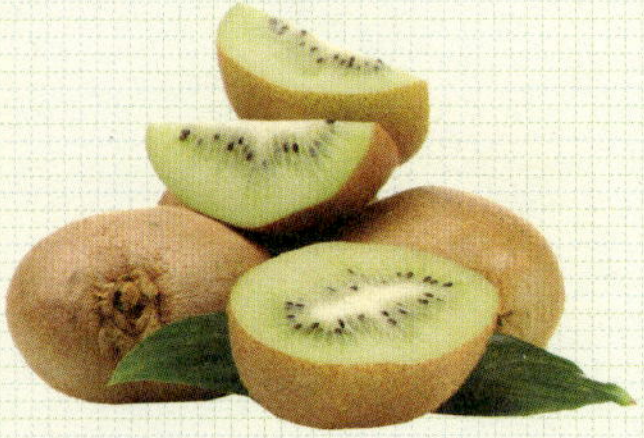

热量：234.41千焦/100克

食疗功效

猕猴桃含有铬，它能刺激胰岛细胞分泌胰岛素，有效降低高血糖患者的血糖水平。猕猴桃中所含的纤维素，有1/3是果胶，特别是皮和果肉接触部分。果胶可降低血中胆固醇浓度，抑制胆固醇在动脉内壁沉积，防治高血脂。

食用建议

坚硬状态的猕猴桃并不好吃，且口感酸涩，不妨把猕猴桃和已经成熟的其他水果放在一起。这样，可促进其成熟。

调养食谱 猕猴桃大杏仁沙拉

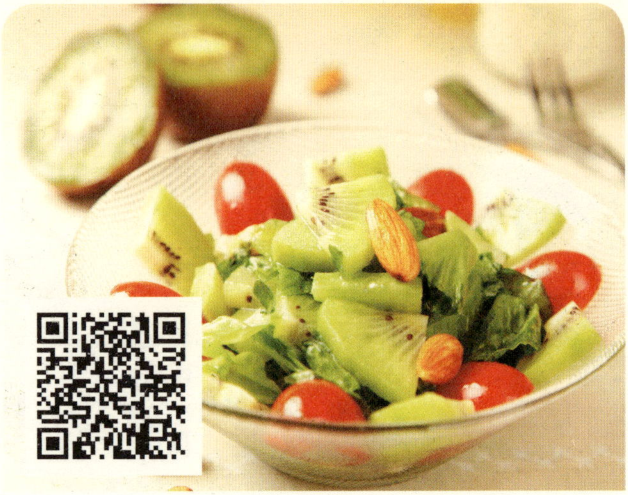

原料： 猕猴桃130克，大杏仁10克，生菜、圣女果各50克，柠檬汁10毫升

调料： 蜂蜜2克，橄榄油10毫升，盐少许

做法：

①圣女果对半切开，去皮的猕猴桃切成片。
②择洗好的生菜切成块，待用。
③大碗中倒入生菜、杏仁、猕猴桃、圣女果，拌匀。
④倒入柠檬汁，加入少许盐、蜂蜜、橄榄油，搅匀。
⑤将拌好的食材装入盘中即可。

能量计算 总热量约600.25千焦/蛋白质4.6克
脂肪5.9克/糖类23.1克

调养食谱

苹果银耳莲子汤

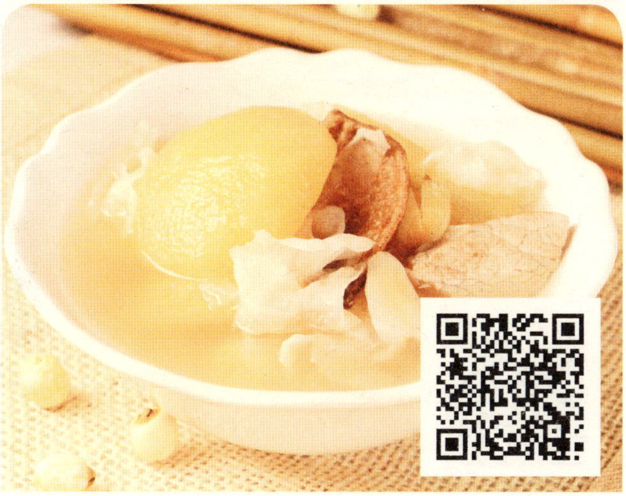

原料： 水发银耳180克，苹果140克，水发莲子80克，瘦肉75克，干百合15克，陈皮、姜片各少许，水发干贝25克

调料： 盐2克

做法：

①去皮的苹果切小瓣，去除果核；莲子去除莲心；瘦肉切块。开水锅中放入肉块，略煮，去血渍后捞出。

②砂锅中注水烧热，倒入肉块、苹果、莲子、银耳、干贝、干百合，放入姜片、陈皮，搅散。

③烧开后煮至熟透，加盐，拌匀，煮至汤汁入味，盛出即可。

能量计算 总热量约3509.53千焦/蛋白质47.7克 脂肪9.2克/糖类200.7克

苹果食疗方荟萃

关注“掌厨”——万道美食轻松学，百病消除保健康

更多苹果食疗方可在“掌厨”中找到

黑枣苹果汤、焦米南瓜苹果粥、苹果红枣鲫鱼汤、牛肉苹果丝、四喜蒸苹果、苹果花生豆浆等精彩菜例。

掌厨 用心做好顿饭

苹果

降低血液胆固醇

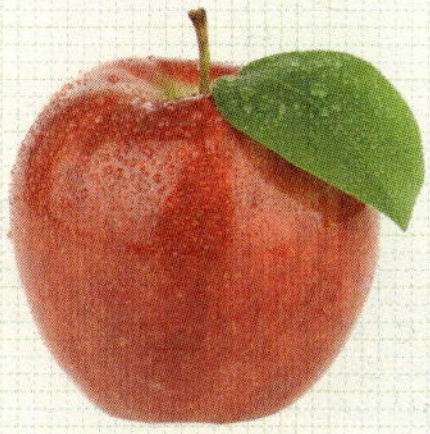

热量：217.66千焦/100克

食疗功效

苹果的热量低，膳食纤维含量高，可减少血液中胆固醇含量，增加胆汁分泌和胆汁酸功能，因而可避免胆固醇沉积而形成血脂；苹果含有独特的果酸，可以加速新陈代谢，减少体内脂肪蓄积，降低肥胖的发生率，间接预防“三高”。

食用建议

苹果的吃法很多，如洗净，削皮吃；加水，做水果汤吃；榨汁吃；制作苹果茶、苹果醋等。

葡萄

减少血小板凝聚

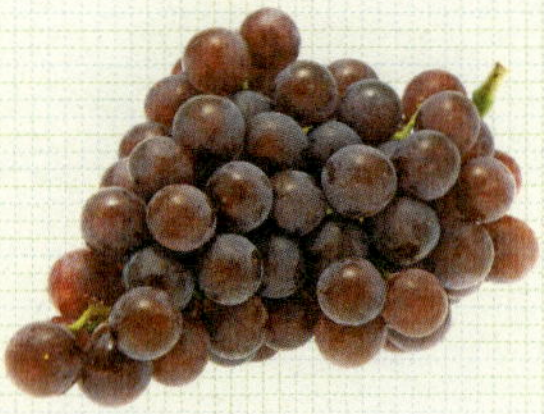

热量：179.74千焦/100克

食疗功效

葡萄含有大量的钾，可以抑制钠对血压的副作用，其含有的水杨酸可降低胆固醇，所含的鞣质酸可稀释血液脂肪，对预防血脂非常有利；葡萄中含有的黄酮类物质，具有较强的生物活性，能减少血小板凝聚，阻止血栓形成。

食用建议

选购葡萄时，外观新鲜，大小均匀整齐，颗粒饱满，青籽和瘪籽较少，外有白霜者，品质为佳。

调养食谱 香蕉葡萄汁

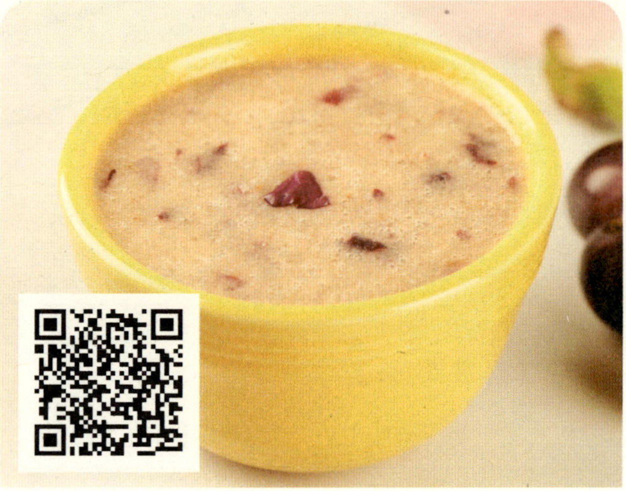

原料： 香蕉150克，葡萄120克

做法：

①香蕉去皮，果肉切成小块，备用。

②取榨汁机，选择“搅拌”刀座组合，将洗好的葡萄倒入搅拌杯中。

③加入切好的香蕉，倒入适量纯净水。

④盖上盖，选择“榨汁”功能，再按“开始”键，榨取果汁。

⑤揭开盖，将果汁倒入杯中即可。

能量计算 总热量约786.26千焦/蛋白质2.7克 脂肪0.5克/糖类45.4克

葡萄食疗方荟萃

调养食谱

山楂白糖粥

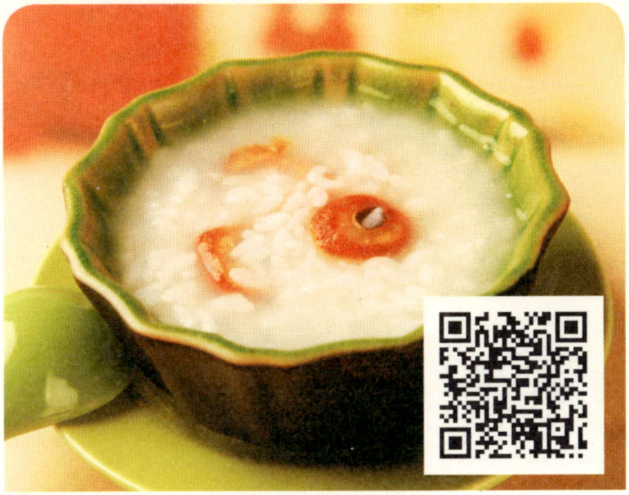

原料： 水发大米120克，干山楂25克

调料： 白糖4克

做法：

①砂锅中注入适量清水，用大火烧热。
②倒入备好的干山楂、大米，搅拌均匀。
③盖上锅盖，烧开后用小火煮约40分钟至食材熟软。
④揭开锅盖，加入少许白糖。
⑤搅拌片刻，煮至白糖溶化。
⑥关火后盛出煮好的粥，装入碗中即可。

能量计算 总热量约1835.02千焦/蛋白质9.0克
脂肪1.1克/糖类99.0克

山楂食疗方荟萃

关注“掌厨”——万道美食轻松学，百病消除保健康

更多山楂食疗方可在“掌厨”中找到

山楂麦芽消食汤、山楂焦米粥、荷叶山楂茶、雪梨山楂百合汤、丹参山楂大米粥、陈皮山楂豆浆、荞麦山楂豆浆等精彩菜例。

掌厨 用心做好顿饭

山楂

减少脂肪沉积

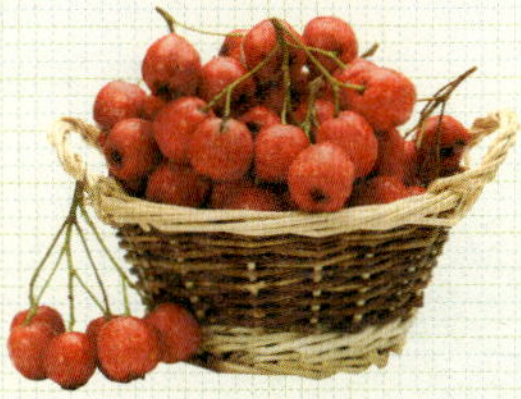

热量：397.66千焦/100克

食疗功效

山楂含有的黄酮类物质可降低血糖，改善血清脂质异常情况，预防由于高血糖引起的肝脏中脂质的沉积，缓解高血糖症状；山楂还含有丰富的维生素C、胡萝卜素、苹果酸等营养物质，可减少脂肪在血管上的沉积，有利于降低血脂。

食用建议

胃病患者应尽量少吃生的山楂，尤其是胃肠功能弱的人更应该谨慎。医生建议，最好将山楂煮熟后再吃。

绿豆

防治高血压、高血脂

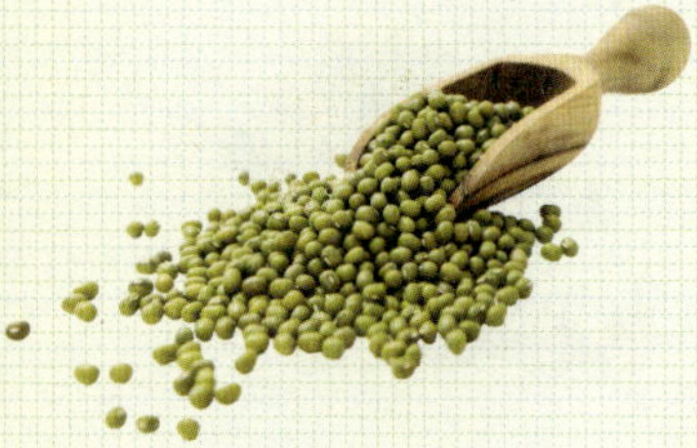

热量：1322.73千焦/100克

食疗功效

绿豆中的多糖能增加血清脂蛋白酶的活性，使三酰甘油水解达到降血脂的疗效，从而防治高血脂和高血压；绿豆中含有球蛋白和多糖，能促进体内胆固醇在肝脏中分解成胆酸，加速胆汁中胆盐分泌，具有防治高血脂的作用。

食用建议

挑选绿豆时应注意，优质绿豆外皮呈蜡质，颗粒饱满，均匀，且很少有破碎，无虫，不含杂质。

调养食谱

陈皮绿豆汤

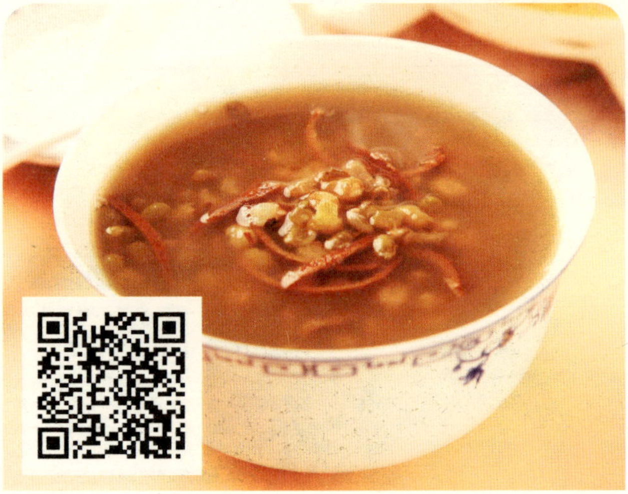

原料： 水发绿豆200克，水发陈皮丝8克

调料： 冰糖适量

做法：

①砂锅中注入适量清水，用大火烧开。

②倒入备好的绿豆，搅拌匀。

③盖上锅盖，煮开后转小火煮40分钟至其熟软。

④揭盖，倒入陈皮，搅匀；盖上锅盖，续煮15分钟。

⑤揭开锅盖，倒入冰糖，搅匀，煮至溶化。

⑥关火后将煮好的绿豆汤盛出，装入碗中即可。

能量计算 总热量约2641.76千焦/蛋白质43.2克
脂肪1.6克/糖类112.0克

绿豆食疗方荟萃

关注“掌厨”——万道美食轻松学，百病消除保健康

更多绿豆食疗方可在“掌厨”中找到

绿豆百合饮、绿豆银耳羹、绿豆冬瓜海带汤、豌豆绿豆粥、黑米绿豆粥、绿豆沙、葡萄小米绿豆浆等精彩菜例。

掌厨 用心做好顿饭

调养食谱 黄豆小米粥

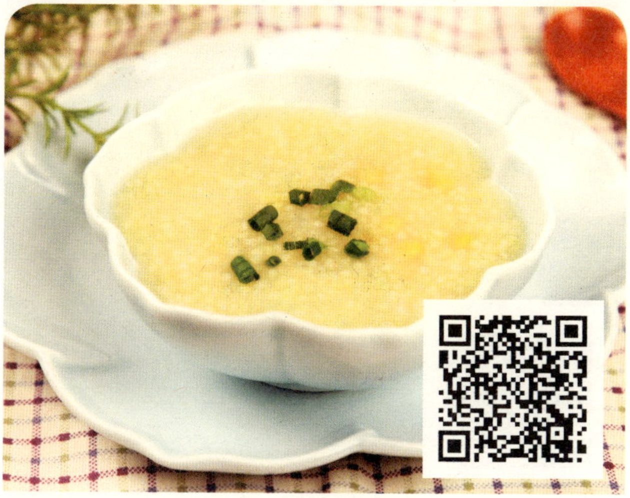

原料： 小米120克，水发黄豆80克，葱花少许

调料： 盐3克

做法：

①砂锅中注水烧开，倒入泡好的小米。

②放入泡好的黄豆，拌匀。

③加盖，用大火煮开后转小火续煮1小时至食材熟软。

④揭盖，加入盐，拌匀调味。

⑤关火后盛出煮好的粥，装在碗中。

⑥撒上葱花点缀即可。

能量计算 总热量约2996.22千焦/蛋白质38.8克 脂肪16.5克/糖类17.5克

黄豆食疗方荟萃

黄豆

强化胰岛素的作用

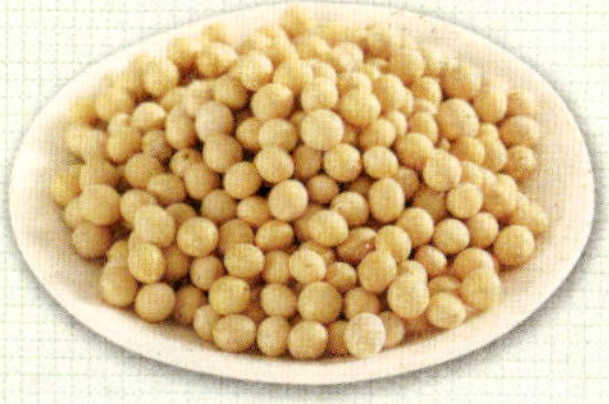

热量：1502.72千焦/100克

食疗功效

黄豆含有的锌是胰岛素合成的必要物质，而含有的硒能强化胰岛素的作用，抑制血糖上升，对稳定血糖有利；黄豆中含有大豆异黄酮，可降低血中胆固醇的含量，且含有的卵磷脂还能把脂肪乳化成小颗粒，从而降低血脂。

食用建议

生黄豆含有不利健康的抗胰蛋白酶和凝血酶，所以黄豆不宜生食，夹生黄豆也不宜吃；且黄豆不宜干炒食用。

红豆

降压、降脂、排毒

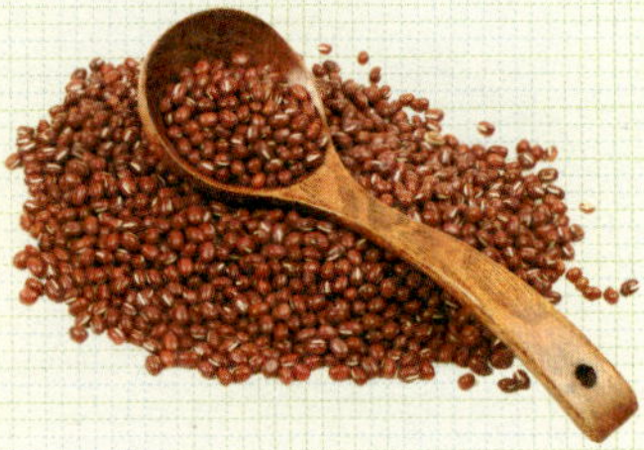

热量：1293.43千焦/100克

食疗功效

红豆能提高胰岛素的代谢水平，其含有的维生素B_1、维生素B_2可帮助葡萄糖转变成能量，减少人体对葡萄糖的吸收，从而降低血糖，有助于高血糖患者稳定餐后血糖；且红豆还是高钾低钠的食物，具有良好的降血压、清脂的作用。

食用建议

红豆应尽量选择有光泽，形态饱满，无虫蛀的；买回的红豆应放在干燥通风处存储；宜与谷类混合成豆饭或豆粥食用。

调养食谱

红豆煮苦瓜

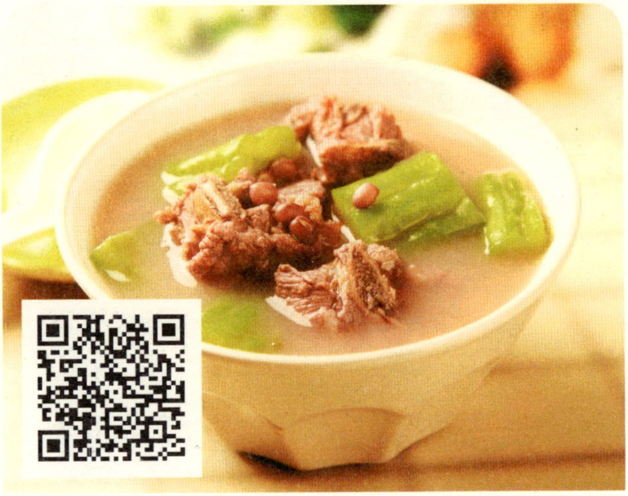

原料： 水发红豆200克，猪骨300克，苦瓜100克，姜片、葱段各少许

调料： 盐3克，鸡粉2克，料酒适量

做法：

①苦瓜切开，去瓤，切成小块；锅中水烧开，倒入猪骨，淋入料酒，略煮，汆去血水，捞出，装入盘中。

②开水锅中倒入红豆、猪骨，放姜片、葱段、料酒，拌匀，煮开后转小火煮40分钟，倒入苦瓜块。

③续煮至食材熟透，加盐、鸡粉，拌匀，盛出即可。

能量计算 总热量约6148.78千焦/蛋白质91.5克
脂肪70.6克/糖类133.8克

红豆食疗方荟萃

关注“掌厨”——万道美食轻松学，百病消除保健康

更多红豆食疗方可在“掌厨”中找到陈皮红豆沙、红豆鲤鱼汤、红豆薏米美肌汤、大麦红豆粥、节瓜红豆生鱼汤、陈皮红豆鸡腿煲、玉米红豆豆浆等精彩菜例。

掌厨 | 用心做好饭

调养食谱

玉米拌豆腐

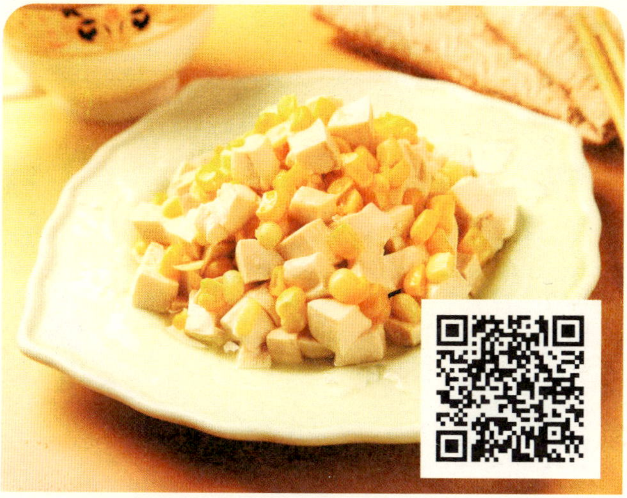

原料： 玉米粒150克，豆腐200克

调料： 白糖3克

做法：

①洗净的豆腐切厚片，切粗条，改切成丁。

②蒸锅注水烧开，放入装有玉米粒和豆腐丁的盘子。

③加盖，用大火蒸30分钟至熟透。

④揭盖，关火后取出蒸好的食材。

⑤备一盘，放入蒸熟的玉米粒、豆腐。

⑥趁热撒上白糖即可食用。

能量计算 总热量约1341.78千焦/蛋白质22.2克 脂肪9.2克/糖类42.6克

豆腐

补血益气，降血脂

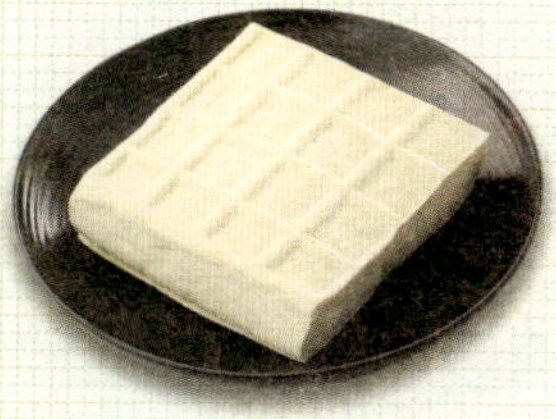

热量：342.76千焦/100克

食疗功效

豆腐中的优质蛋白含量较高，脂肪含量低，有补虚益气的作用，能保护血管细胞，修复受损血管，具有降血脂的作用，非常适合高血压、高血脂人群食用。豆腐所含的维生素E，能消除活性氧，预防血管壁氧化破坏。

食用建议

包装的豆腐易腐败变质，买回家后，应浸泡于水中，并放入冰箱冷藏，烹调前再取出，为了保持新鲜，应尽快食用。

牛奶

平衡体液，调节血压

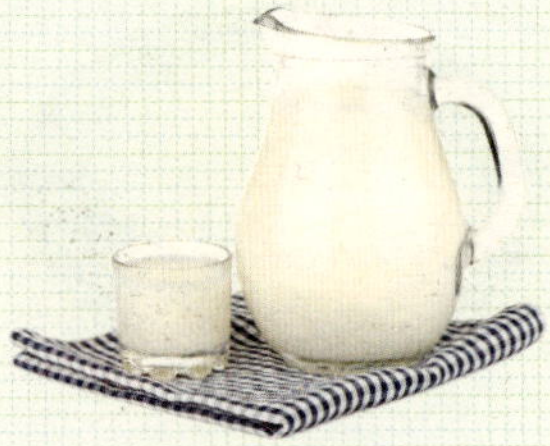

热量：225.72千焦/100克

食疗功效

牛奶含有的完全蛋白质，非常易于吸收，能满足“三高”人群对蛋白质的需求，且牛奶中丰富的矿物质，尤其是钙，有助于平衡人体体液，稳定情绪，调节血压；钙还能促进机体产生更多的降解脂肪的酶，预防肥胖。

食用建议

牛奶的脂肪含量低，且在饮用前吃一些面包等食物，有助于对血压和血脂的控制，对缓解“三高”病情有利。

调养食谱 红枣牛奶饮

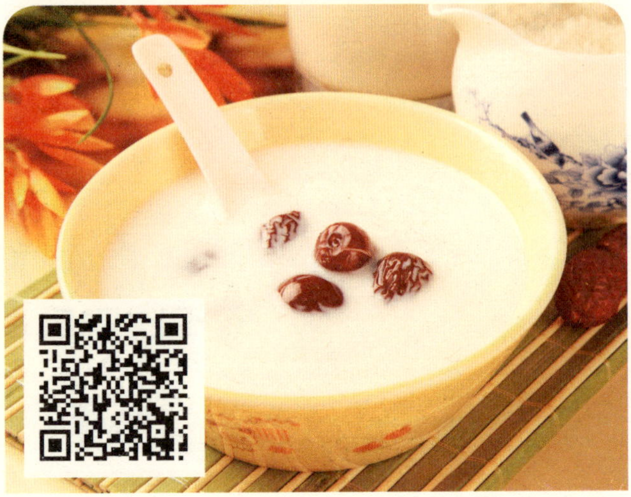

原料： 牛奶200毫升，红枣30克

调料： 白糖15克

做法：

①砂锅中注水烧开，倒入洗好的红枣，拌匀。
②盖上盖，用大火煮开后转小火续煮30分钟至熟软。
③揭盖，倒入牛奶，拌匀，加入白糖，搅拌至白糖完全溶化。
④盖上盖，稍煮3分钟至入味。
⑤揭盖，关火后盛出煮好的甜品汤，装入碗中即可。

能量计算 总热量约1030.79千焦/蛋白质7.0克
脂肪6.6克/糖类42.0克

牛奶食疗方荟萃

更多牛奶食疗方可在“掌厨”中找到牛奶莲子汤、牛奶香蕉蒸蛋羹、雪梨银耳牛奶、牛奶豌豆泥、牛奶麦片粥、牛奶紫薯泥、玉米牛奶、牛奶藕粉等精彩菜例。

调养食谱 白玉菇炒牛肉

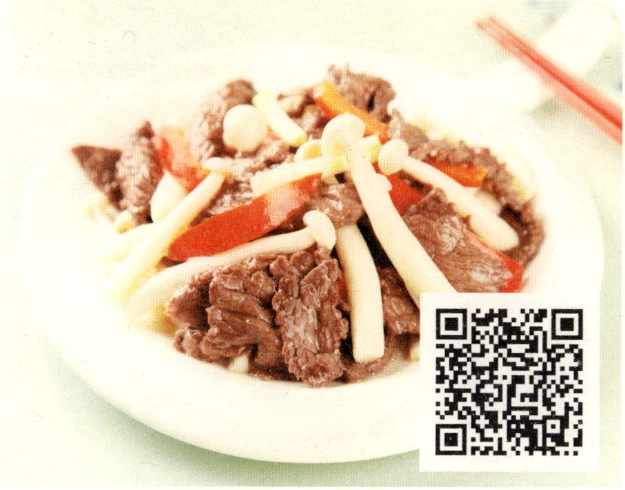

◐ **原料：** 白玉菇100克，牛肉150克，红椒15克，姜片、蒜末、葱花各少许

◐ **调料：** 鸡粉、嫩肉粉、盐、生抽、料酒、水淀粉、食用油各适量

◐ **做法：**

①白玉菇去根切两段，红椒切丝；牛肉切片，加盐、生抽、鸡粉、嫩肉粉、水淀粉抓匀，加食用油，腌渍入味。

②开水锅中加食用油、盐，倒入白玉菇、红椒，焯熟后捞出；油锅烧热，倒入姜、蒜、葱、牛肉，炒至转色；淋料酒，倒入白玉菇、红椒，加盐、鸡粉、生抽，炒匀，装盘。

能量计算 总热量约927.12千焦/蛋白质33.9克
脂肪5.4克/糖类18.0克

牛肉食疗方荟萃

牛肉蔬菜汤、嫩牛肉萝卜卷、山药白果炖牛肉、蔬菜牛肉面、牛肉南瓜粥、海带牛肉汤、香菇芹菜牛肉丸、清炖牛肉汤等精彩菜例。

牛肉

促进胰岛素的合成

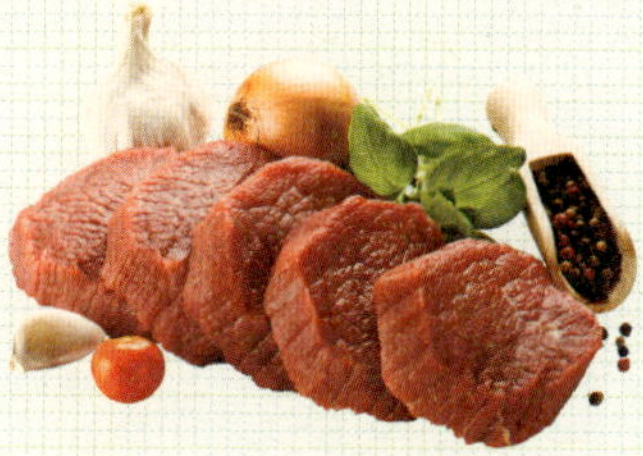

热量：443.70千焦/100克

食疗功效

牛肉中富含锌和优质蛋白，锌除能支持蛋白质的合成外，还能提高胰岛素合成代谢的效率，帮助糖尿病患者控制血糖，缓解消瘦等症状；而丰富的蛋白质和氨基酸，能提高机体的抗病能力，可补中益气，预防感染性疾病。

食用建议

选购牛肉时，最好选择牛里脊肉或牛腿肉；牛肉若与芹菜搭配对“三高”人群很有益处，既能降压还能降脂。

鸭肉

控制体重，改善视力

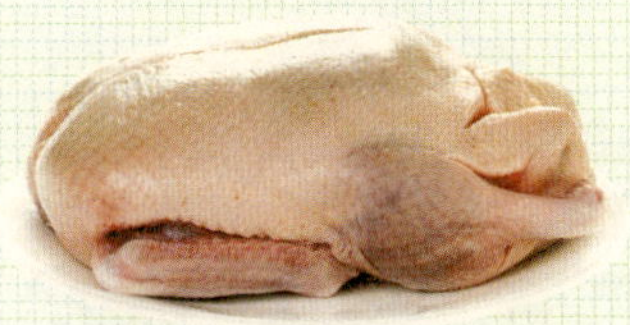

热量：1003.2千焦/100克

食疗功效

鸭肉能滋五脏之阴、清虚劳之热、补血行水、养胃生津、利小便、除水肿。鸭肉中的脂肪大多为不饱和脂肪酸，有助于降低胆固醇，对防治心脑血管疾病有益，且鸭肉含有的B族维生素，还能促进热量代谢，有助于血脂的控制。

食用建议

鸭胸肉含脂肪很少，热量也较低，适合“三高”人群食用；此外，鸭肫、鸭肝中的胆固醇含量较高，应尽量不吃。

调养食谱 鸭肉蔬菜萝卜卷

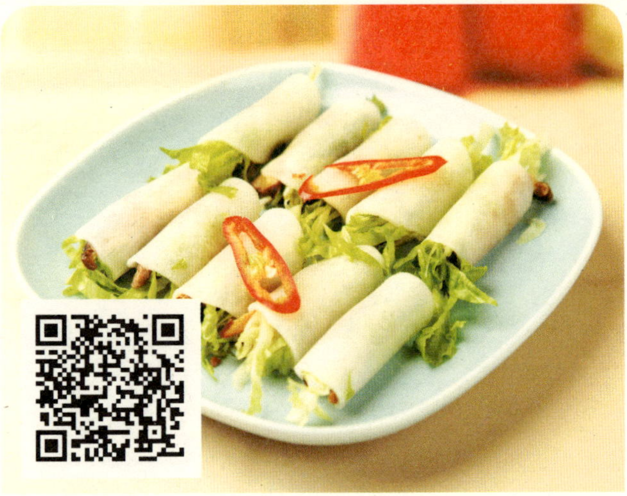

原料：鸭肉140克，水发香菇45克，白萝卜100克，生菜65克

调料：盐、料酒、生抽、鸡粉、水淀粉、白糖、白醋、食用油各适量

做法：

①香菇去蒂切丝，生菜切细丝，去皮的白萝卜切薄片，鸭肉切丝；白萝卜中加盐、白糖、白醋，腌渍变软。

②鸭肉加生抽、料酒、水淀粉，腌渍入味。

③用油起锅，倒入鸭肉、香菇，炒匀，加料酒、生抽、鸡粉、水淀粉调味，盛出，制成馅料。

④取萝卜片，依次放入馅料、生菜，卷成卷即可。

能量计算 总热量约1568.75千焦/蛋白质24.5克
脂肪28.1克/糖类9.0克

鸭肉食疗方荟萃

关注“掌厨”——万道美食轻松学，百病消除保健康

更多鸭肉食疗方可在“掌厨”中找到

粉蒸鸭肉、鸭肉炒菌菇、鸭肉冬瓜粥、鸭肉莴笋枸杞粥、香菇鸭肉、苦瓜煸鸭肉、玉米粒炒鸭肉、陈皮鸭肉粥等精彩菜例。

调养食谱 三油西芹鸡片

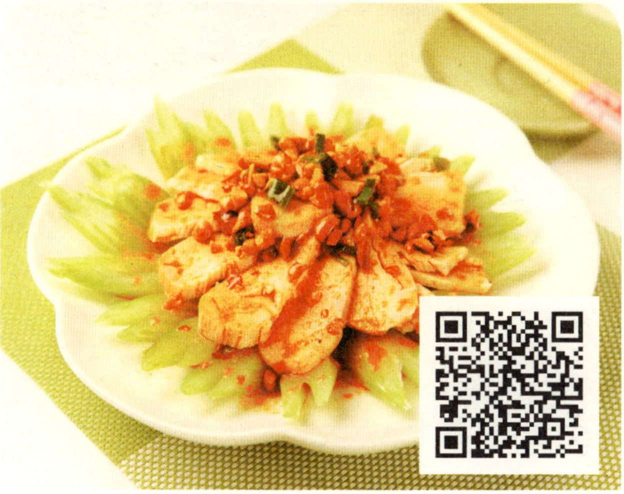

原料： 鸡胸肉170克，西芹100克，花生碎30克，葱花少许

调料： 盐、鸡粉各2克，料酒7毫升，生抽4毫升，辣椒油6毫升

做法：

①锅中注水烧热，倒入鸡胸肉，淋料酒，烧开后用中火煮约15分钟至熟，捞出；西芹切段，鸡胸肉切片。

②开水锅中倒入西芹，煮至熟，捞出；小碗中加盐、鸡粉、生抽、辣椒油、花生碎、葱花，拌匀，调成味汁。

③盘中倒入西芹，放入鸡肉，摆放好，浇上味汁即可。

能量计算 总热量约1701.26千焦/蛋白质41.1克
脂肪21.9克/糖类15.6克

鸡肉食疗方荟萃

关注“掌厨”——万道美食轻松学，百病消除保健康

更多鸡肉食疗方可在“掌厨”中找到

鸡肉蒸豆腐、开心果鸡肉沙拉、大麦花生鸡肉粥、鸡肉口蘑稀饭、鸡肉白菜饺、鸡肉包菜汤、彩椒木耳炒鸡肉等精彩菜例。

掌厨 | 用心做好顿饭

鸡肉

维持体液酸碱平衡

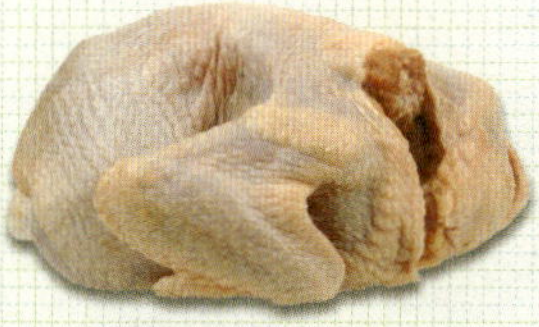

热量：698.06千焦/100克

食疗功效

鸡肉有温中益气、补精添髓、益五脏、补虚损的作用，适用于虚劳瘦弱的高血糖患者；鸡肉含丰富的优质蛋白质，易被人体吸收，能增强“三高”人群的体质；鸡肉含有的维生素A，能改善“三高”引起的视力下降。

食用建议

鸡肉与山药同炖，可利用山药含有的黏蛋白阻止血脂在血管壁的沉积，起到预防高血压和高血脂的作用。

鸡蛋

改善血液循环，降血脂

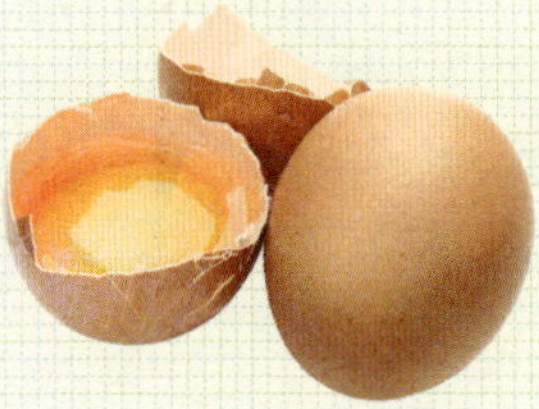

热量：601.92千焦/100克

食疗功效

鸡蛋中的优质蛋白质含量较高，对损伤的肝脏组织有修复功效，对高血糖患者的肝脏有较好的保护作用；鸡蛋黄富含卵磷脂，可以乳化分解胆固醇和中性脂肪，使之排出体外，改善血液循环，起到降血脂的作用。

食用建议

“三高”人群食用鸡蛋，一般以不超过2个为宜；同时，鸡蛋不宜与糖精、柿子、消炎片、茶等同食，以免腹泻。

调养食谱 脱脂奶鸡蛋羹

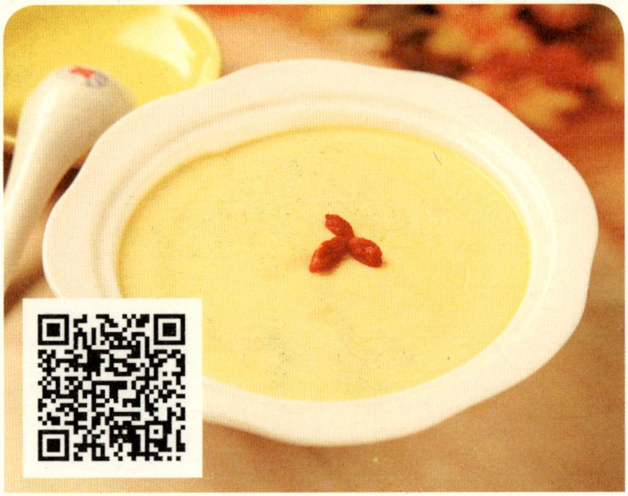

原料： 鸡蛋2个，脱脂牛奶150毫升

做法：

①鸡蛋打散，倒入脱脂牛奶，加入适量清水，搅拌匀，制成蛋液。

②取一蒸碗，倒入调好的蛋液，至八分满。

③覆上一层保鲜膜，盖好，静置一小会儿，待用。

④蒸锅上火烧开，放入蒸碗，大火蒸约10分钟，至食材熟透。

⑤关火后取出蒸碗，待稍微冷却后去除保鲜膜即可。

能量计算 总热量约808.83千焦/蛋白质17.7克
脂肪9.1克/糖类10.0克

鸡蛋食疗方荟萃

关注“掌厨”——万道美食轻松学，百病消除保健康

掌厨 | 用心做好顿饭

更多鸡蛋食疗方可在“掌厨”中找到西红柿鸡蛋炒面、豆角鸡蛋炒面、红枣银耳炖鸡蛋、鸡蛋羹、番茄鸡蛋饭、鸡蛋炒百合、彩椒玉米炒鸡蛋等精彩菜例。

调养食谱

三文鱼炒时蔬

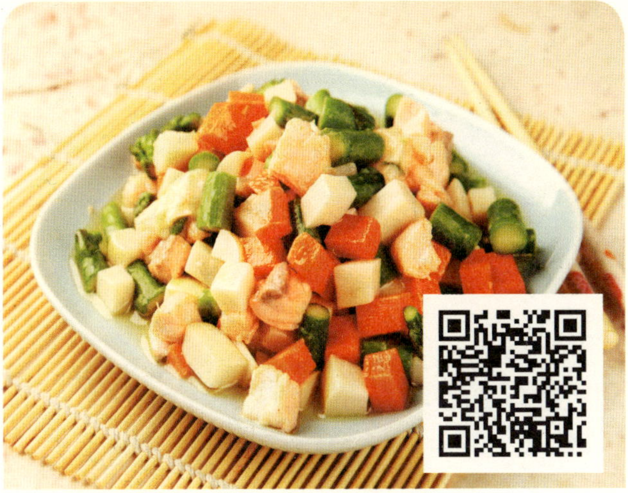

原料： 三文鱼180克，芦笋95克，胡萝卜75克，杏鲍菇40克，奶酪35克

调料： 盐3克，胡椒粉、食用油各适量

做法：

①胡萝卜切丁，芦笋切小段，杏鲍菇切丁，奶酪切小块；三文鱼切小块，加盐、胡椒粉，腌渍至入味。

②开水锅中倒入杏鲍菇、胡萝卜、芦笋，加盐、食用油，焯熟后捞出；油锅中倒入三文鱼，炒至变色；加奶酪。

③倒入食材，炒至奶酪化开；加盐、胡椒粉，炒匀，盛出即可。

能量计算 总热量约1752.26千焦/蛋白质42.2克
脂肪22.6克/糖类13.9克

三文鱼食疗方荟萃

更多三文鱼食疗方可在“掌厨”中找到三文鱼蒸饭、奶香果蔬煎三文鱼、三文鱼金针菇卷、三文鱼炒饭、茄汁香煎三文鱼、三文鱼泥、蔬菜三文鱼粥等精彩菜例。

三文鱼

增强胰岛功能

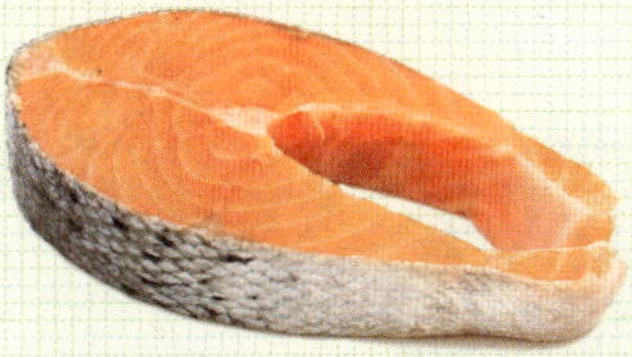

热量：581.02千焦/100克

食疗功效

三文鱼含有较为均衡的维生素和矿物质，能为“三高”人群提供丰富的钙、铁、磷和锌等营养素，其含有的Ω-3不饱和脂肪酸可改善人体胰岛功能。常食三文鱼，对维持血糖水平的稳定非常有利，还能预防高血糖并发糖尿病。

食用建议

三文鱼可以生食、煎炸或炒，但由于高温会破坏三文鱼中的活性物质，降低其营养价值，建议“三高”人群生食三文鱼。

蛤蜊

加速胆固醇的排泄

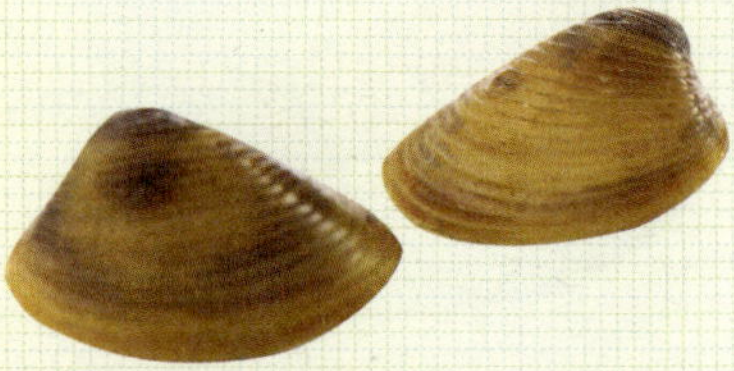

热量：259.16千焦/100克

食疗功效

蛤蜊肉含一种具有降低血清胆固醇作用的不饱和脂肪酸，它兼有抑制胆固醇在肝脏合成和加速排泄胆固醇的独特作用，从而使体内胆固醇水平下降；蛤蜊含有的牛磺酸，还可以帮助胆汁合成，有助于胆固醇代谢，防治高血脂。

食用建议

蛤蜊的烹调方式有很多，而蒸、炖比较适合“三高”人群。蛤蜊本身味道极为鲜美，所以不要多放盐、鸡粉等调料。

调养食谱

小白菜蛤蜊汤

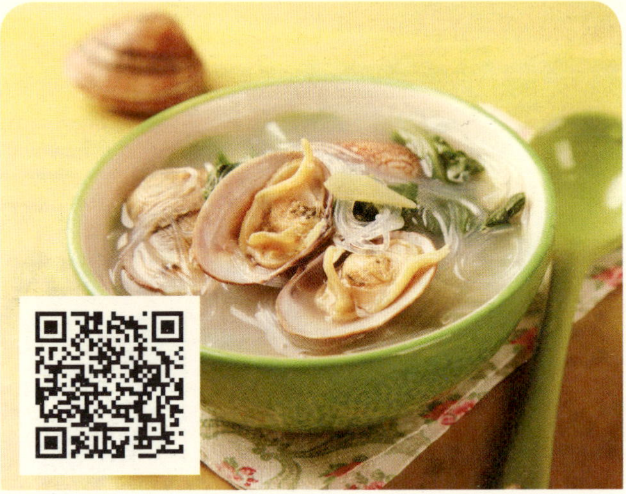

原料：小白菜段60克，蛤蜊肉80克，水发粉丝30克，姜片少许

调料：鸡粉、盐、胡椒粉、料酒、三花淡奶、食用油各适量

做法：

①锅中注入食用油，放入姜片，爆香，倒入蛤蜊肉，翻炒均匀，淋料酒，炒匀，加入清水，煮约2分钟。

②放入粉丝，加鸡粉、盐、胡椒粉，拌匀调味。

③倒入洗净切好的小白菜，煮至熟软。

④加入少许三花淡奶，搅拌均匀，盛出即可。

能量计算 总热量约665.04千焦/蛋白质9.2克 脂肪1.1克/糖类29.0克

蛤蜊食疗方荟萃

关注“掌厨”——万道美食轻松学，百病消除保健康

更多蛤蜊食疗方可在“掌厨”中找到

蛤蜊杂粮饭、枸杞叶蛤蜊粥、黄鱼蛤蜊汤、豆腐蛤蜊汤、蛤蜊豆腐炖海带、蛤蜊鸡蛋饼、蛤蜊鲫鱼汤、蒜香拌蛤蜊等精彩菜例。

掌厨 用心做好顿饭

调养食谱 金枪鱼蔬菜小米粥

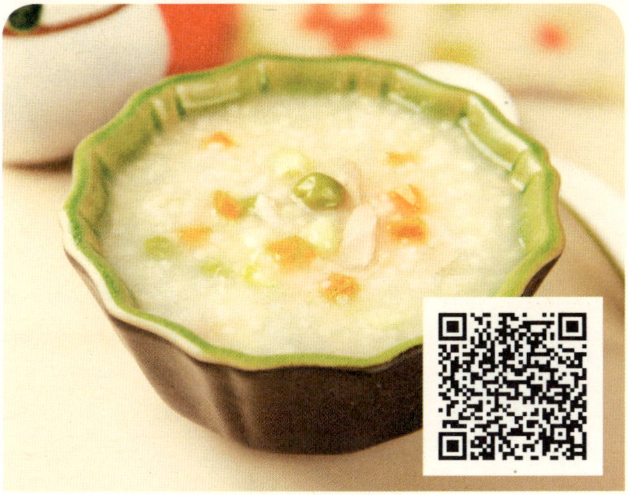

原料： 罐装金枪鱼肉、豌豆各60克，水发大米100克，水发小米80克，胡萝卜丁55克，玉米粒40克

调料： 盐2克

做法：

①砂锅中注入适量清水烧热，倒入备好的小米、大米、玉米粒、豌豆，放入胡萝卜、金枪鱼，拌匀。

②盖上盖，烧开后用小火煮约30分钟至食材熟透。

③揭开盖，加入适量盐，搅拌匀，至食材入味。

④关火后盛出煮好的粥即可。

能量计算 总热量约4916.93千焦/蛋白质45.2克 脂肪4.5克/糖类191.4克

金枪鱼食疗方荟萃

关注“掌厨”——万道美食轻松学，百病消除保健康

更多金枪鱼食疗方可在“掌厨”中找到金枪鱼水果沙拉、金枪鱼南瓜粥、金枪鱼土豆饼、金枪鱼丸子汤、金枪鱼鸡蛋杯、土豆金枪鱼沙拉、金枪鱼杂粮粥等精彩菜例。

金枪鱼

促进糖的分解

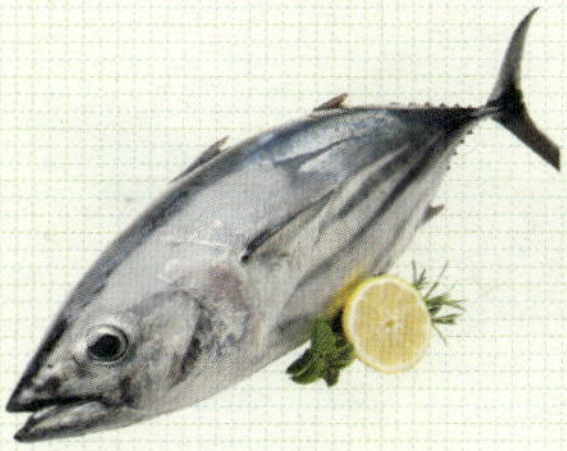

热量：791.13千焦/100克

食疗功效

金枪鱼中的脂肪酸大多为不饱和脂肪酸，所含氨基酸齐全，还含有丰富的维生素、铁、钾、钙、镁、碘等多种矿物质和微量元素等，其含有的Ω-3不饱和脂肪酸能改善胰岛功能，增强机体对糖分的分解，维持正常的血糖水平。

食用建议

金枪鱼的针骨粗大，熬汤的效果特别好；用金枪鱼制作成的生鱼片，适合“三高”人群食用。

海参

增强胰岛细胞的功能

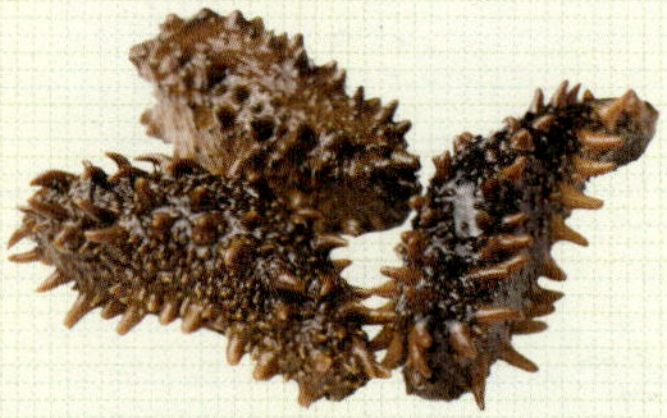

热量：326.04千焦/100克

食疗功效

海参含有蛋白质、钙、钾、锰等活性物质，脂肪含量极低，能调节体内脂质代谢，符合“三高”人群的饮食特点；且海参中的多糖、烟酸、皂苷等物质能刺激体内营养物质的代谢，增强胰岛β细胞的活性，有助于降血糖。

食用建议

买回的干海参应先泡发；泡发海参时，切莫沾污油脂、碱、盐，否则会妨碍海参吸水膨胀。

调养食谱 桂圆炒海参

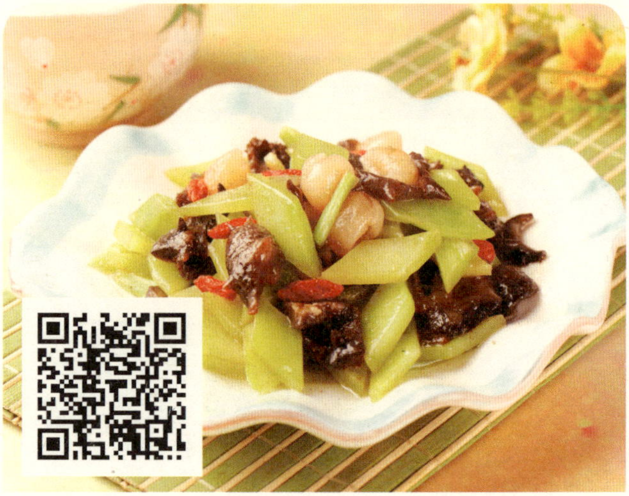

原料： 莴笋、水发海参各200克，桂圆肉50克，枸杞、姜片、葱段各少许

调料： 盐、鸡粉、料酒、生抽、水淀粉、食用油各适量

做法：

①去皮的莴笋切薄片，海参洗净；锅中注水烧开，加盐、鸡粉，放入海参，淋料酒，拌匀，煮约1分钟。
②倒入莴笋，淋食用油，拌匀，煮约1分钟，捞出。
③用油起锅，放入姜、葱，倒入汆过水的食材，加盐。
④加鸡粉、生抽、水淀粉，放入桂圆肉、枸杞，炒匀盛出即可。

能量计算 总热量约896.61千焦/蛋白质16.5克 脂肪0.5克/糖类38.0克

海参食疗方荟萃

关注“掌厨”——万道美食轻松学，百病消除保健康

掌厨 | 用心做好顿饭

更多海参食疗方可在“掌厨”中找到

海参炒时蔬、芡实海参粥、枸杞海参汤、海参粥、菌菇烩海参、笋烧海参、葱爆海参、小米海参粥、姜葱炒海参、葱烧海参等精彩菜例。

调养食谱 牡蛎豆腐汤

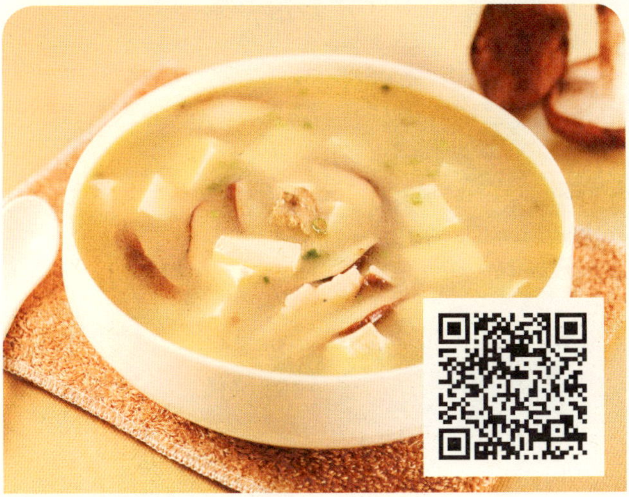

原料： 豆腐200克，牡蛎肉120克，鲜香菇40克，姜片、葱花各少许

调料： 盐、鸡粉、胡椒粉、料酒、食用油各适量

做法：

①香菇切粗丝，豆腐切小方块；开水锅中加盐、豆腐，煮约半分钟，捞出，再倒入牡蛎，煮至断生后捞出。

②用油起锅，放入姜片、香菇、牡蛎、料酒，炒透，注水，大火煮沸，倒入豆腐、盐、鸡粉，调味。

③待沸腾时撒胡椒粉，续煮至入味，盛出，撒上葱花即成。

能量计算 总热量约994.84千焦/蛋白质30.2克 脂肪7.5克/糖类10.5克

牡蛎食疗方荟萃

关注“掌厨”——万道美食轻松学，百病消除保健康

更多牡蛎食疗方可在“掌厨”中找到

韭黄炒牡蛎、白萝卜牡蛎汤、白菜粉丝牡蛎汤、牡蛎白萝卜汤、生蚝口蘑紫菜汤、紫菜生蚝汤、生蚝夏南瓜汤、生蚝生菜汤等精彩菜例。

掌厨 用心做好顿饭

牡蛎

抑制血小板凝集

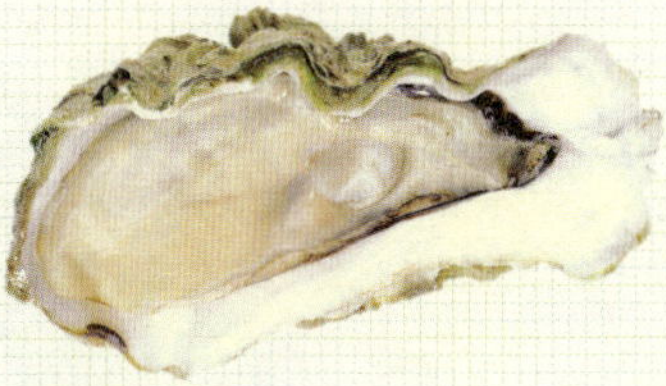

热量：305.14千焦/100克

食疗功效

牡蛎营养丰富，尤其是锌含量较高，能调节胰岛素和受体的水平，延长胰岛素降低血糖的作用；除此之外，锌还能加速伤口或溃疡的愈合，降低糖尿病足的发病率；牡蛎中的牛磺酸含量也较高，有降低血脂的作用。

食用建议

牡蛎干泡发的方法：先准备一盆热水，将少许小苏打粉溶于热水中，然后把牡蛎干放在热水中浸泡。

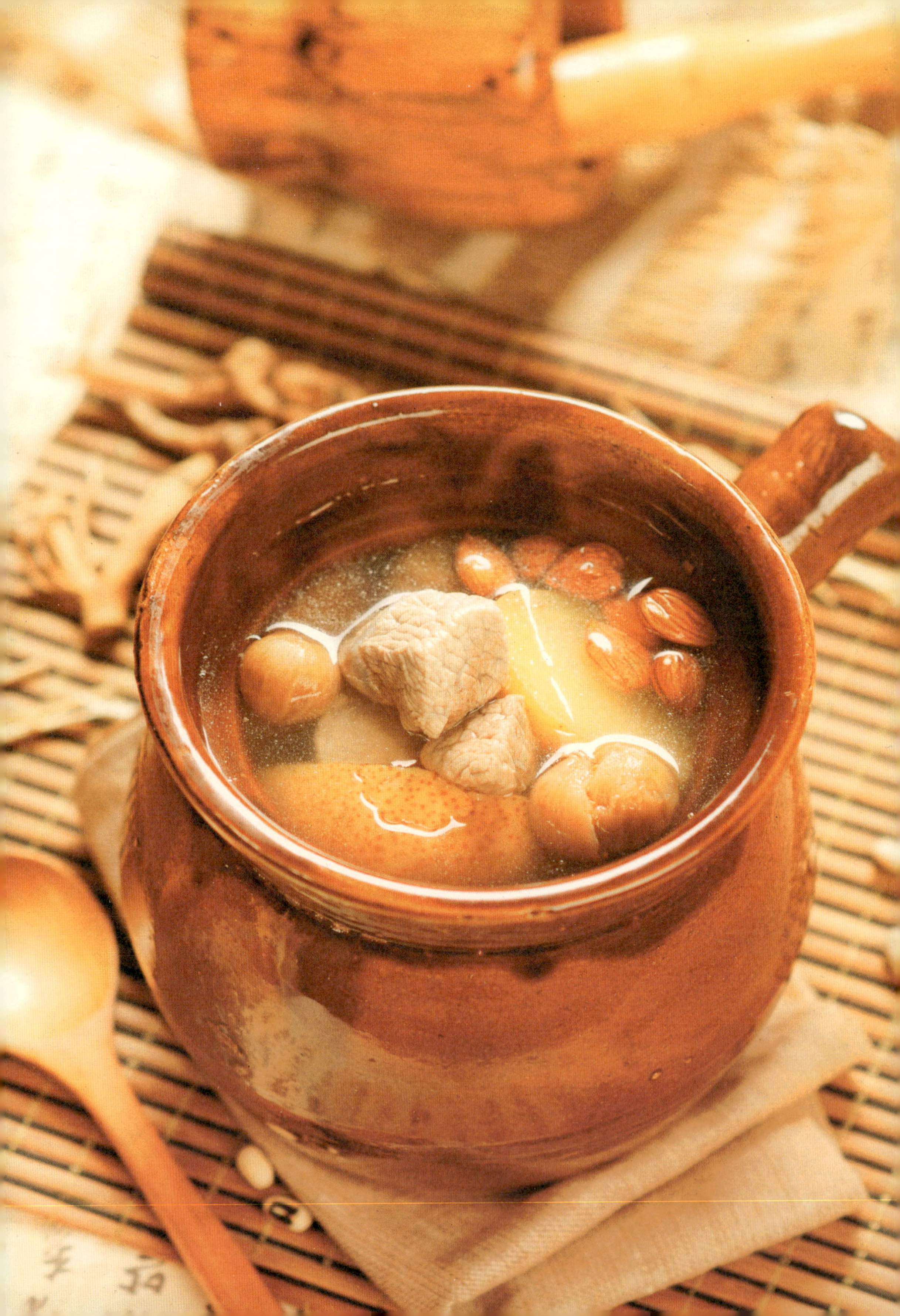

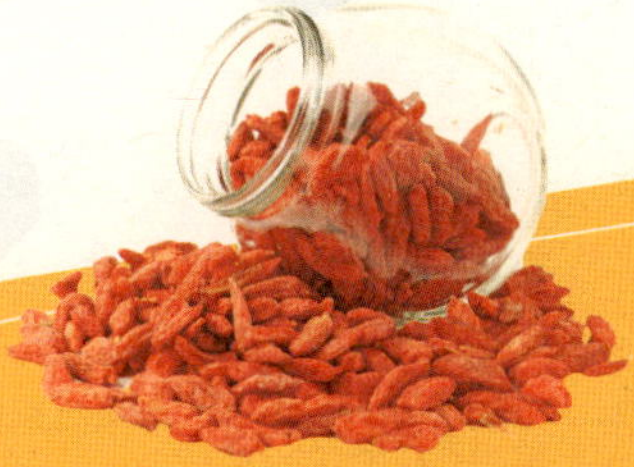

Part 3

选对中药，轻松控制“三高”

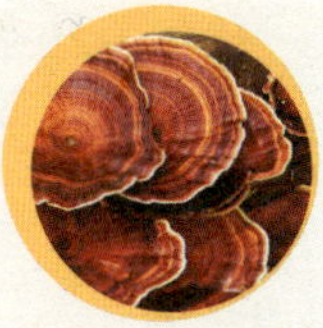

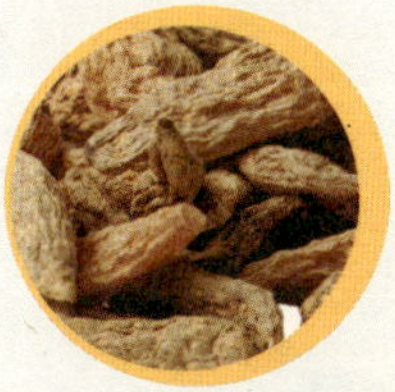

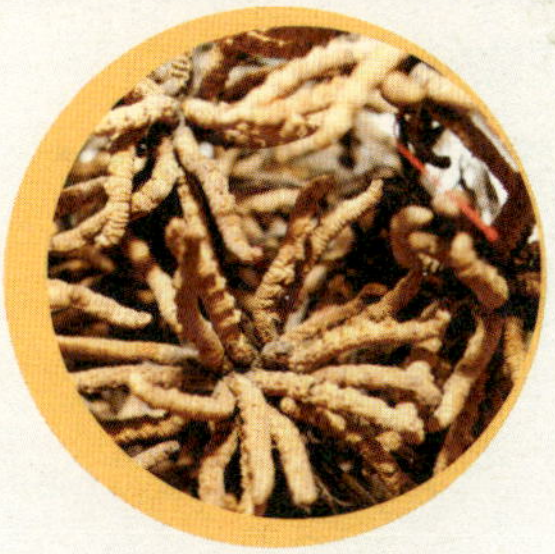

药膳以食物为主，适当搭配中药材，既能达到调养身体、防治疾病的目的，又能满足人们“厌于药，喜于食”的天性。对此，本章精选适合“三高”人群日常调养的常见中药材，分别对其每日适用量、功效主治及使用宜忌进行详细介绍，并提供安全、简便、有效的防治“三高”药膳方。

黄芪

EAT 每日适用量 9～30克

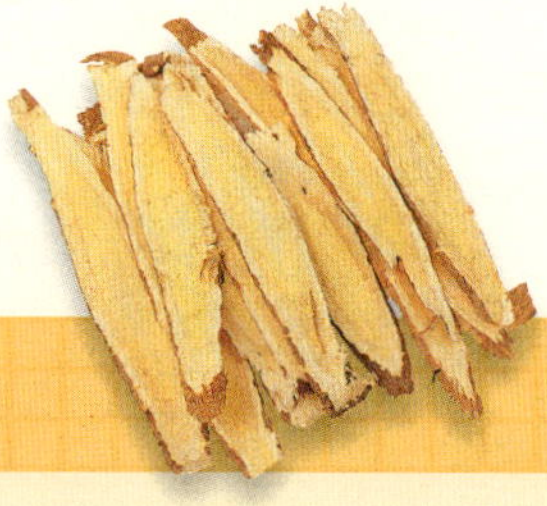

降低血压、调节血糖

功效主治

黄芪性微温、味甘，归脾、肺经，具有利水消肿、补肺健脾的功效，可用于治疗体虚浮肿、慢性肾炎等症。现代医学证明，黄芪有降低血液黏稠度、减少血栓形成、降低血压、保护心脏、双向调节血糖、抗自由基损伤、抗衰老、抗缺氧、抗肿瘤、增强机体免疫力的作用，可用于治疗心脏病、高血压、糖尿病等症。

使用宜忌

久服黄芪嫌太热时，可加适量知母、玄参来消解。黄芪与银耳煮水食用，可益气滋阴、降压降糖。

调养食谱 黄芪鲤鱼汤

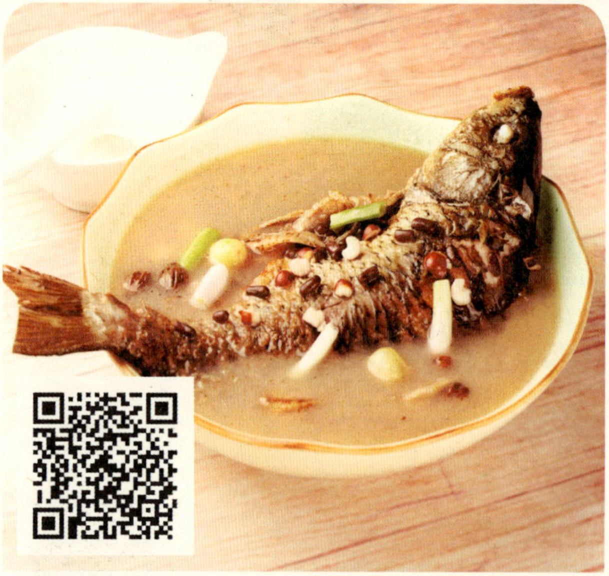

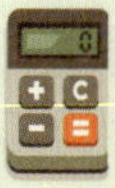

能量计算 总热量约3877.37千焦/蛋白质114.8克
脂肪25.4克/糖类67.5克

原料： 鲤鱼500克，水发红豆90克，黄芪、砂仁各20克，莲子40克，芡实30克，姜片、葱段各少许

调料： 料酒10毫升，盐、鸡粉各2克，食用油适量

做法：

①用油起锅，倒入姜片，爆香。

②放入处理干净的鲤鱼，煎出香味，将鲤鱼翻面，煎至焦黄色，盛出。

③锅中注入适量开水，放入红豆、莲子、黄芪、砂仁、芡实。

④小火煮至药材析出有效成分。

⑤放入鲤鱼，加料酒、盐、鸡粉调味，续煮至食材熟透。

⑥拌匀，放入葱段，略煮，盛出汤料即可。

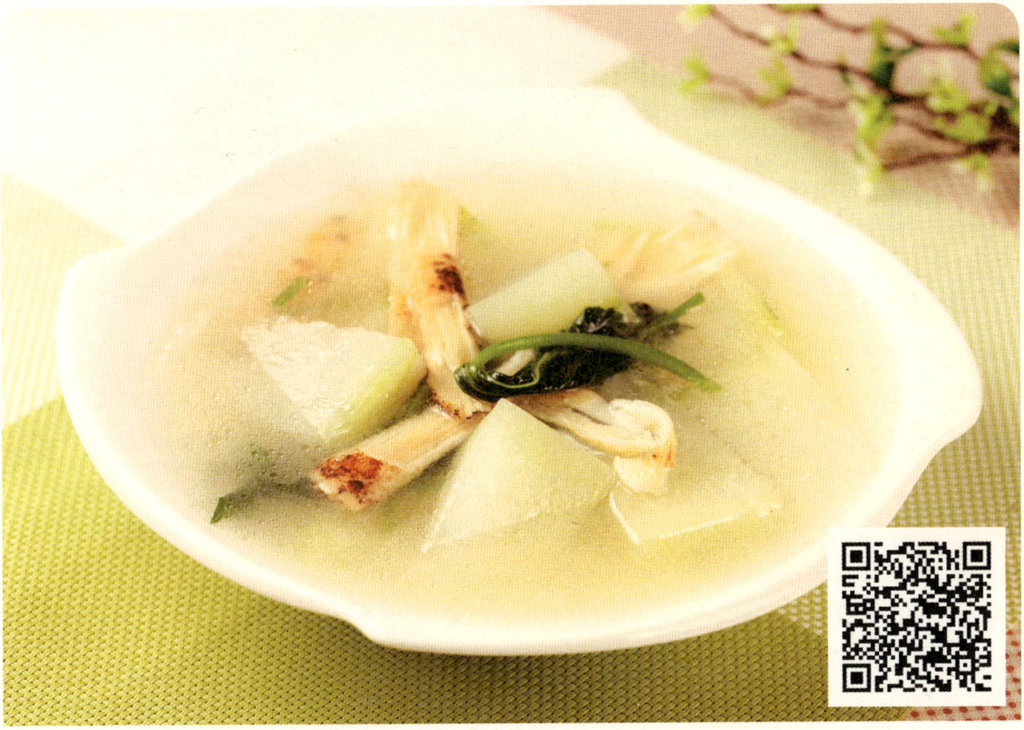

调养食谱 黄芪红薯叶冬瓜汤

● **原料**：黄芪15克，冬瓜200克，红薯叶40克

● **调料**：盐、鸡粉各2克，食用油适量

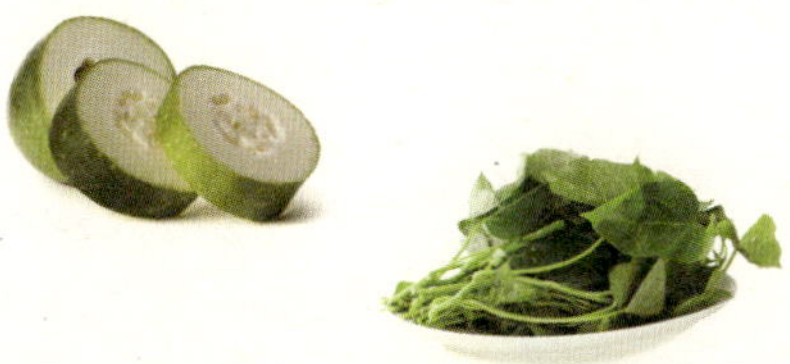

能量计算 总热量约188.94千焦/蛋白质45.9克
脂肪0.7克/糖类8.8克

● **做法**：

①将洗净去皮的冬瓜切小块，装入盘中，待用。

②砂锅中注水烧开，放入洗好的黄芪、切好的冬瓜，搅拌匀。

③煮沸后用小火煮约20分钟，至全部食材熟透。

④加盐、鸡粉，倒入洗好的红薯叶，淋少许食用油。

⑤搅拌匀，再续煮片刻，至红薯叶断生。

⑥关火后盛出冬瓜汤，装入碗中即可。

枸杞

EAT 每日适用量 6～12克

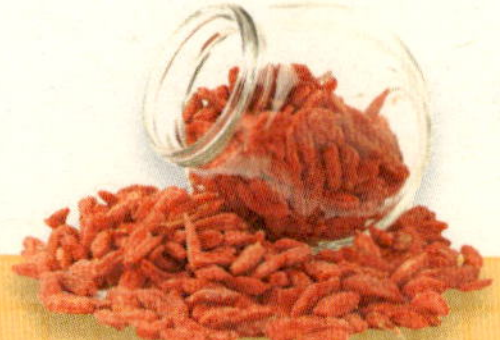

调节血糖、降脂减压

功效主治

枸杞性平、味甘。枸杞所含的枸杞多糖，可增加糖尿病患者对胰岛素的敏感性，增加肝糖原的储备，降低血糖水平，适合2型糖尿病人食用。此外，枸杞还具有降低血压、降低胆固醇和防止动脉硬化形成的作用，并能保护肝脏、改善肝功能，适合肝阳上亢、肝肾阴虚、阴虚阳亢的高血压及心脑血管疾病患者食用。

使用宜忌

枸杞煮汤时宜后放，以免枸杞煮得太烂，影响汤色美观。外邪实热、脾虚有湿及泄泻者忌服。

调养食谱

枸杞核桃粥

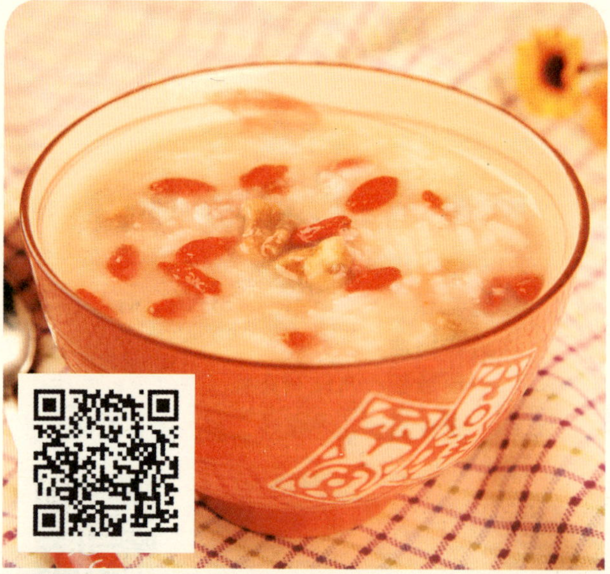

能量计算 总热量约2065.76千焦/蛋白质13.3克 脂肪12.4克/糖类87.6克

●原料：水发粳米100克，核桃仁20克，枸杞10克

●调料：白糖10克

●做法：

①砂锅中注入适量清水烧开。

②倒入备好的粳米，放入核桃仁，拌匀。

③盖上盖，烧开后用小火煮约60分钟，至食材熟透。

④揭盖，撒上洗净的枸杞，加入少许白糖。

⑤搅拌匀，用中火略煮，至糖分溶化。

⑥关火后盛出煮好的枸杞粥，装在碗中即可。

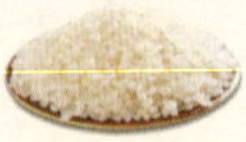

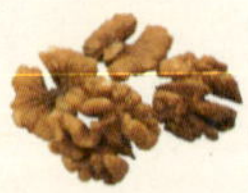

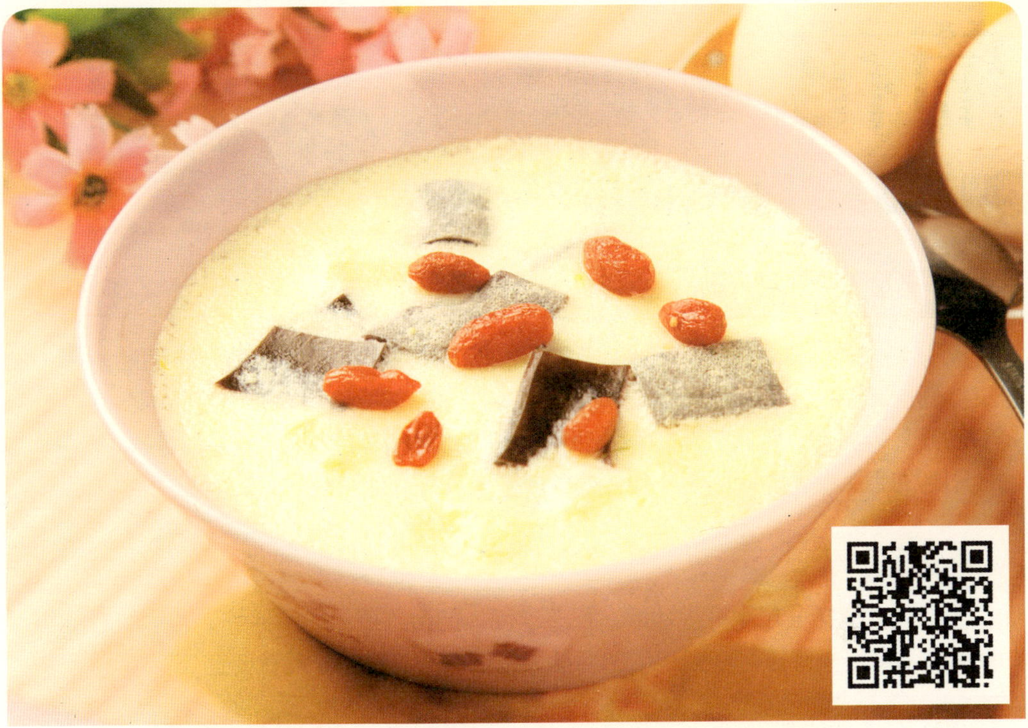

调养食谱 木耳枸杞蒸蛋

●**原料：** 鸡蛋2个，木耳1朵，水发枸杞少许

●**调料：** 盐2克

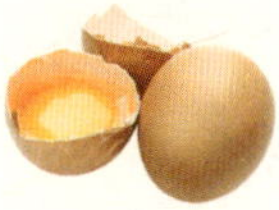

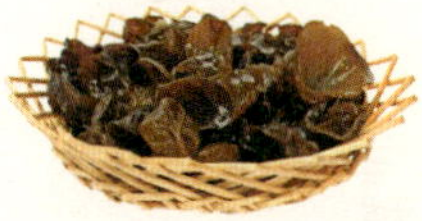

能量计算 总热量约601.92千焦/蛋白质13.3克 脂肪8.8克/糖类2.8克

●**做法：**

①洗净的木耳切粗条，改切成块。

②取一个干净的碗，打入鸡蛋，加入少量盐，搅散。

③倒入适量温水，加入切好的木耳块，搅拌均匀。

④蒸锅中注入适量清水，大火烧开，将装有鸡蛋的碗放入蒸锅中。

⑤加盖，中火蒸10分钟至熟。

⑥揭盖，关火后取出蒸好的鸡蛋。

⑦放上枸杞即可。

菊花

EAT 每日适用量 5~9克

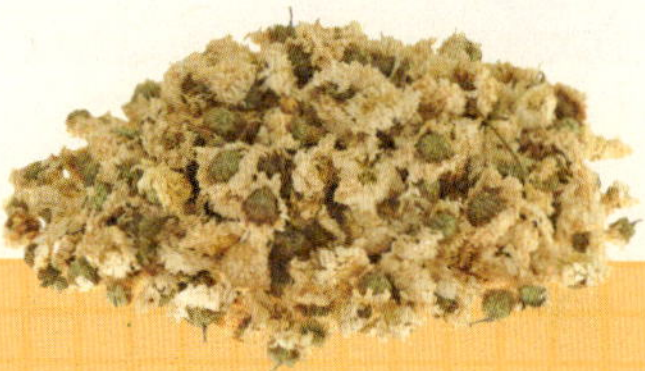

调节血脂、扩管降压

功效主治

菊花性微寒，味甘、苦，归肺、肝经。菊花提取物能保持血清总胆固醇基本不变，而提高高密度脂蛋白浓度，降低低密度脂蛋白浓度，抑制血中的胆固醇和三酰甘油升高。此外，菊花还有加强心肌收缩和增加耗氧量的作用，对高血压以及高血压引起的心肌梗死、冠脉粥样硬化或供血不足等并发症有较好的防治作用。

使用宜忌

菊花、槐花一起用开水冲泡，代茶饮用，能治疗高血压。另外，疏散风热宜用黄菊花，清肝、降压、明目宜用白菊花。气虚胃寒、食少泄泻者，宜少用之。

调养食谱 菊花苹果甜汤

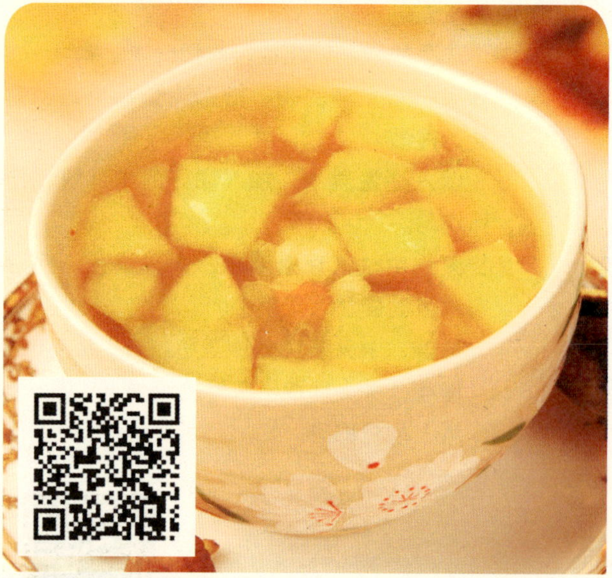

能量计算 总热量约1532.81千焦/蛋白质4.3克 脂肪2.0克/糖类94.2克

- **原料：** 苹果140克，水发菊花45克，蜜枣40克，无花果少许
- **调料：** 冰糖20克
- **做法：**

①将去皮洗净的苹果切开，取出果核，再切小丁块。

②锅中注入适量清水烧热，倒入洗净的无花果。

③撒上备好的蜜枣，放入苹果丁，倒入备好的菊花。

④盖上盖，烧开后用小火煮约20分钟，至药材析出有效成分。

⑤揭盖，撒上适量的冰糖，拌匀，用中火略煮，至糖分溶化。

⑥关火后盛出煮好的甜汤，装在碗中即可。

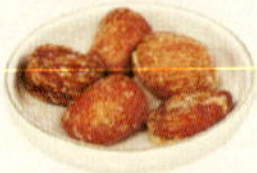

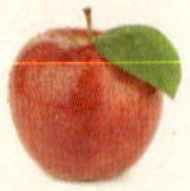

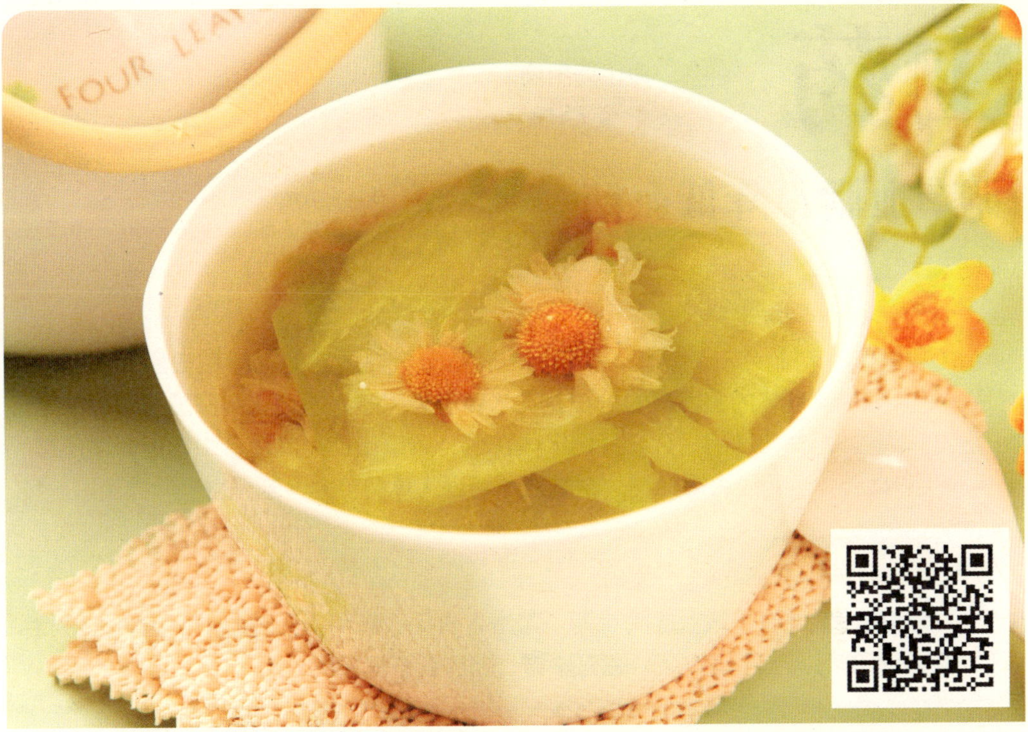

调养食谱

苦瓜菊花汤

●原料：苦瓜500克，菊花2克

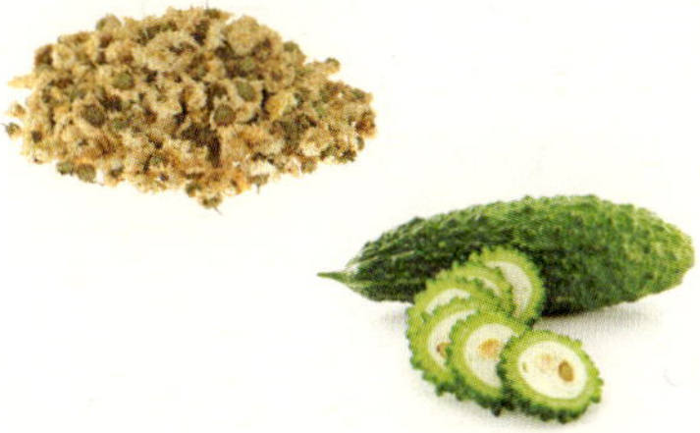

能量计算 总热量约397.10千焦/蛋白质5.0克
脂肪0.5克/糖类24.5克

●做法：

①将洗净的苦瓜对半切开，刮去瓤籽，斜刀切块。

②砂锅中注入适量的清水用大火烧开。

③倒入切好的苦瓜块，搅拌片刻，倒入备好的菊花。

④搅拌片刻，待水煮开后略煮一会儿至食材熟透。

⑤关火后将煮好的汤料盛出，装入碗中即可食用。

山药

EAT 每日适用量 15～30克

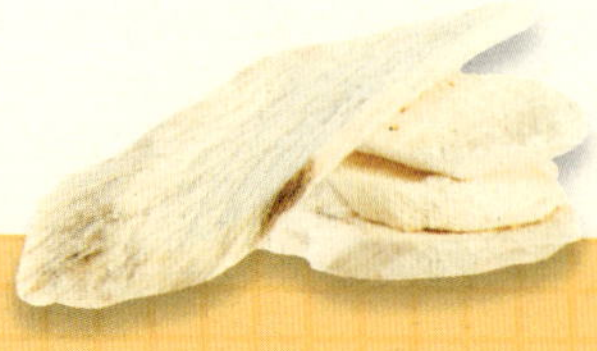

调节血脂、降低血糖

功效主治

山药性平、味甘，归肺、脾、肾经。山药有降低血清总胆固醇和三酰甘油的作用，还能明显改善体内胆固醇的分布状况，对于胆固醇最终运转到肝脏做最后的处理十分有利。患高血压病日久会耗伤人体正气，所以山药尤其适合中后期高血压患者食用。此外，山药还有降血糖、耐缺氧、增强人体免疫力、延缓衰老等作用。

使用宜忌

炒山药性偏微温，适合健脾止泻、肾虚者食用。服用山药时，不可与碱性药物同用，烹煮的时间也不宜过久；患有感冒、发热者不宜服用山药。

调养食谱

山药小米粥

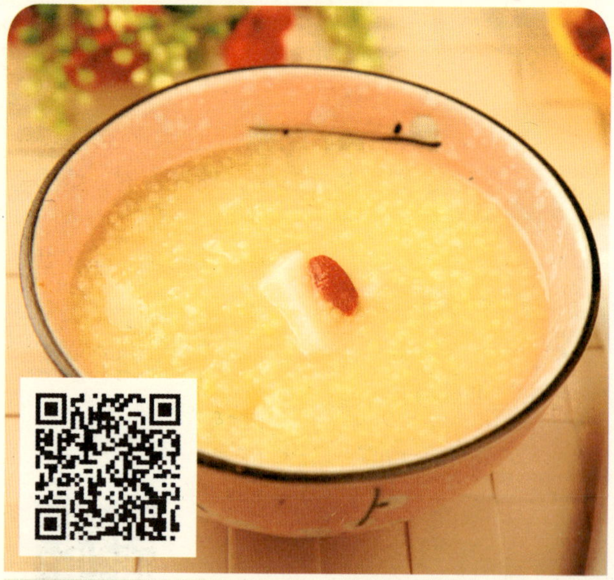

能量计算 总热量约2179.45千焦/蛋白质135.0克 脂肪3.4克/糖类113.6克

原料： 水发小米100克，山药150克

调料： 冰糖20克

做法：

①将去皮洗净的山药切开，再切成块。

②砂锅中注入适量清水烧开。

③倒入山药块，放入洗净的小米，搅拌匀。

④盖上盖，烧开后转小火煮约60分钟，至食材熟透。

⑤揭盖，撒上备好的冰糖，搅拌匀，煮至糖分溶化。

⑥关火后盛出煮好的小米粥，装在碗中即成。

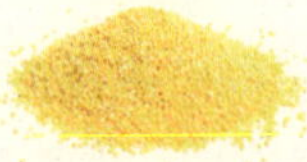

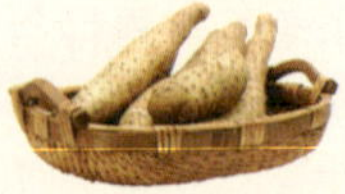

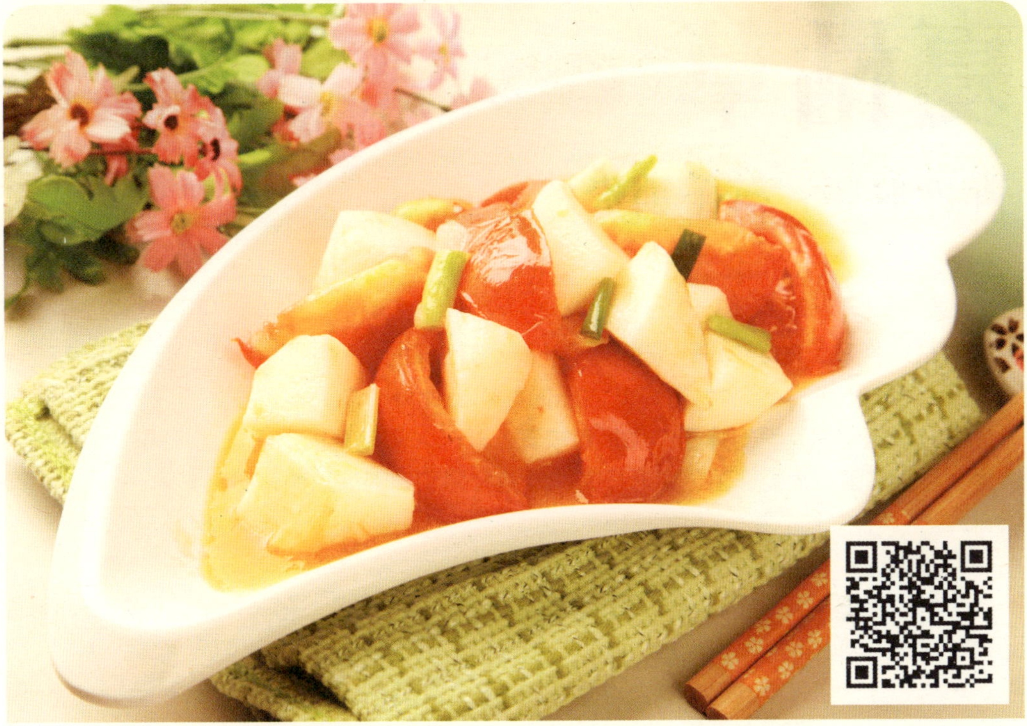

西红柿炒山药

调养食谱

●**原料：** 去皮山药200克，西红柿150克，大葱10克，大蒜、葱段各5克

●**调料：** 盐、白糖各2克，鸡粉3克，食用油、水淀粉各适量

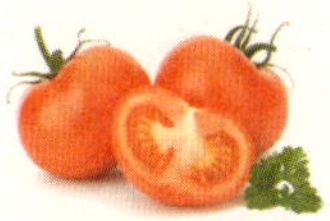

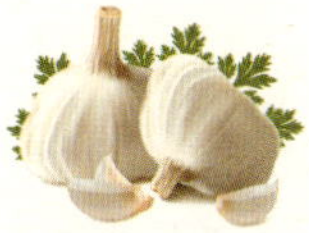

能量计算 总热量约556.78千焦/蛋白质5.6克 脂肪1.5克/糖类25.8克

●**做法：**

①将洗净的山药切块状，洗好的西红柿切小瓣。

②处理好的大蒜切片，洗净的大葱切段。

③锅中水烧开，加盐、食用油，倒入山药，焯至断生。

④关火，将山药捞出，装盘备用。

⑤用油起锅，倒入备好的大蒜、大葱、西红柿、山药。

⑥加盐、白糖、鸡粉、水淀粉，炒匀。

⑦加入葱段，炒至熟，盛出，装盘即可。

夏枯草

EAT 每日适用量 9～15克

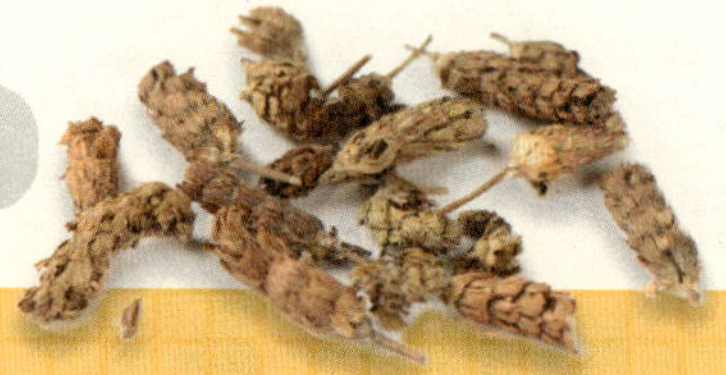

降低血压、抗菌消炎

功效主治

夏枯草性寒，味苦、辛，归肝、胆经。夏枯草的水浸出液、乙醇-水浸出液和30%乙醇浸出液及煎剂都有降低血压的作用。此外，夏枯草的茎、叶、穗及全草也均有降压作用，穗的降压作用相对较弱。此外，夏枯草煎剂对痢疾杆菌、伤寒杆菌、霍乱弧菌、大肠杆菌、变形杆菌、绿脓杆菌和葡萄球菌都有抑制作用。

使用宜忌

日常生活中，用适量夏枯草泡茶饮用，可以起到清热、除烦、明目、降压的作用。脾胃虚弱者宜少用夏枯草。

调养食谱 夏枯草鸡肉汤

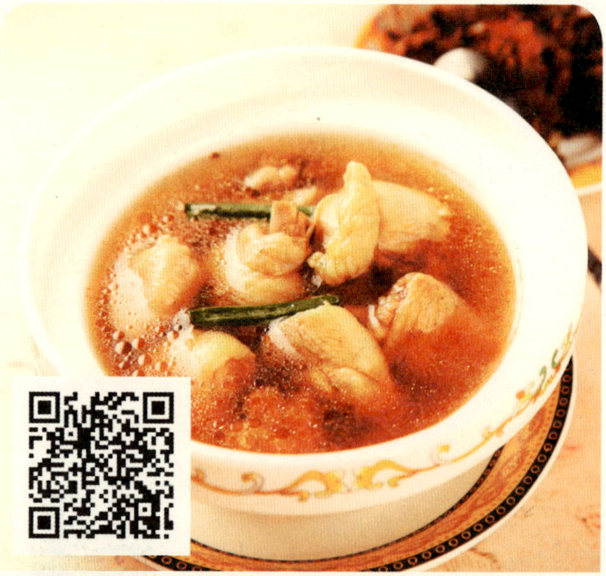

能量计算 总热量约2269.74千焦/蛋白质48.0克 脂肪39.0克/糖类0.5克

● **原料：** 鸡腿肉300克，夏枯草3克，生地、密蒙花各5克，姜片、葱段各少许

● **调料：** 盐、鸡粉各2克，料酒8毫升

● **做法：**

①砂锅中注水，用大火烧热。
②倒入生地、密蒙花、夏枯草。
③盖上锅盖，煮20分钟至药材析出有效成分。
④揭开锅盖，将药材捞干净。
⑤倒入备好的鸡腿肉、姜片、葱段，淋入少许料酒。
⑥盖上锅盖，煮开后转小火煮2小时至食材熟软。
⑦揭开锅盖，撇去浮沫。
⑧加入盐、鸡粉，搅匀调味。
⑨关火后将煮好的汤料盛出，装入碗中即可。

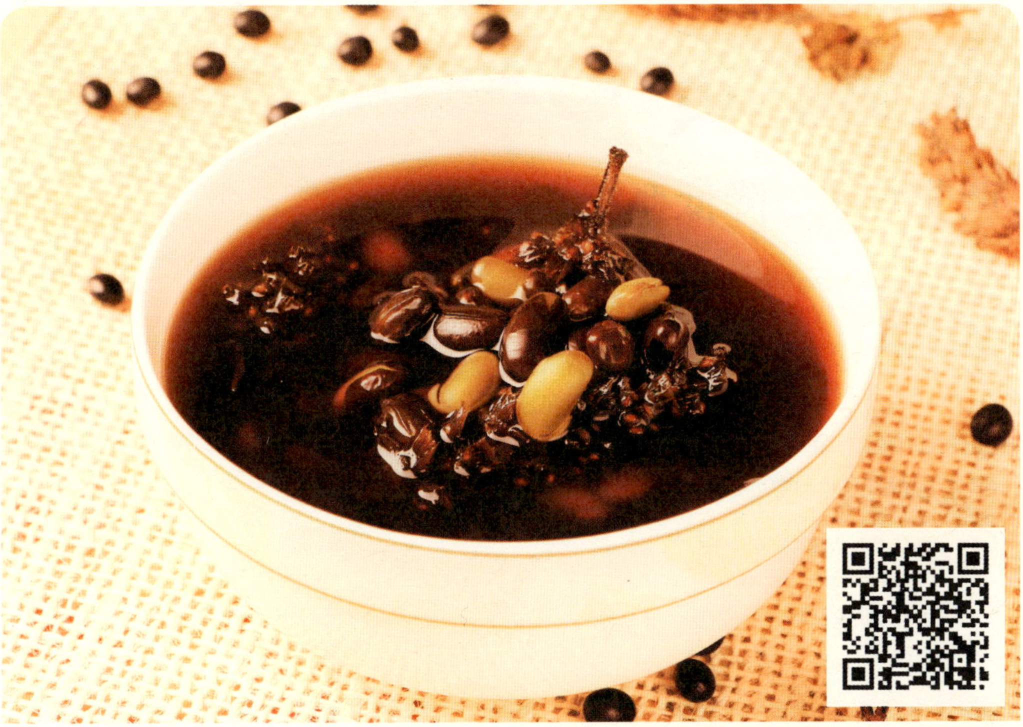

调养食谱

夏枯草黑豆汤

●**原料：** 水发黑豆300克，夏枯草40克

●**调料：** 冰糖30克

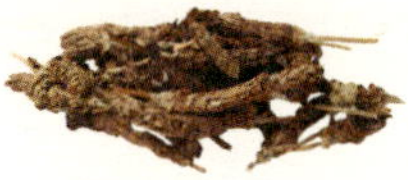

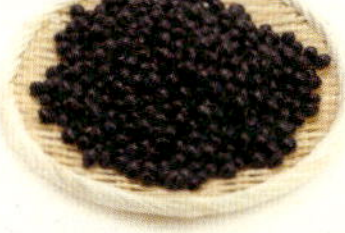

能量计算 总热量约5275.58千焦/蛋白质108.0克
脂肪47.7克/糖类130.6克

●**做法：**

①砂锅中注入适量的清水，大火烧开。

②倒入备好的黑豆、夏枯草，搅拌片刻。

③盖上锅盖，煮开后转小火煮1个小时，至析出有效成分。

④掀开锅盖，倒入备好的冰糖，用勺搅拌一下。

⑤盖上锅盖，续煮30分钟使其入味。

⑥掀开锅盖，持续搅拌片刻。

⑦关火后将煮好的汤盛出，装入碗中即可饮用。

玉米须

EAT 每日适用量 30～60克

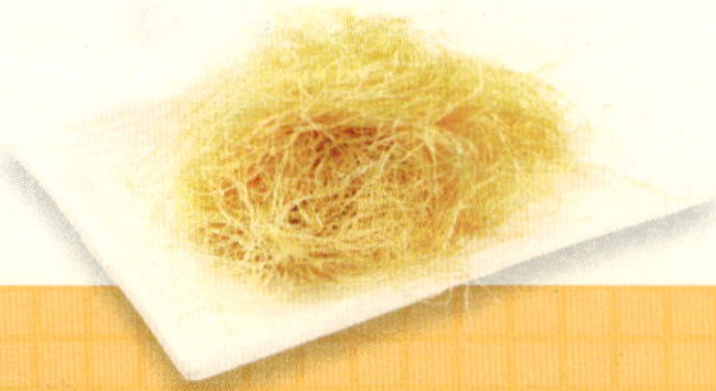

调节血压、降低血糖

功效主治

玉米须性平、味甘，归膀胱、肝、胆经。玉米须有降压作用，其水煎剂在低浓度时对末梢血管有扩张作用，可预防高血压病引起的动脉粥样硬化、脑溢血。此外，玉米须中含有降糖成分生物碱类及多糖类物质，能促进胰岛素分泌，使血糖降低；其中含有的皂苷类物质也发挥了降糖作用。

使用宜忌

玉米须适合慢性肾炎、糖尿病、肾病综合征、尿道炎、尿路结石、肝炎、黄疸、水肿等患者。玉米须不做药物用时，切勿食入胃内，将渣滤出，喝汤即可。

调养食谱 玉米须芦笋鸭汤

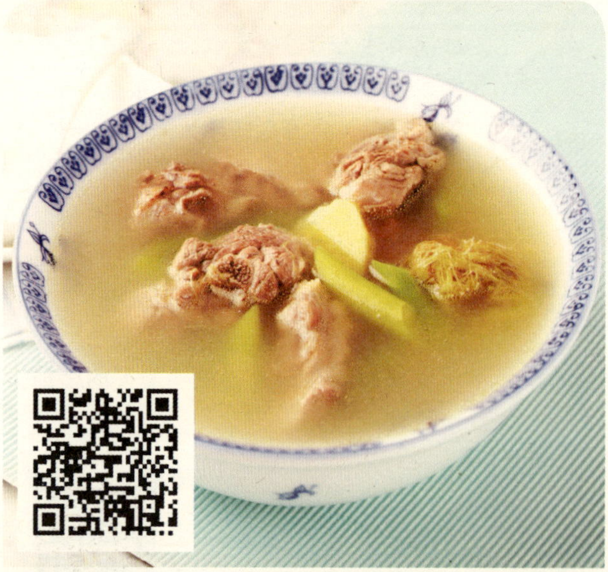

能量计算 总热量约2061.99千焦/蛋白质32.0克 脂肪39.5克/糖类3.8克

● **原料：** 鸭腿200克，玉米须30克，芦笋70克，姜片少许

● **调料：** 料酒8毫升，盐、鸡粉各2克

● **做法：**

①洗净的芦笋切段，备好的鸭腿斩成小块。

②锅中注水烧开，倒入鸭腿块，搅散。

③放入料酒，拌匀，去除血水，捞出，备用。

④砂锅注水烧开，放入姜片、鸭腿块、玉米须。

⑤淋料酒，搅匀，烧开后小火炖40分钟至熟。

⑥倒入芦笋，加入适量鸡粉、盐，拌匀调味。

⑦把汤料盛出，装入盘中即可。

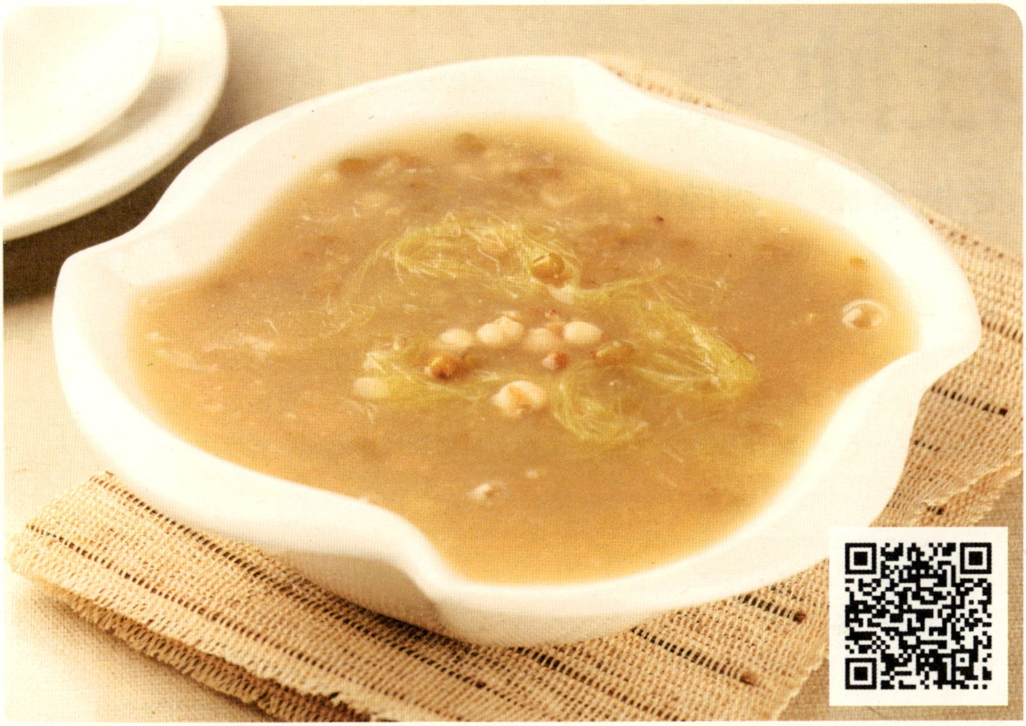

调养食谱

玉米须薏米绿豆汤

●原料：玉米须20克，水发绿豆、水发薏米各50克

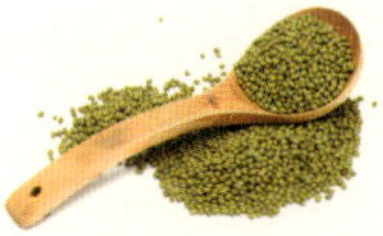

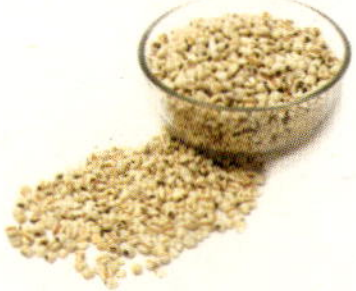

能量计算 总热量约1406.57千焦/蛋白质17.2克 脂肪2.1克/糖类66.5克

●做法：

①将已浸泡的绿豆、薏米放入碗中，注入适量清水，用手搓洗干净。

②把洗好的材料倒入滤网中，沥干，待用。

③砂锅中注入适量清水，用大火烧开。

④放入洗净的绿豆、薏米。

⑤加入洗好的玉米须。

⑥盖上锅盖，烧开后转小火煮30分钟，至薏仁、绿豆熟透。

⑦揭开盖，把煮好的汤料盛出，装入汤碗中即可。

杜仲

EAT 每日适用量 10～15克

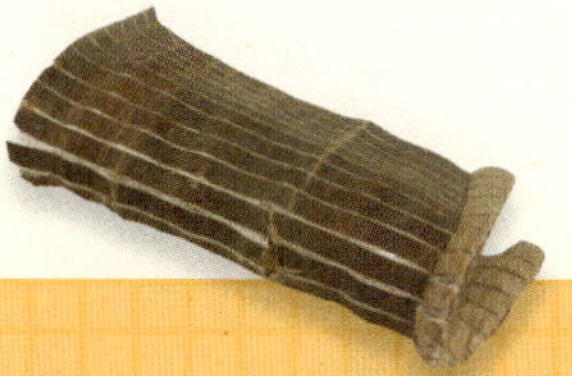

降低血脂、调控血压

功效主治

杜仲性温，味甘、微辛，归肝、肾经。杜仲是预防高血压、高血脂的良药，具有降血压、分解体内胆固醇、降低体内脂肪、恢复血管弹性、促进血液循环、增强肝脏细胞活性、恢复肝脏功能、促进新陈代谢、增强机体免疫力等作用，适用于阴阳两虚型高血压病患者使用。

使用宜忌

可将杜仲切细配上蒸馏酒，制成药酒，日常饮用有消除疲劳、滋养保健、活血化淤的作用；但阴虚火旺者不宜服用杜仲。

调养食谱 杜仲灵芝银耳汤

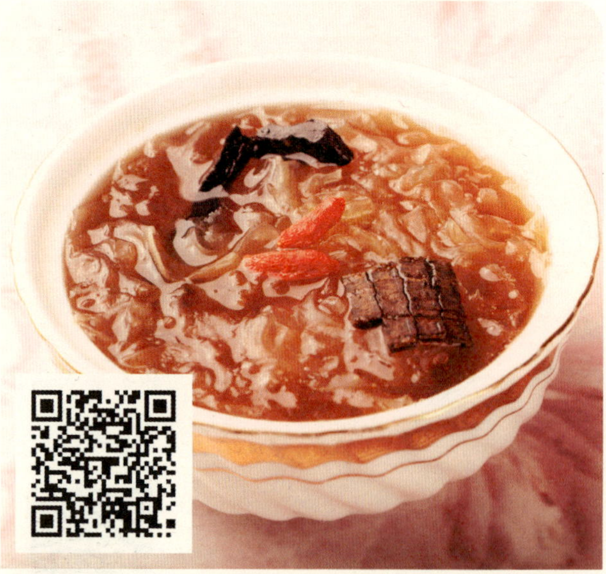

能量计算 总热量约1034.97千焦/蛋白质10.0克 脂肪1.4克/糖类79.2克

- **原料：** 水发银耳100克，灵芝10克，杜仲5克
- **调料：** 冰糖12克
- **做法：**

①将洗净的银耳切小块，备用。
②砂锅中注水烧开，倒入洗净的灵芝、杜仲，放入切好的银耳。
③煮沸后用小火煮约30分钟，至食材熟透。
④加入适量冰糖，搅拌匀。
⑤用中火续煮一会儿，至糖分完全溶化。
⑥关火后盛出煮好的银耳汤。
⑦装入汤碗中，待稍微冷却后即可饮用。

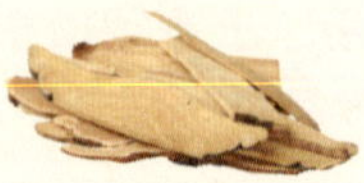

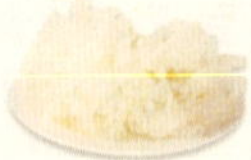

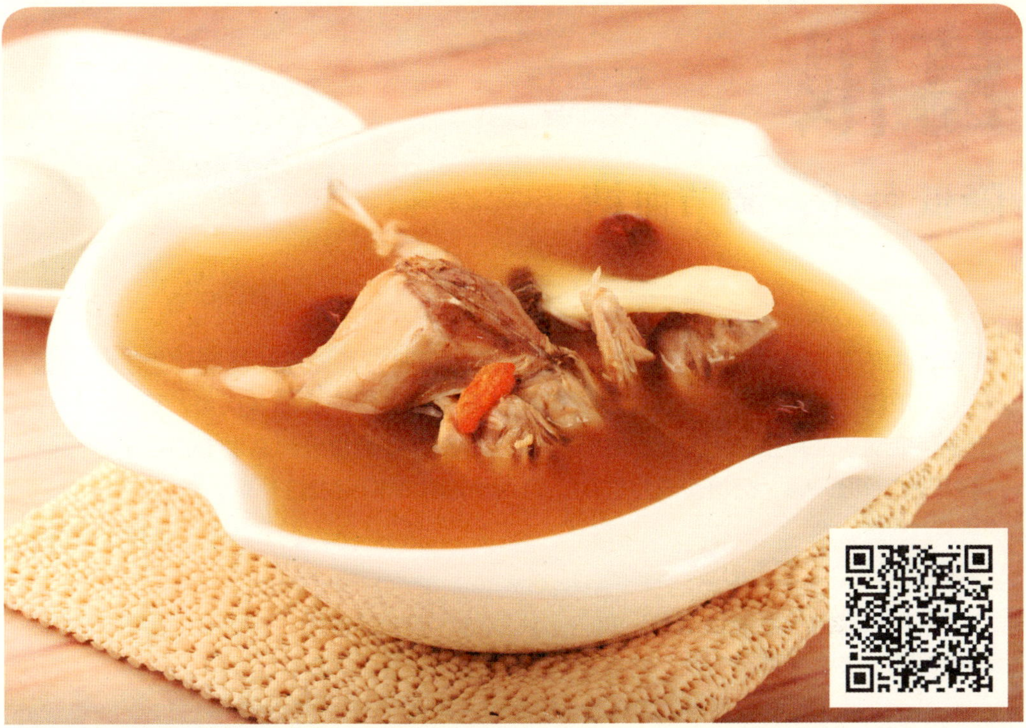

调养食谱 鹌鹑淮山杜仲汤

●原料：鹌鹑肉100克，红枣20克，姜片、杜仲各10克，淮山片少许

●调料：盐、鸡粉各2克，料酒5毫升

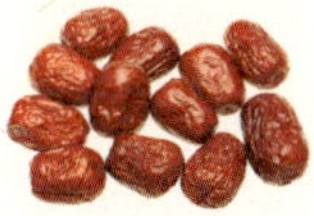

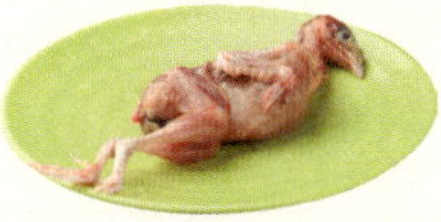

能量计算 总热量约680.50千焦/蛋白质20.8克/脂肪3.2克/糖类13.8克

●做法：

①锅中注水烧开，放入处理干净的鹌鹑肉，淋入料酒。

②搅拌匀，大火煮约1分钟，汆去血渍，捞出，待用。

③砂锅中注水烧开，倒入鹌鹑肉、姜片。

④放入洗净的杜仲、红枣、淮山片，淋料酒提味。

⑤煮沸后用小火煲煮至食材熟透。

⑥加盐、鸡粉，拌煮片刻，至汤汁入味。

⑦关火后盛出煮好的汤料即成。

葛根

EAT 每日适用量 9～15克

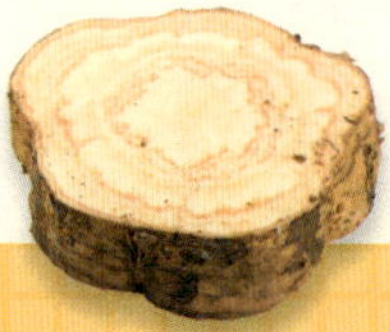

降低血压、调节血糖

功效主治

葛根中的黄酮能增加脑及冠状血管血流量，可改善高血压动脉硬化患者的脑循环。葛根作用温和，具有降压作用，可用于高血压引起的头痛、头晕、耳鸣、肢体麻木等症状，还可预防冠心病、中风等病症。此外，葛根还具有调节血糖的作用，可有效防治糖尿病，又具有解痉作用，可用于治疗早期突发性耳聋。

使用宜忌

葛根粉富含天然雌性激素，具有嫩化皮肤、丰胸的作用，适合女性朋友食用。葛根性凉，多食易引起呕吐，胃寒者应当慎用，表虚汗多者不宜服用。

调养食谱

百合葛根粳米粥

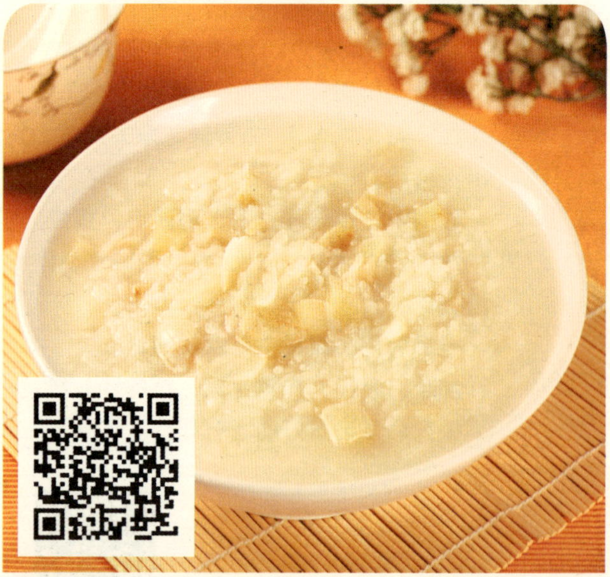

能量计算 总热量约3598.14千焦/蛋白质13.2克 脂肪1.3克/糖类202.6克

● 原料：鲜百合35克，葛根160克，水发粳米150克

● 调料：盐2克

● 做法：

①将洗净去皮的葛根切成小块，待用。

②锅中注入适量清水烧开，倒入洗净的粳米，搅匀。

③放入备好的葛根块，搅拌一会儿，至食材散开。

④大火烧开后转小火煮约30分钟，至米粒变软。

⑤揭开盖，放入百合，搅拌匀。

⑥用小火续煮至食材熟透。

⑦揭盖，搅拌几下，加入少许盐，搅匀调味。

⑧续煮至食材入味，关火后盛出煮好的粥即可。

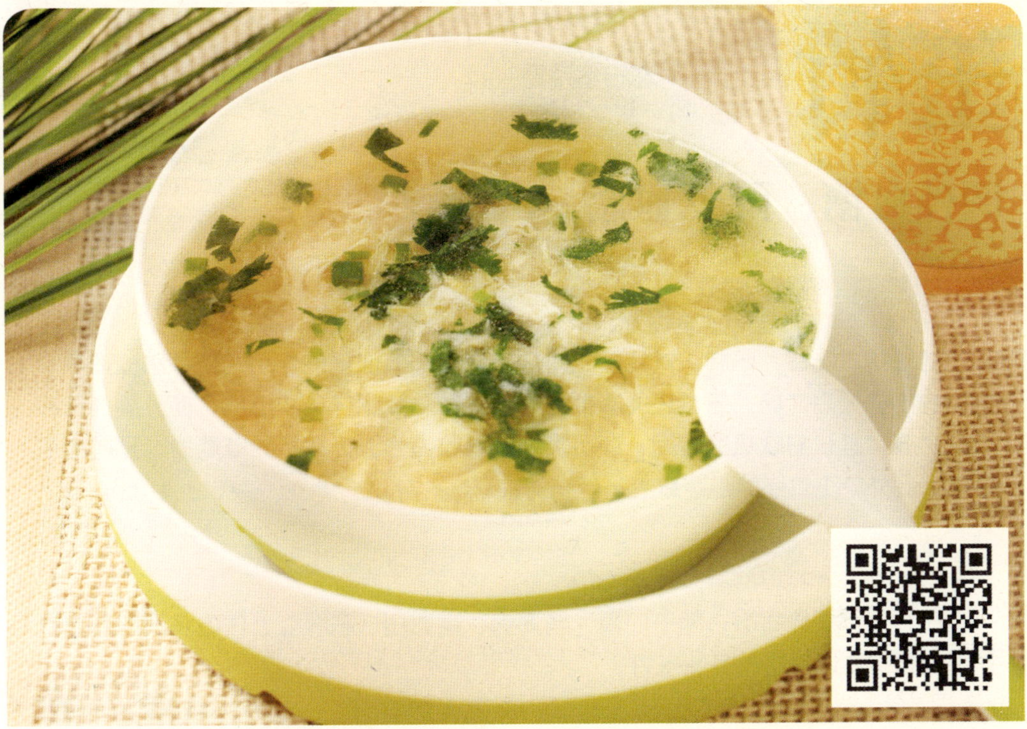

调养食谱

玉米葛根蛋花汤

●原料：玉米粒100克，鸡蛋1个，葛根粉20克，香菜15克，葱花少许

●调料：盐、鸡粉各2克，食用油少许

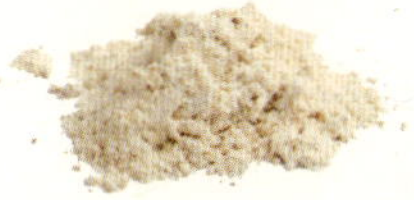

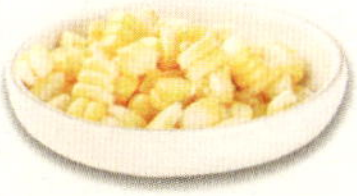

能量计算 总热量约1031.62千焦/蛋白质10.7克
脂肪5.6克/糖类40.4克

●做法：

①洗好的香菜切碎末；将葛根粉装碗，加入清水，调匀。

②鸡蛋打散、调匀，制成蛋液，备用。

③锅中注水烧开，倒入洗净的玉米粒。

④加盐、鸡粉、食用油，搅拌匀。

⑤中火煮3分钟至其熟软。

⑥倒入调好的葛根粉，拌匀，煮至沸腾。

⑦倒入备好的蛋液，拌匀至浮出蛋花。

⑧撒上备好的葱花，盛出煮好的蛋汤，点缀上香菜即可。

玉竹

EAT 每日适用量 10～12克

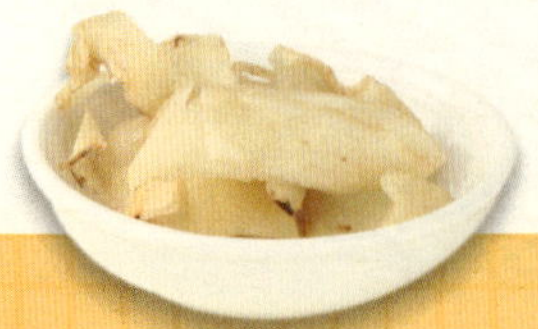

调控血糖、降低血脂

功效主治

玉竹性平、味甘，归肺、胃经。玉竹具有双向调节血糖的作用，能预防低血糖，同时也能降低高血糖。玉竹还能降低血脂、缓解动脉粥样斑块形成，使外周血管和冠脉扩张，延长耐缺氧的时间，还可加强心肌收缩力，提高抗缺氧能力，预防心肌缺血。此外，玉竹还能延缓衰老、延长寿命。

使用宜忌

玉竹适合燥热咳嗽、咽干口燥、消渴病、高血压、肥胖症、体虚多汗等患者食用，但胃有痰湿气滞者忌服玉竹。

调养食谱 玉竹扒豆腐

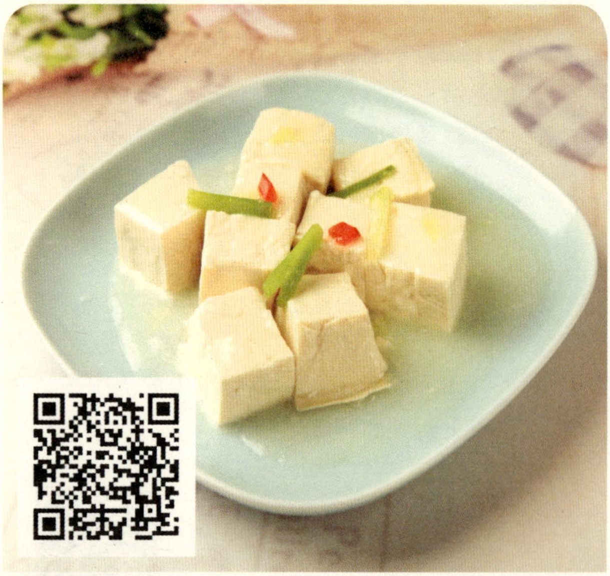

能量计算 总热量约512.89千焦/蛋白质13.5克 脂肪5.3克/糖类5.9克

● **原料：** 豆腐120克，水发玉竹10克，高汤200毫升，姜片、葱段各少许

● **调料：** 盐、鸡粉各2克，水淀粉、食用油各适量

● **做法：**

①豆腐切小方块；砂锅中注水烧热，倒入玉竹，烧开后小火煮约20分钟至其析出有效成分。

②揭盖，盛出药汁，待用。

③锅中注水烧开，倒入豆腐块，略煮，捞出，待用。

④用油起锅，放入姜片、葱段，爆香，倒入药汁、高汤。

⑤加入盐、鸡粉，煮至沸，放入豆腐，中火略煮，至其入味。

⑥倒入水淀粉，炒至汤汁收浓。

⑦关火后盛出锅中的菜肴即可。

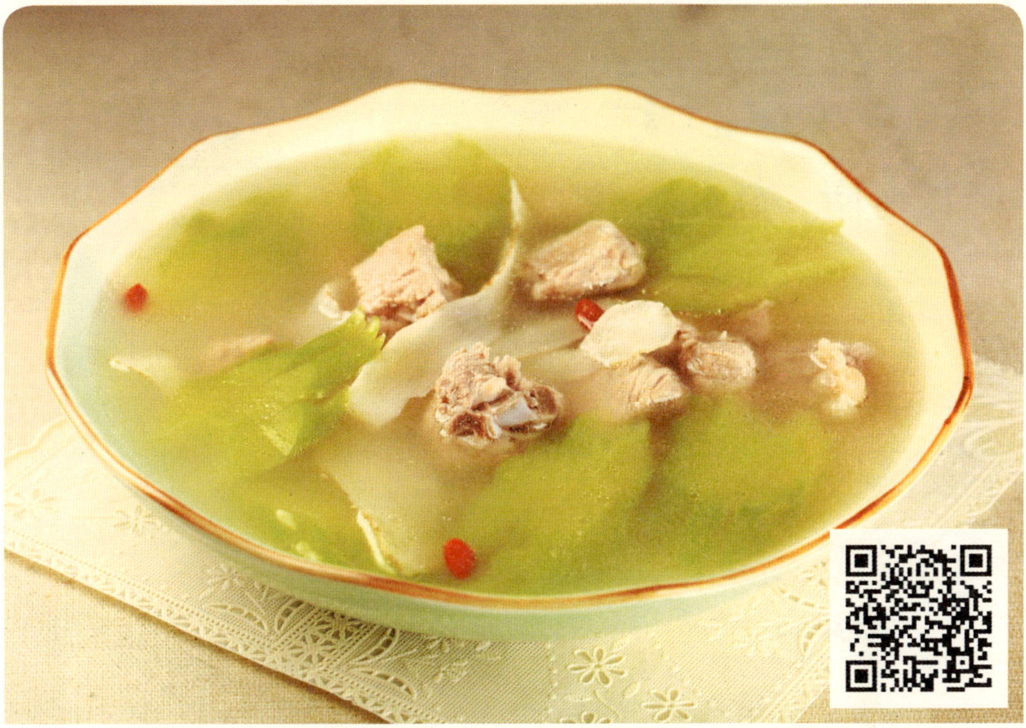

调养食谱

玉竹苦瓜排骨汤

●原料：排骨段300克，苦瓜250克，玉竹20克

●调料：盐、鸡粉各2克，料酒6毫升

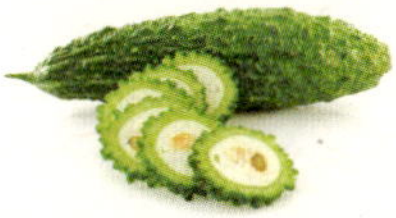

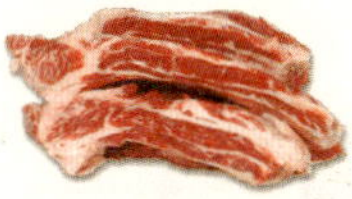

能量计算 总热量约3684.67千焦/蛋白质52.6克 脂肪69.6克/糖类14.4克

●做法：

①洗净的苦瓜切开，再切成片。

②砂锅注水烧开，倒入洗净的排骨段，汆去血渍，捞出。

③砂锅中注入清水烧开，倒入排骨段，放入洗净的玉竹，淋入料酒。

④烧开后改用小火炖煮约25分钟，至排骨熟软。

⑤倒入苦瓜片，续煮至食材熟透。

⑥加少量盐、鸡粉，续煮至汤汁入味，盛出即可。

玉竹食疗方荟萃 关注“掌厨”——万道美食轻松学，百病消除保健康

更多玉竹食疗方可在“掌厨”中找到

玉竹党参鲫鱼汤、玉竹冬瓜瘦肉汤、玉竹烧胡萝卜、百合玉竹粥、玉竹炒藕片、玉竹山药黄瓜汤、玉竹泡白菜等经典药膳。

掌厨 用心做好顿饭

冬虫夏草

EAT 每日适用量 5～15克

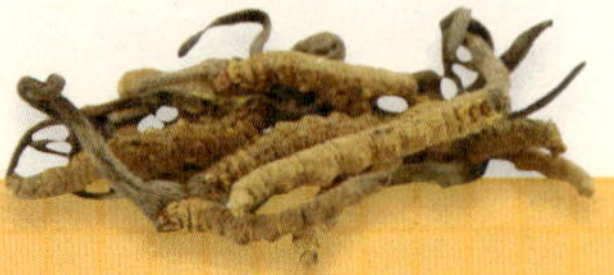

降低血脂、软化血管

功效主治

冬虫夏草性温、味甘，归肾、肺经。冬虫夏草具有补虚损、益精气、止咳化痰、补肺益肾之功效，主治肺肾两虚、阳痿遗精、咳嗽气短、自汗盗汗、腰膝酸软、劳嗽痰血、病后虚弱等症。此外，冬虫夏草还具有调节心脑血管的作用，能促进人体的新陈代谢，改善人体微循环，有效降低血脂、血压。

使用宜忌

虫草配药膳最好选用猪、羊、鸡、牛等温血性动物，效果较好。感冒风寒引起的咳嗽以及肺热咯血者忌服。

调养食谱 枸杞虫草粥

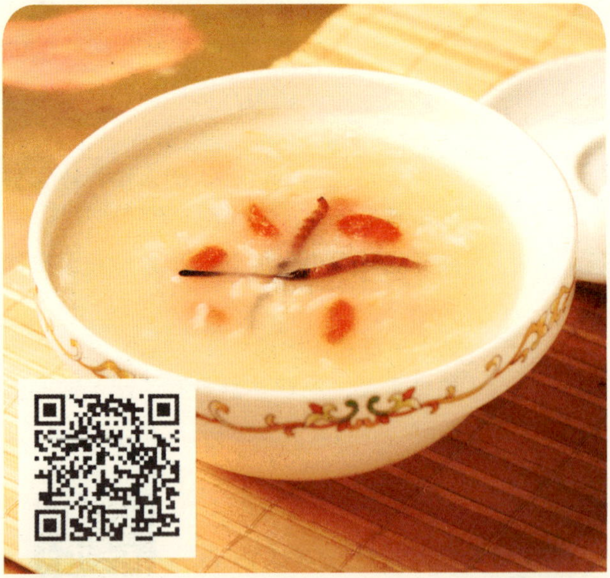

能量计算 总热量约2603.30千焦/蛋白质13.3克 脂肪1.4克/糖类140.2克

●**原料：** 枸杞8克，冬虫夏草2根，水发大米180克

●**调料：** 冰糖20克

●**做法：**

①砂锅中注入适量清水烧开，倒入洗好的大米。

②放入洗好的枸杞、冬虫夏草。

③盖上盖，烧开后用小火煮30分钟，至食材熟透。

④揭开盖，放入适量冰糖。

⑤搅拌匀，煮至冰糖溶化。

⑥关火后把煮好的粥盛出，装入碗中即可。

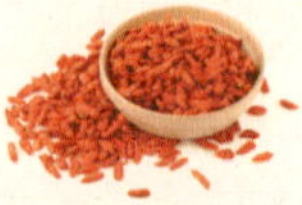

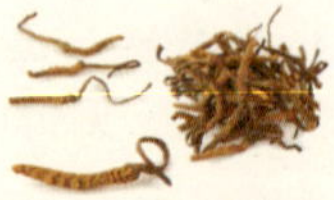

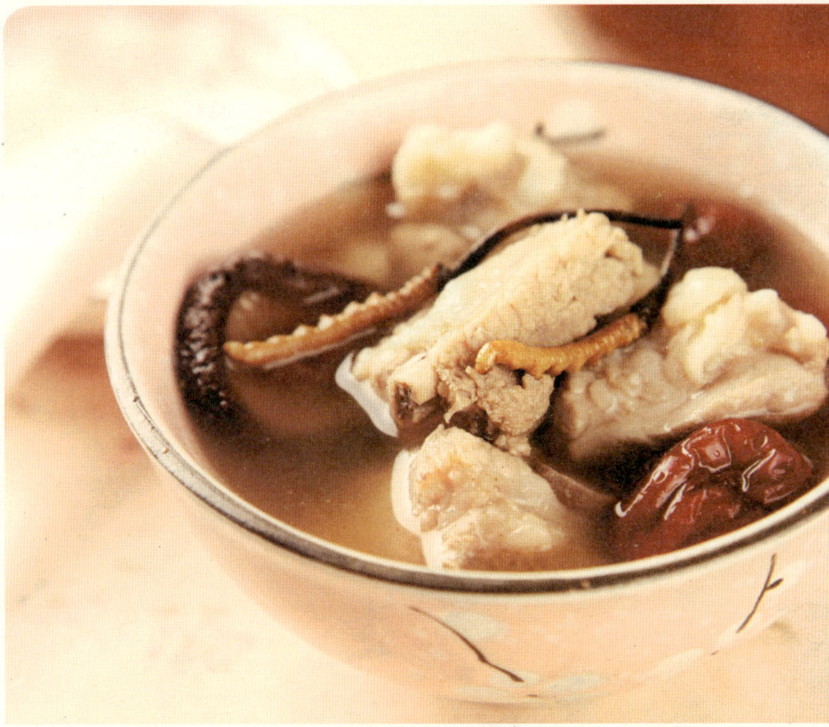

调养食谱

虫草香菇排骨汤

●**原料：**排骨300克，水发香菇、冬虫夏草各10克，红枣8克

●**调料：**盐、鸡粉各2克，料酒10毫升

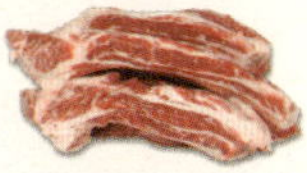

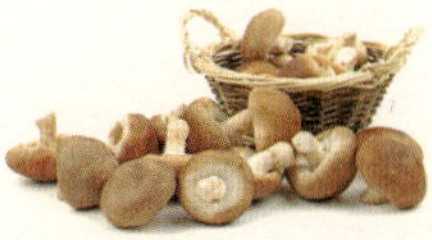

能量计算 总热量约3494.06千焦/蛋白质50.3克
脂肪69.3克/糖类2.6克

●**做法：**

①锅中水烧开，放入洗净的排骨，淋料酒，拌匀。

②略煮一会儿，汆去血水，捞出，待用。

③砂锅置火上，倒入备好的排骨、红枣、冬虫夏草。

④注入适量清水，淋入料酒，拌匀。

⑤用大火煮开后倒入香菇，拌匀。

⑥煮开后转小火煮约2小时至食材熟透。

⑦加入少许盐、鸡粉，拌匀；关火后盛出煮好的汤料，装入碗中即可。

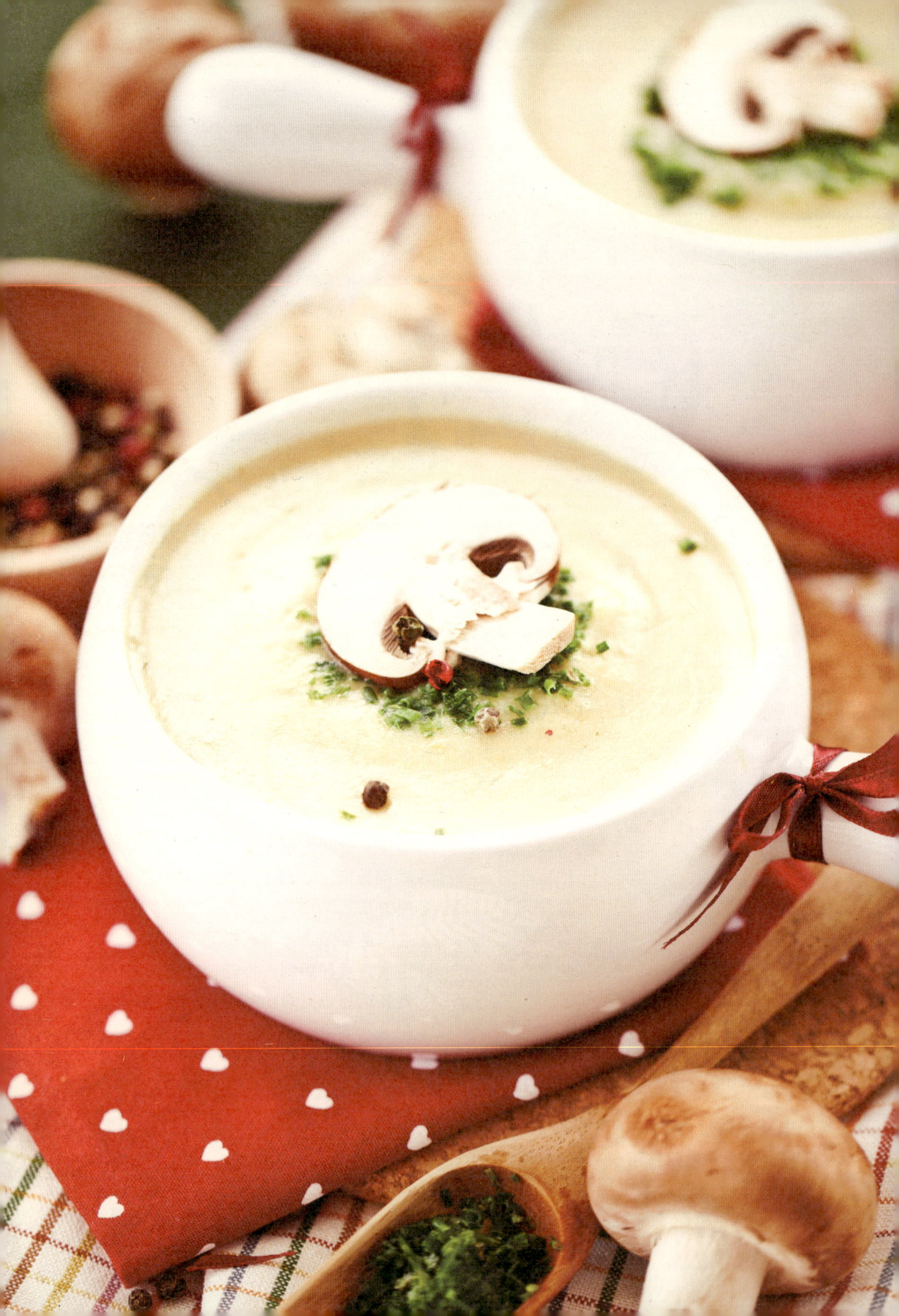

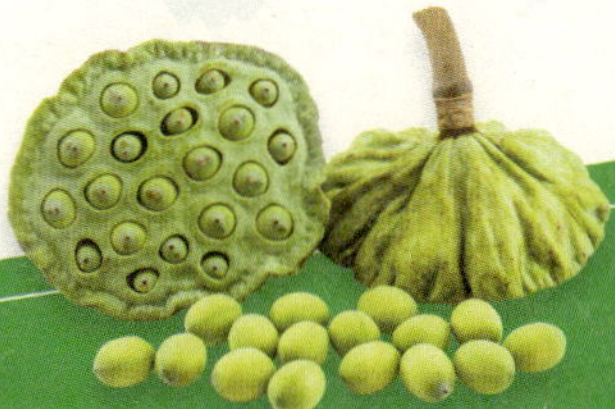

Part 4 每日食谱，“三高”人的饮食指南

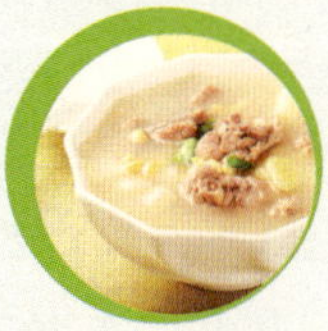

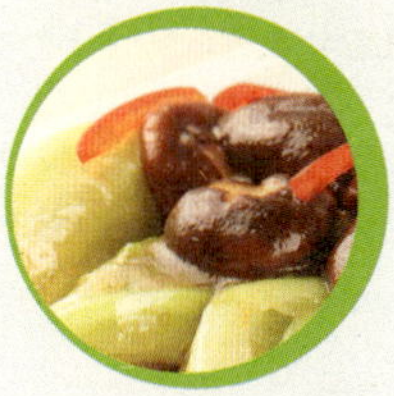

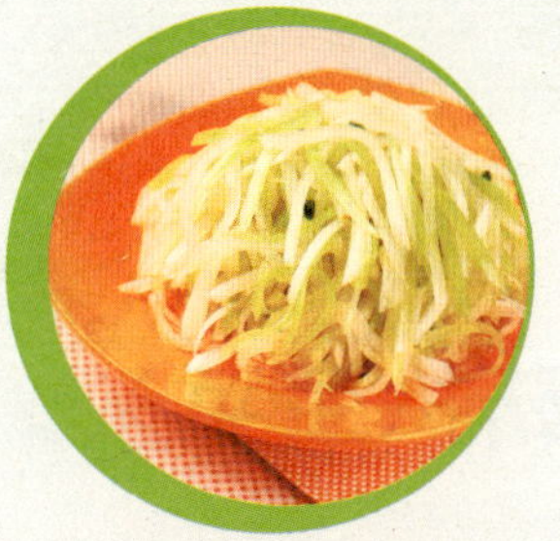

安排每日饮食，是“三高”患者日常生活中很烦恼的问题，既不能太过于小心而陷入左右为难的境地，也不能不加注意以免加重“三高”症状。针对“三高”患者日常饮食怎么吃、吃多少等问题，本章特别制定了每日的膳食指导和四周带量食谱，旨在帮助“三高”患者远离饮食困恼，吃得放心，同时吃出健康。

全天食谱推荐——高血压篇

第1天 早餐

馒头100克，香菇扒生菜（香菇30克、生菜200克、彩椒15克），脱脂牛奶150毫升，苹果100克

第1天 午餐

绿豆薏米饭（绿豆20克、薏米10克、糙米30克），胡萝卜炒牛肉（牛肉80克、胡萝卜100克、彩椒15克、圆椒15克），白萝卜肉丝汤（白萝卜120克、瘦肉50克）

第1天 晚餐

鸡蛋饼（面粉80克、鸡蛋1个），肉末空心菜（空心菜200克、肉末50克、彩椒40克），双菇山药汤（平菇50克、香菇50克、山药90克）

营养早餐 香菇扒生菜

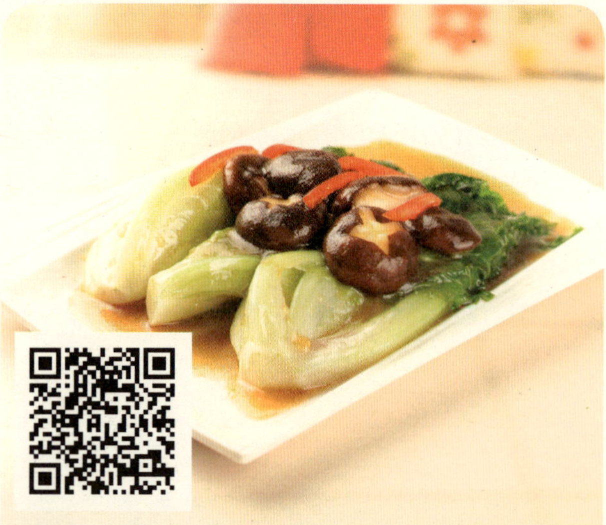

能量计算 总热量约346.10千焦/蛋白质7.8克 脂肪1.9克/糖类15.2克

- **原料：** 生菜400克，香菇70克，彩椒50克
- **调料：** 盐3克，鸡粉2克，蚝油6克，老抽2毫升，生抽4毫升，水淀粉、食用油各适量
- **做法：**

①生菜切开，香菇切小块，彩椒切粗丝。

②开水锅中，加入食用油，分别放入生菜、香菇，搅拌匀，煮至食材断生，捞出，待用。

③用油起锅，倒入清水、香菇，加盐、鸡粉、蚝油、生抽，待汤汁沸腾，加入老抽，炒匀上色。

④倒入水淀粉，至汤汁收浓。

⑤取一盘子，放入生菜摆好，盛出菜肴，撒上彩椒丝，摆好盘即成。

活力午餐 胡萝卜炒牛肉

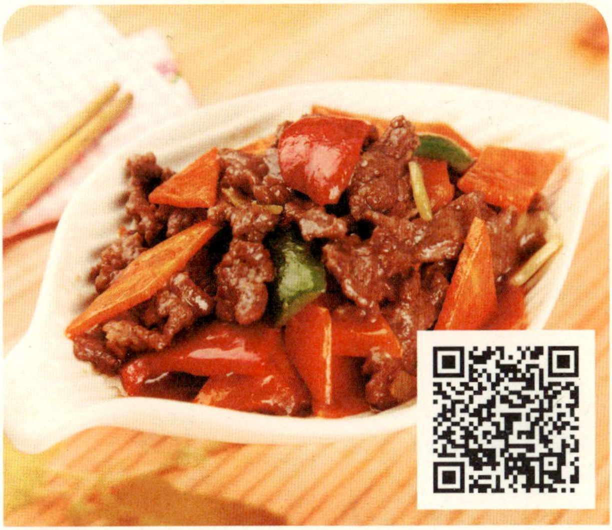

● **原料：** 牛肉300克，胡萝卜150克，彩椒、圆椒各30克，姜片、蒜片各少许

● **调料：** 盐、食粉、鸡粉、生抽、水淀粉、料酒、食用油各适量

● **做法：**

①胡萝卜切成片，彩椒、圆椒切块，牛肉切薄片。

②牛肉中加盐、生抽、食粉、水淀粉、食用油，腌渍30分钟至入味。

③锅中注水烧开，加入胡萝卜、盐、食用油，拌匀，煮约1分钟。

④将彩椒、圆椒煮至断生，捞出。

⑤用油起锅，倒入姜、蒜、牛肉，炒变色，放入焯过水的食材，炒透。

⑥加盐、生抽、鸡粉、料酒、水淀粉，大火快炒，盛出即可。

能量计算 总热量约1847.14千焦/蛋白质62.0克
脂肪13.0克/糖类23.0克

健康晚餐 肉末空心菜

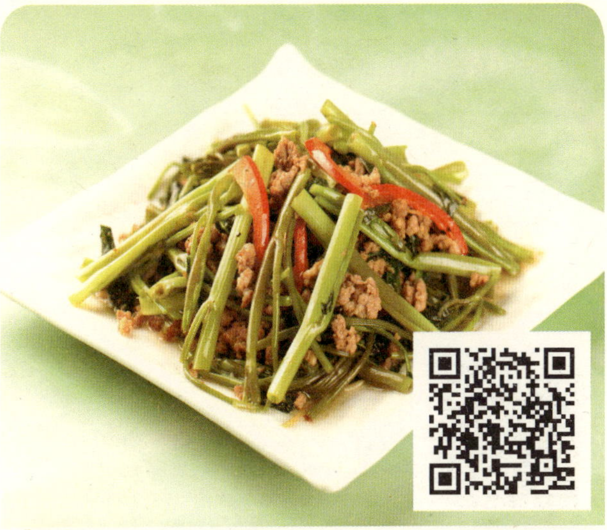

● **原料：** 空心菜200克，肉末100克，彩椒40克，姜丝少许

● **调料：** 盐、鸡粉各2克，老抽2毫升，料酒3毫升，生抽5毫升，食用油适量

● **做法：**

①空心菜切成段，彩椒切粗丝。

②用油起锅，倒入肉末，大火快炒至松散。

③淋入料酒、老抽、生抽，炒匀，撒入姜丝，再放空心菜，翻炒至熟软，倒入彩椒，翻炒匀。

④加少许盐、鸡粉，翻炒一会儿，至食材入味。

⑤关火后盛出炒好的食材，装入盘中即成。

能量计算 总热量约989.82千焦/蛋白质25.2克
脂肪6.9克/糖类11.3克

第2天 早餐

馒头50克，小米南瓜粥（小米35克、南瓜100克），素炒小白菜（小白菜150克）

第2天 午餐

米饭100克，蒸鱼片（福寿鱼肉100克、土豆35克、胡萝卜65克），苦瓜炒肉（瘦肉50克、苦瓜200克），紫菜豆腐汤（水发紫菜100克、豆腐150克）

第2天 晚餐

香菇饺子（香菇100克、瘦肉40克、面粉100克）；黄瓜炒木耳（黄瓜200克、木耳150克），冬瓜汤（冬瓜300克）

营养早餐

小米南瓜粥

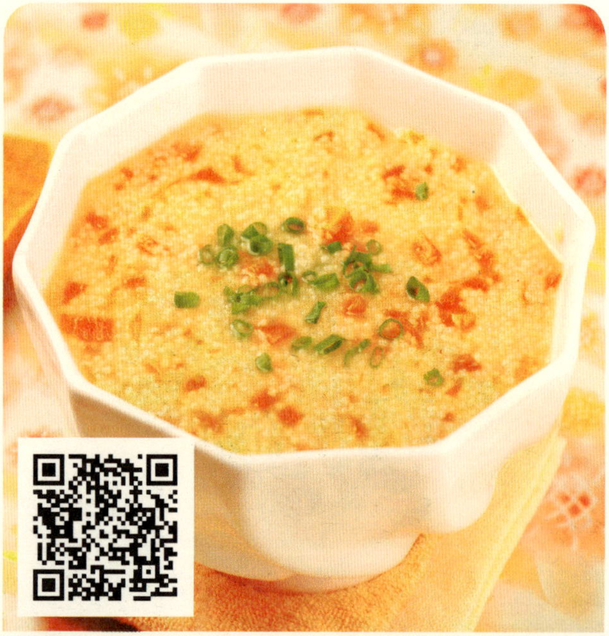

能量计算 总热量约1447.95千焦/蛋白质8.9克 脂肪2.9克/糖类73.4克

- **原料：** 水发小米90克，南瓜110克，葱花少许
- **调料：** 盐、鸡粉各2克
- **做法：**

①将洗净去皮的南瓜切条，改切成粒。

②开水锅中倒入洗好的小米，搅拌均匀。

③盖上盖，烧开后用小火煮30分钟，至小米熟软。

④倒入南瓜，拌匀，用小火煮15分钟，至食材熟烂。

⑤揭盖，放入适量鸡粉、盐，用勺搅匀调味。

⑥盛出煮好的粥，装入碗中，再撒上葱花即可。

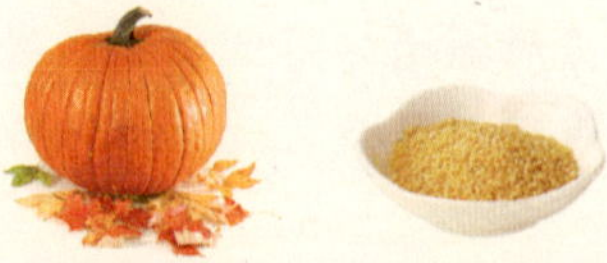

活力午餐

蒸鱼片

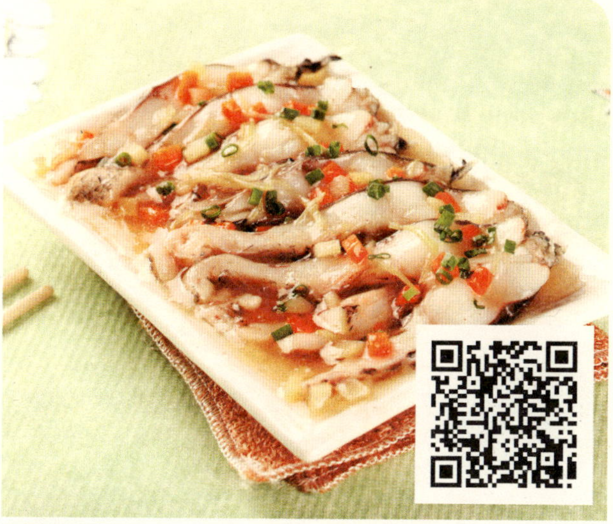

● 原料：福寿鱼肉280克，土豆、胡萝卜各65克，姜、葱各少许

● 调料：盐3克，鸡粉2克，胡椒粉少许，生粉10克，生抽4毫升，水淀粉、食用油各适量

● 做法：

①去皮土豆、胡萝卜切丁。

②福寿鱼肉切片，装入碗中，加盐、鸡粉、胡椒粉、生粉、姜、食用油，腌渍10分钟入味。

③鱼片摆入蒸盘中，放入蒸锅，大火蒸至鱼肉熟透后取出。

④用油起锅，放胡萝卜、土豆，炒匀，加水、盐、鸡粉、生抽，煮熟，倒水淀粉勾芡，制成酱料。

⑤关火后将酱料浇在鱼片上，撒上葱花即成。

能量计算 总热量约1571.05千焦/蛋白质49.8克 脂肪7.8克/糖类27.5克

健康晚餐

黄瓜炒木耳

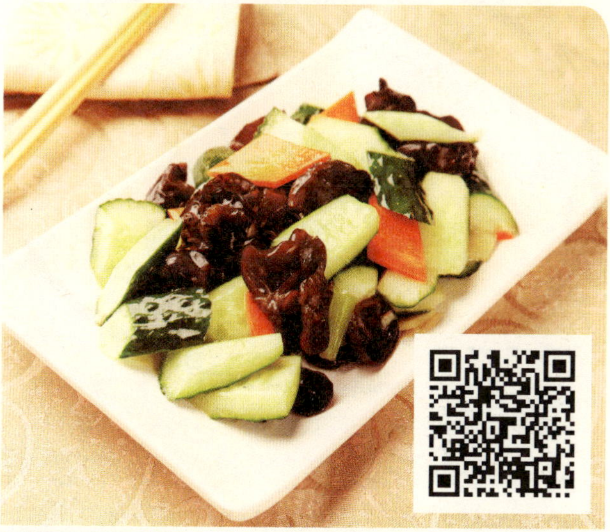

● 原料：黄瓜180克，水发木耳100克，胡萝卜40克，姜片、蒜末、葱段各少许

● 调料：盐、鸡粉、白糖各2克，水淀粉10毫升，食用油适量

● 做法：

①去皮胡萝卜切段，再切成片。

②洗净的黄瓜切开，去瓤，用斜刀切段，备用。

③用油起锅，倒入姜片、蒜片、葱段，爆香。

④放入胡萝卜，炒匀，倒入洗好的木耳，翻炒匀。

⑤加入备好的黄瓜，炒匀；加盐、鸡粉、白糖，调味。

⑥倒入适量水淀粉，翻炒均匀，关火后盛出炒好的菜肴即可。

能量计算 总热量约1031.62千焦/蛋白质13.9克 脂肪1.9克/糖类74.3克

第3天 早餐

馄饨面（面条50克、馄饨皮30克、肉馅25克），生菜沙拉（生菜50克、西红柿50克、西蓝花40克、脱脂酸奶10毫升），豆浆200毫升

第3天 午餐

米饭150克，肉末豆腐（瘦肉50克、豆腐100克），金银花丹参鸭汤（鸭肉100克、金银花5克、丹参8克），凉拌黄瓜（黄瓜100克）

第3天 晚餐

双面窝头（玉米面25克、白面25克），醋拌莴笋萝卜丝（莴笋140克、白萝卜200克），清炒肉丝（瘦肉50克、彩椒50克）

营养早餐

馄饨面

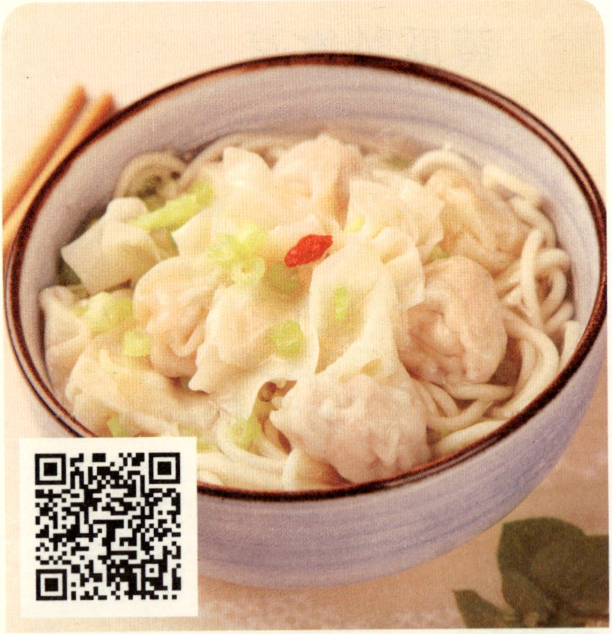

能量计算 总热量约3891.08千焦/蛋白质44.5克 脂肪8.5克/糖类172.3克

● 原料：面条180克，馄饨皮80克，肉馅85克，红葱头、芹菜各少许，高汤180毫升

● 调料：盐、鸡粉各2克，胡椒粉少许，食用油适量

● 做法：

①红葱头和芹菜分别切成细末。

②取馄饨皮，放入肉馅，捏紧，制成馄饨生坯，装盘备用。

③用油起锅，倒入红葱头，大火快炒至熟软后盛出。

④开水锅中，放入备好的面条，大火煮约3分钟，捞出。

⑤沸水锅中倒入馄饨生坯，中火煮约4分钟，盛到面条上。

⑥另起一锅，注入适量高汤，加入少许盐、鸡粉、胡椒粉，拌匀，煮沸后撒上芹菜末。

⑦略煮片刻，将煮好的汤料浇在馄饨上，撒上红葱头即可。

活力午餐 金银花丹参鸭汤

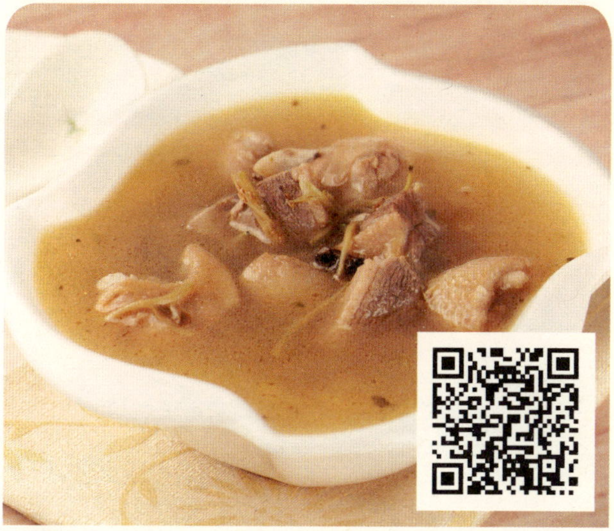

- **原料：** 鸭肉400克，金银花8克，丹参12克
- **调料：** 盐、鸡粉各2克，料酒20毫升
- **做法：**

①锅中注入适量清水，倒入洗净的鸭肉，注入料酒，氽去血水。
②将氽好的鸭肉捞出，沥干水分，备用。
③砂锅中注入适量清水烧开，倒入金银花、丹参。
④倒入鸭肉，加少许料酒，盖上盖子，烧开后转小火炖1小时。
⑤揭盖，放入适量盐、鸡粉，拌匀调味。
⑥关火，盛出煮好的汤料，装入碗中即可。

能量计算 总热量约1504.8千焦/蛋白质60.0克
脂肪6.0克/糖类16.0克

健康晚餐 醋拌莴笋萝卜丝

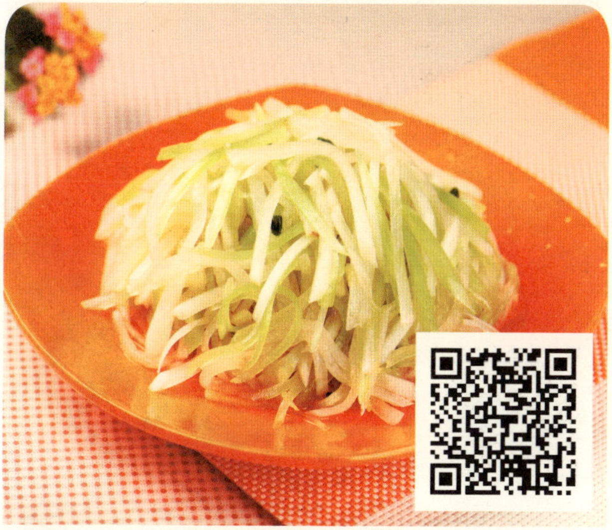

- **原料：** 莴笋140克，白萝卜200克，蒜末、葱花各少许
- **调料：** 盐3克，鸡粉2克，陈醋5毫升，食用油适量
- **做法：**

①去皮的白萝卜、莴笋切细丝。
②锅中注水烧开，放入少许盐、食用油。
③倒入白萝卜丝、莴笋丝，搅匀，煮约1分钟。
④至食材熟软后捞出，沥干水分，待用。
⑤将焯好的食材放在碗中。
⑥撒蒜末、葱花，加盐、鸡粉，淋入陈醋，搅拌至食材入味。
⑦在盘子中放入拌好的食材，摆好即成。

能量计算 总热量约257.49千焦/蛋白质3.2克
脂肪0.3克/糖类13.9克

第4天 早餐

燕麦豆浆（水发黄豆25克、燕麦片30克），蒸蛋羹（鸡蛋1个），白面馒头100克

第4天 午餐

拌荞麦面（荞麦面100克、瘦肉25克），南瓜炒牛肉（牛肉100克、南瓜50克），橄榄油拌芹菜（芹菜200克）

第4天 晚餐

米饭150克，丝瓜香菇鸡片汤（丝瓜120克、鸡胸肉100克、鲜香菇50克），蚝油拌茼蒿（茼蒿250克）

营养早餐

燕麦豆浆

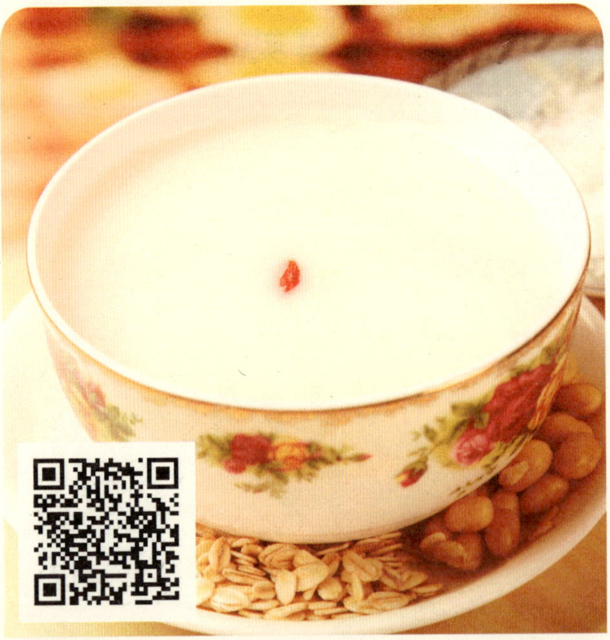

能量计算 总热量约2026.05千焦/蛋白质35.4克

脂肪12.4克/糖类73.6克

● **原料：** 水发燕麦35克，豌豆45克，水发黄豆60克

● **做法：**

①将已浸泡8小时的燕麦、黄豆倒入碗中，加入适量清水，用手搓洗干净。

②将洗好的材料倒入滤网中，沥干水分，备用。

③将燕麦、黄豆和洗好的豌豆倒入豆浆机中。

④往里面加入适量清水，至水位线即可。

⑤盖上豆浆机机头，选择“五谷”程序，再选择“开始”键，开始打浆。

⑥待豆浆机运转约20分钟后断电，取下机头，将煮好的豆浆倒入滤网中，滤取豆浆。

⑦把过滤好的豆浆倒入杯中，待稍微放凉后即可饮用。

活力午餐 南瓜炒牛肉

● 原料：牛肉175克，南瓜150克，青椒、红椒各少许

● 调料：盐、鸡粉、料酒、生抽、水淀粉、食用油各适量

● 做法：

①南瓜切片；青椒、红椒切成条形；牛肉切成片。

②把牛肉片装入碗中，加入盐、料酒、生抽、水淀粉，拌匀，淋入食用油，腌渍约10分钟。

③锅中注入水烧开，倒南瓜片，煮至断生；放入青椒、红椒，拌匀，淋入食用油，捞出，待用。

④用油起锅，倒入牛肉，炒至变色，淋入料酒，炒匀炒香。

⑤倒入材料，加入盐、鸡粉，淋入水淀粉，炒匀，盛出即可。

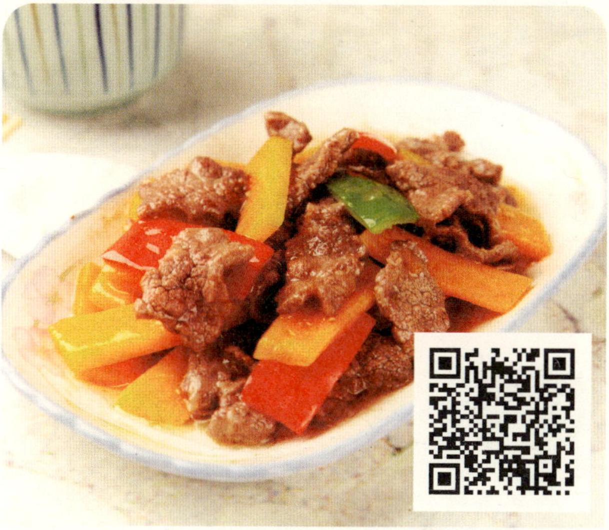

能量计算 总热量约913.33千焦/蛋白质36.4克
脂肪4.2克/糖类10.1克

健康晚餐 丝瓜香菇鸡片汤

● 原料：丝瓜120克，鸡胸肉100克，鲜香菇50克，姜、葱花各少许

● 调料：盐、鸡粉、料酒、水淀粉、胡椒粉、食用油各适量

● 做法：

①洗净的鸡胸肉切片，装入碗中，加入盐、鸡粉、水淀粉，拌匀上浆，注入少许食用油，拌匀，腌渍约10分钟至入味。

②用油起锅，放入姜，爆香；倒入香菇、丝瓜，炒至变软。

③淋入料酒，炒匀，注入清水，加盐、鸡粉，用中火煮约2分钟。

④放入鸡肉片，煮至熟透，撒上胡椒粉，煮至食材入味。

⑤关火后将煮好的汤料盛入汤碗中，撒上葱花即可。

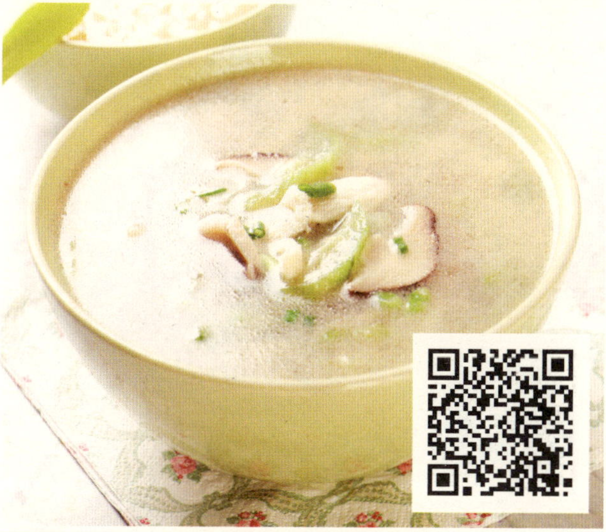

能量计算 总热量约695.97千焦/蛋白质21.7克
脂肪5.4克/糖类10.1克

第5天 早餐

银丝卷80克，丝瓜烧豆腐（豆腐200克、丝瓜130克），脱脂牛奶150毫升

第5天 午餐

米饭150克，三文鱼蔬菜汤（三文鱼70克、西红柿85克、口蘑35克、芦笋90克），西葫芦炒鸡丝（西葫芦100克、鸡胸肉100克）

第5天 晚餐

空心菜拌荞麦面（空心菜100克、荞麦面100克），芦笋扒冬瓜（冬瓜140克、芦笋100克、高汤180毫升），清炒黄瓜（黄瓜200克）

营养早餐

丝瓜烧豆腐

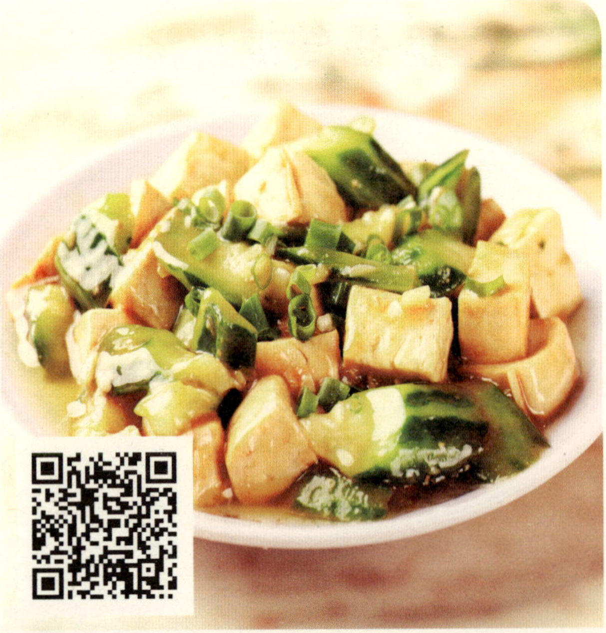

能量计算 总热量约785.84千焦/蛋白质17.5克
脂肪7.7克/糖类13.9克

- **原料：** 豆腐200克，丝瓜130克，蒜末、葱花各少许
- **调料：** 盐3克，鸡粉2克，老抽2毫升，生抽5毫升，水淀粉、食用油各适量
- **做法：**

①洗净去皮的丝瓜切小块，洗好的豆腐切成小方块。
②锅中注水烧开，加入少许盐，倒入豆腐块，煮约半分钟，捞出，待用。
③用油起锅，放入蒜末，爆香，倒入丝瓜块，翻炒匀。
④注入适量清水，下入豆腐块。
⑤加入少许盐、鸡粉、生抽，拌匀煮沸，再倒入老抽上色，续煮约1分钟，至食材熟透。
⑥倒入适量水淀粉勾芡，盛出锅中食材，撒上葱花即成。

活力午餐 三文鱼蔬菜汤

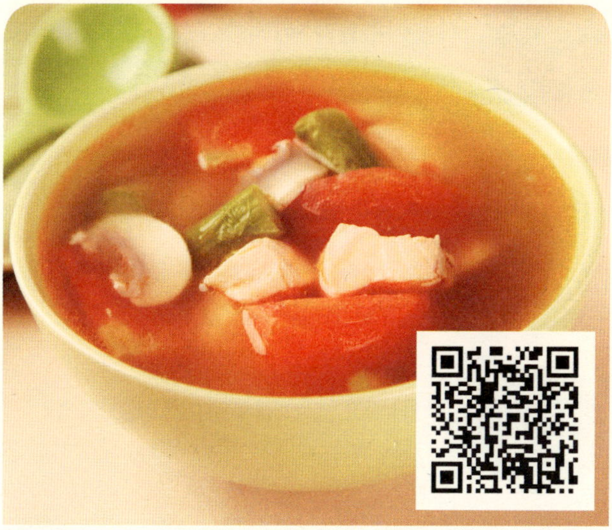

能量计算 总热量约899.75千焦/蛋白质27.6克 脂肪6.9克/糖类18.9克

● 原料：三文鱼70克，西红柿85克，口蘑35克，芦笋90克

● 调料：盐、鸡粉各2克，胡椒粉适量

● 做法：

①芦笋切成小段，口蘑切薄片。

②西红柿切成小瓣，去除表皮。

③处理好的三文鱼切成条形，改切成丁，备用。

④开水锅中，倒入切好的三文鱼，搅匀，煮至变色。

⑤放入切好的芦笋、口蘑、西红柿，搅拌匀。

⑥烧开后用大火煮约10分钟至熟，加入少许盐、鸡粉、胡椒粉，搅匀调味。

⑦关火后盛出，装入碗中即可。

健康晚餐 芦笋扒冬瓜

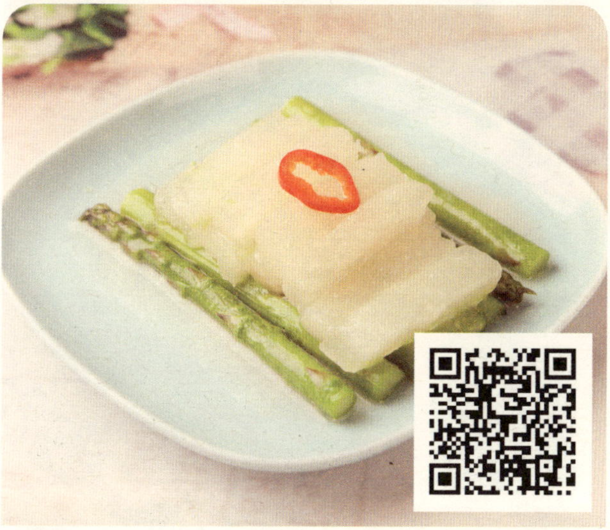

能量计算 总热量约239.64千焦/蛋白质5.3克 脂肪1.1克/糖类9.3克

● 原料：冬瓜肉140克，芦笋100克，高汤180毫升

● 调料：盐、鸡粉各2克，水淀粉、食用油各适量

● 做法：

①洗好去皮的冬瓜切成条形，芦笋切成长段，备用。

②用油起锅，倒入芦笋，炒匀；放入冬瓜、高汤，拌匀。

③加入盐、鸡粉，炒匀调味。

④盖上盖，烧开后用小火焖约10分钟；揭盖，将芦笋拣出，摆入盘中，待用。

⑤往锅里淋入少许水淀粉，翻炒均匀。

⑥关火后盛出炒好的冬瓜，摆好盘即可。

第6天 早餐

豆浆200毫升，香菇肉包（香菇25克、肉末25克、面粉50克），黄瓜拌土豆丝（土豆50克，黄瓜100克，熟白芝麻5克）

第6天 午餐

大麦糙米饭（大麦30克、水发糙米40克），清蒸鱼（鲫鱼200克），香菇扒油菜（香菇25克、油菜250克）

第6天 晚餐

西红柿鸡蛋打卤面（西红柿50克、鸡蛋1个、面条80克），白萝卜肉丝汤（白萝卜100克、瘦肉50克），清炒莴笋片（莴笋200克）

营养早餐

黄瓜拌土豆丝

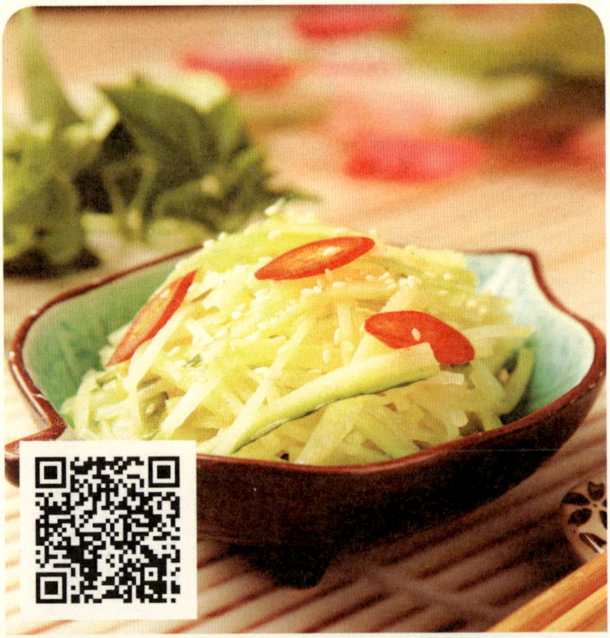

能量计算 总热量约1243.76千焦/蛋白质9.7克 脂肪6.8克/糖类53.5克

● **原料**：去皮土豆250克，黄瓜200克，熟白芝麻15克

● **调料**：盐、白糖各1克，芝麻油、白醋各5毫升

● **做法**：

①洗净的黄瓜切成丝。

②洗净去皮的土豆切丝，倒入清水中，浸泡片刻，捞出待用。

③沸水锅中倒入切好的土豆丝，煮至断生后捞出，过一遍凉水，装盘待用。

④往焯好的土豆丝中放入黄瓜丝，拌匀。

⑤加入盐、白糖、芝麻油、白醋，拌匀后盛入盘中，撒上熟白芝麻即成。

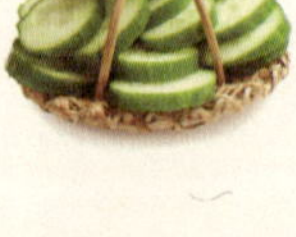

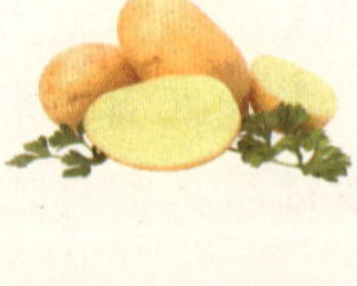

活力午餐 大麦糙米饭

● 原料：水发大麦200克，水发糙米160克

● 做法：

①取一个大碗，倒入泡发好的大麦、糙米。

②倒入适量清水，搓洗干净。

③将洗净的大麦和糙米倒入蒸碗中，混合均匀。

④蒸锅上火烧开，放入蒸碗。

⑤盖上锅盖，用中火蒸约40分钟，至食材熟透。

⑥揭开锅盖，取出蒸好的大麦糙米饭即可。

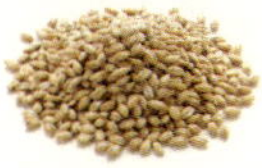

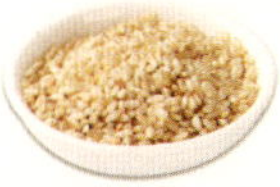

能量计算 总热量约5027.7千焦/蛋白质31.9克 脂肪6.6克/糖类269.0克

健康晚餐 白萝卜肉丝汤

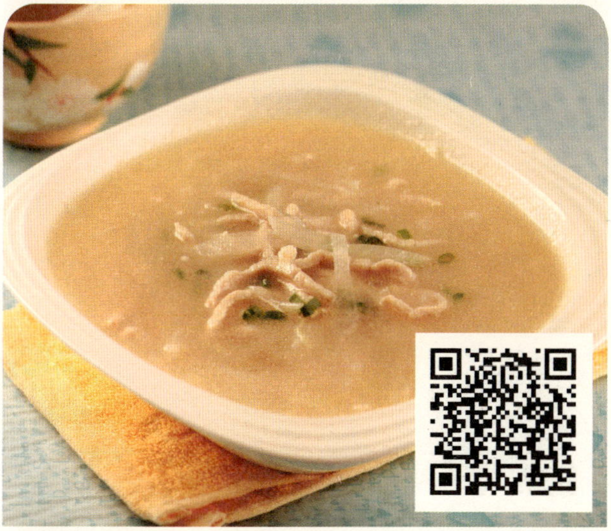

● 原料：白萝卜150克，瘦肉90克，姜丝、葱花各少许

● 调料：盐、鸡粉各2克，水淀粉、食用油各适量

● 做法：

①白萝卜洗净切丝，瘦肉切丝。

②将肉丝装入碗中，加盐、鸡粉、水淀粉，淋入食用油，腌渍10分钟至入味。

③用油起锅，放入姜丝，爆香，放入白萝卜丝，翻炒均匀。

④倒清水，加盐、鸡粉，拌匀。

⑤盖上盖，煮沸后用中火煮2分钟至熟；揭开盖子，放入肉丝，煮至食材熟透。

⑥关火后把煮好的汤料盛入碗中，撒入葱花即可。

能量计算 总热量约669.64千焦/蛋白质19.6克 脂肪5.7克/糖类8.9克

第7天 早餐

小米山药粥（小米50克、山药50克），馒头50克，拌西红柿（西红柿200克）

第7天 午餐

米饭150克，秋葵炒肉片（秋葵100克、猪瘦肉50克、红椒15克），紫菜豆腐汤（紫菜50克、豆腐150克）

第7天 晚餐

白菜饺子（白菜100克、瘦肉25克、饺子皮75克），黄豆马蹄鸭肉汤（鸭肉100克、马蹄50克、水发黄豆25克），凉拌黄瓜（黄瓜200克）

营养早餐

小米山药粥

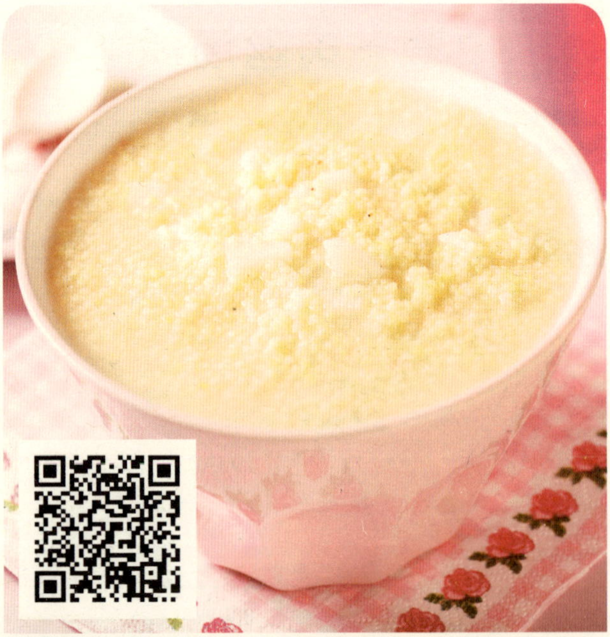

能量计算 总热量约3699.3千焦/蛋白质22.8克
脂肪7.4克/糖类186.4克

- **原料：** 水发小米230克，山药110克
- **调料：** 白糖15克
- **做法：**

①将洗净去皮的山药切成条，再切成丁，备用。
②砂锅中注入适量清水烧开，倒入洗净的小米，拌匀。
③煮开后转小火煮40分钟至小米熟软。
④倒入切好的山药，拌匀。
⑤煮开后用小火煮20分钟至全部食材熟透。
⑥揭开锅盖，加入适量白糖，拌匀。
⑦关火后盛出煮好的粥即可。

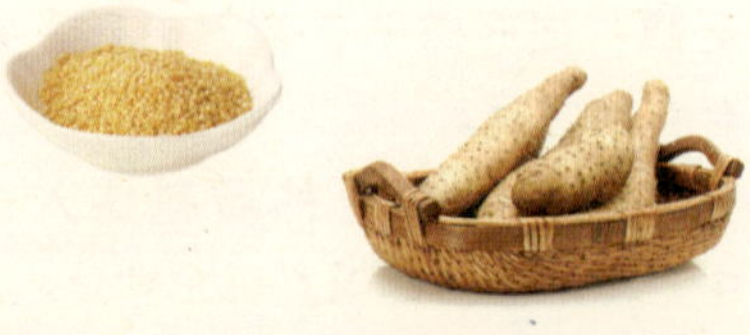

活力午餐

秋葵炒肉片

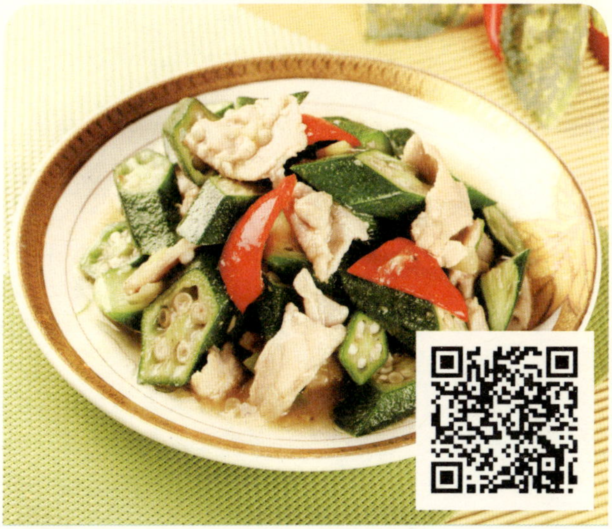

● **原料：** 秋葵180克，猪瘦肉150克，红椒30克，姜片、蒜末、葱段各少许

● **调料：** 盐2克，鸡粉3克，水淀粉、生抽各3毫升，食用油适量

● **做法：**

①洗净的红椒切小块，洗好的秋葵切段。

②洗净的猪瘦肉切成片，装入碗中，加调料腌渍至入味。

③锅中注水烧开，加食用油、秋葵，焯至断生，捞出。

④用油起锅，放姜、蒜、葱，爆香，倒入肉片，炒至转色。

⑤倒入秋葵、红椒，加生抽、盐、鸡粉、水淀粉，炒匀调味。

⑥关火后盛出，装盘即可。

能量计算 总热量约1440.85千焦/蛋白质38.6克 脂肪13.1克/糖类37.9克

健康晚餐

黄豆马蹄鸭肉汤

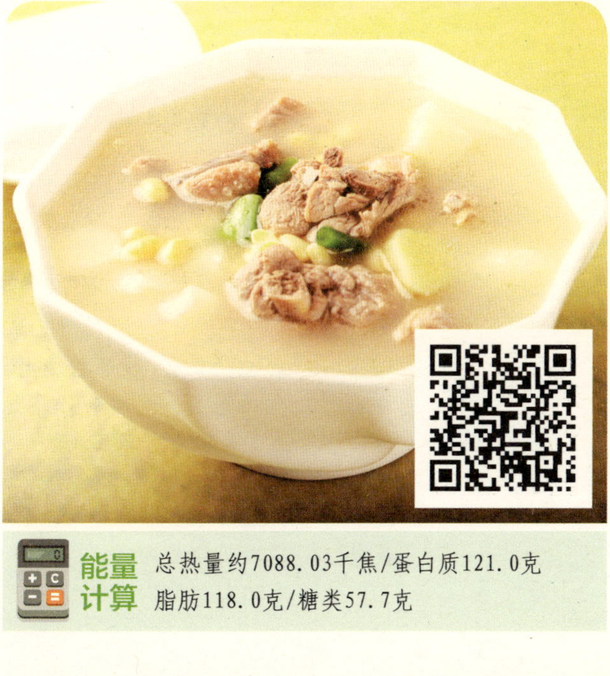

● **原料：** 鸭肉500克，马蹄110克，水发黄豆120克，姜片20克

● **调料：** 料酒20毫升，盐、鸡粉各2克

● **做法：**

①去皮的马蹄切成小块，开水锅中放入洗净的鸭块。

②加入适量料酒，搅拌匀，煮至沸，氽去血水，捞出，沥干。

③砂锅中注入适量清水烧开，倒入黄豆，加入切好的马蹄。

④放入氽过水的鸭块，撒上姜片，淋入适量料酒。

⑤烧开后用小火炖40分钟，至食材熟透。

⑥加入盐、鸡粉，拌匀调味。

⑦关火后盛出，装入碗中即可。

能量计算 总热量约7088.03千焦/蛋白质121.0克 脂肪118.0克/糖类57.7克

四周带量食谱

第1周

周一	早餐	脱脂牛奶250毫升，烙饼50克，凉拌苦瓜（苦瓜100克、彩椒15克）
	午餐	米饭100克，白萝卜拌豆腐丝（白萝卜100克、豆腐丝50克），茭白炒鸡丝（茭白100克、鸡胸肉50克），苹果鲫鱼汤（苹果50克、鲫鱼50克）
	晚餐	葛根粥（大米45克、葛根5克），木耳炒花菜（干木耳20克、花菜100克），胡萝卜炒肉（胡萝卜100克、猪瘦肉50克）
周二	早餐	鸡蛋面（鸡蛋1个、面条100克），豆浆150毫升，苹果50克
	午餐	二米饭（小米25克、大米75克），香菇炒芹菜（芹菜100克、香菇50克），清蒸草鱼（草鱼90克），淡菜冬瓜汤（淡菜100克、冬瓜100克）
	晚餐	发糕75克，白菜炒肉丝（白菜100克、猪瘦肉25克），紫菜豆腐汤（紫菜50克、豆腐100克）
周三	早餐	双色馒头（面粉75克、南瓜25克），脱脂牛奶200毫升，素炒茄子（茄子200克）
	午餐	米饭150克，鲜蘑菇炒肉丝（鲜蘑菇100克、猪瘦肉50克），胡萝卜炒芹菜（胡萝卜50克、芹菜50克），鲫鱼苦瓜汤（鲫鱼50克、苦瓜80克）
	晚餐	素菜饺子（白菜30克、木耳30克、面粉75克），木须肉（猪瘦肉50克、鸡蛋1个），冬瓜番茄汤（冬瓜50克、西红柿50克）

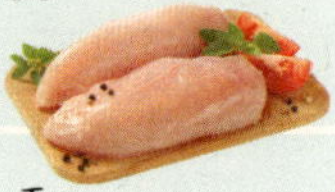

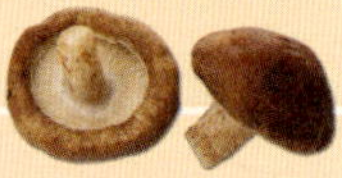

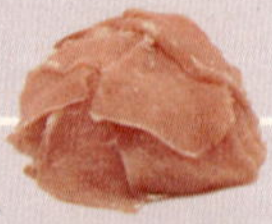

周四	早餐	红豆粥（红豆10克、大米40克），黄瓜拌腐皮（黄瓜100克、腐皮25克），水煮鸡蛋1个
	午餐	荞麦饭（荞麦20克、大米35克），茼蒿炒肉丝（茼蒿100克、猪瘦肉25克），山药豆腐汤（山药50克、豆腐30克）
	晚餐	小包子（莲藕20克、猪瘦肉20克、面粉75克），海带丝炒白菜（海带40克、白菜80克），菠菜银鱼汤（菠菜100克、银鱼50克）
周五	早餐	全麦面包80克，脱脂牛奶150毫升，蚝油拌茼蒿（茼蒿150克、蚝油5克）
	午餐	南瓜饭（南瓜30克、大米100克），肉炒茭白（猪瘦肉50克、茭白100克），炝炒红菜薹（红菜薹100克），紫菜汤（紫菜100克）
	晚餐	馒头150克，素炒莴笋丝（莴笋200克、彩椒15克），蒸鳕鱼（鳕鱼100克）
周六	早餐	肉丝粉（猪瘦肉10克、木耳25克、米粉70克），素拌豆芽（豆芽100克），豆浆200毫升
	午餐	米饭120克，鲫鱼汤（鲫鱼100克），素炒黄瓜（黄瓜100克），宫保鸡丁（鸡胸肉50克、玉米20克、胡萝卜20克、黄瓜20克、花生米10克）
	晚餐	蛋炒饭（鸡蛋1个、米饭100克），素炒什锦（豆腐50克、海带25克、海米5克、香菇15克），海带黄豆鱼头汤（海带50克、黄豆20克、鱼头1个）
周日	早餐	发糕75克，豆浆200毫升，素饺（面粉30克、韭菜20克）
	午餐	绿豆饭（绿豆10克、大米75克），香菇炖鸡（香菇50克、鸡肉100克），烧茄子（茄子100克）
	晚餐	燕麦粥（燕麦20克、大米40克），西蓝花炒肉（西蓝花100克、瘦肉50克），素炒空心菜（空心菜100克）

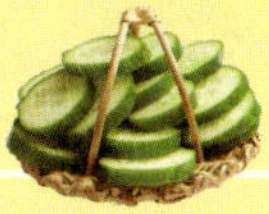
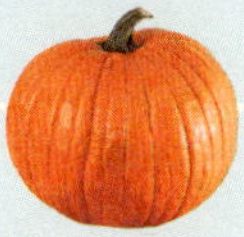
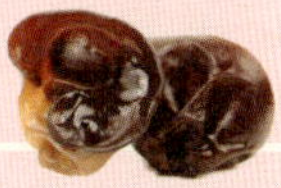
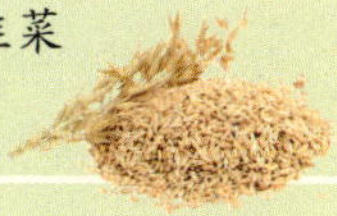

第2周

周一	早餐	肉丝粉（猪瘦肉10克、木耳15克、米粉70克），豆腐皮拌海带（豆腐皮25克、海带75克）
	午餐	米饭120克，花菜炒肉（花菜100克、猪瘦肉50克），蘑菇豆腐汤（蘑菇50克、豆腐50克），素炒茼蒿（茼蒿100克）
	晚餐	小米粥（小米10克、大米30克），圆白菜炒鸡丝（圆白菜100克、鸡丝50克），冬瓜炒虾米（冬瓜100克、虾米10克）
周二	早餐	全麦面包80克，脱脂牛奶200毫升，苹果100克
	午餐	南瓜饭（南瓜30克、大米75克），红烧鲤鱼（鲤鱼150克），芹菜炒胡萝卜（芹菜100克、胡萝卜50克），马蹄银耳汤（马蹄50克、银耳50克）
	晚餐	馄饨（猪瘦肉50克、面粉50克），苦瓜炒肉丝（苦瓜100克、肉丝25克），芝麻拌海带丝（海带100克、芝麻5克）
周三	早餐	烙饼50克，脱脂牛奶200毫升，拌豆腐丝（豆腐丝50克）
	午餐	米饭120克，丝瓜炒鸡丝（丝瓜100克、鸡肉50克），清炒莴笋（莴笋100克），山药炖甲鱼（山药50克、甲鱼50克）
	晚餐	绿豆粥（绿豆10克、大米30克），西葫芦炒肉（西葫芦100克、肉末50克），素炒土豆丝（土豆100克）

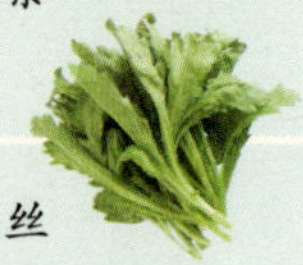

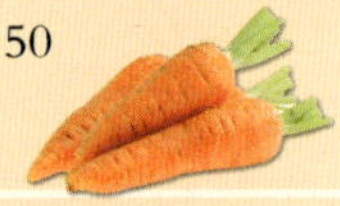

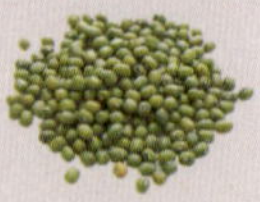

周四	早餐	发糕75克，豆浆200毫升，水煮鸡蛋1个
	午餐	西红柿饭卷（冷米饭100克、西红柿50克、玉米粒10克、胡萝卜10克、洋葱10克），红烧草鱼（草鱼100克），紫菜豆腐汤（紫菜20克、豆腐50克）
	晚餐	米饭150克，肉丝炒茭白（猪瘦肉25克、茭白100克），炝炒生菜（生菜100克）
周五	早餐	红豆粥（红豆10克、大米40克），素炒绿豆芽（绿豆芽100克），水煮鸡蛋1个
	午餐	二米饭（大米100克、小米20克），扁豆炒肉丝（扁豆100克、猪瘦肉50克），板栗炖鸡（板栗100克、鸡肉50克），胡萝卜炒土豆（胡萝卜50克、土豆50克）
	晚餐	发糕100克，莴笋炒鸭肉（莴笋100克、鸭肉80克），白菜炒木耳（白菜50克、木耳50克）
周六	早餐	鸡蛋面（鸡蛋1个、面条100克），韭菜拌豆腐丝（韭菜75克、豆腐25克）
	午餐	米饭150克，丝瓜炒鸡丝（丝瓜100克、鸡肉80克），大盆花菜（花菜100克、猪瘦肉45克），木耳海带汤（木耳50克、海带50克）
	晚餐	红米绿豆粥（红米5克、绿豆10克、大米20克），黄瓜炒肉片（黄瓜100克、猪瘦肉25克），胡萝卜丝炒土豆丝（胡萝卜50克、土豆50克）
周日	早餐	双色馒头（面粉75克、南瓜25克），素炒茭白（茭白100克），脱脂牛奶200毫升
	午餐	凉薯糙米饭（凉薯20克、糙米100克），小鸡炖蘑菇（鸡肉50克、蘑菇30克），芹菜炒香干（芹菜50克、香干50克）
	晚餐	胡萝卜芹菜肉丝炒面（胡萝卜10克、芹菜10克、猪瘦肉25克、米面50克），紫菜蛋汤（紫菜100克、鸡蛋1个），拍黄瓜（黄瓜100克）

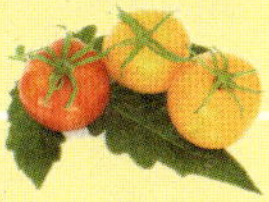
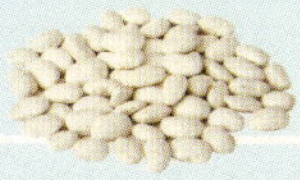
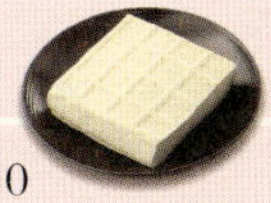
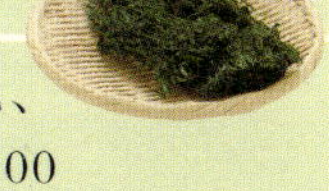

第3周

周一	早餐	玉米面发糕（玉米粉80克），脱脂牛奶250毫升，素炒菠菜（菠菜50克）
	午餐	米饭150克，豌豆炒鸡丁（豌豆100克、鸡肉80克），清炒圆白菜（圆白菜100克），木瓜草鱼汤（木瓜50克、草鱼80克）
	晚餐	馒头75克，木耳炒肉（木耳100克、猪瘦肉25克），青菜豆腐汤（上海青50克、豆腐50克）
周二	早餐	花卷100克，苹果豆浆（苹果100克、黄豆50克），水煮鸡蛋1个
	午餐	红豆薏米饭（红豆20克、薏米10克、大米70克），豆腐丝炒胡萝卜丝（豆腐30克、胡萝卜100克），红烧鲢鱼（鲢鱼100克）
	晚餐	小米粥（小米20克、大米30克），苋菜炒肉丝（苋菜100克、猪瘦肉25克），芹菜炒香干（西芹50克、香干50克）
周三	早餐	花卷50克，脱脂牛奶200毫升，素炒油麦菜（油麦菜100克）
	午餐	黑米杂粮饭（黑米50克、荞麦50克、绿豆50克），西葫芦炒肉片（西葫芦100克、猪瘦肉 50克），胡萝卜炒洋葱（胡萝卜50克、洋葱50克），瘦肉莲子汤（猪瘦肉50克、莲子50克）
	晚餐	三色粥（大米30克、红豆10克、紫薯15克），西蓝花炖肉（西蓝花100克、猪瘦肉50克），白菜炒豆腐皮（白菜100克、豆腐皮50克）

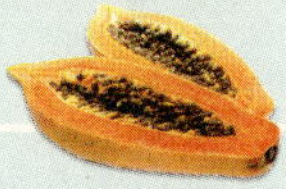

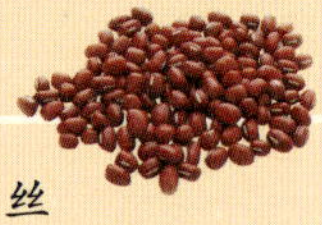

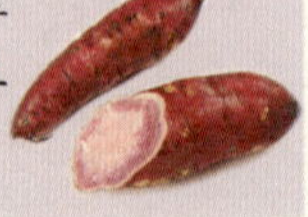

周四	早餐	西红柿牛肉面（面条100克、牛肉汤100毫升、西红柿30克），凉拌海带丝（海带50克）
	午餐	米饭120克，洋葱炒肉（洋葱100克、猪瘦肉50克），淮山虫草老鸭汤（淮山50克、冬虫夏草5克、鸭肉60克），炒什锦菜（绿豆芽100克、胡萝卜50克、韭菜50克） 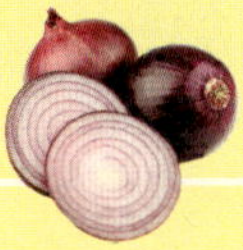
	晚餐	烙饼100克，西芹百合（芹菜50克、百合50克），苋菜瘦肉汤（苋菜50克、猪瘦肉25克）
周五	早餐	脱脂牛奶燕麦片（脱脂牛奶100毫升、燕麦片25克），馒头50克，醋拌黄瓜（黄瓜100克） 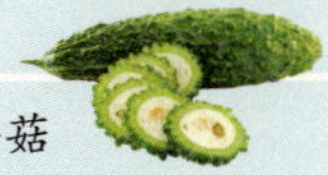
	午餐	五彩饭团(冷米饭50克、彩椒10克、胡萝卜20克、香菇10克)，黄瓜熘鸡片(黄瓜100克、鸡肉50克)，柠汁苦瓜(柠檬半个、苦瓜100克)
	晚餐	炒乌冬面（乌冬面80克、韭菜20克、玉米粒20克），芹菜炒牛肉（西芹100克、牛肉50克），紫菜豆腐汤（紫菜5克、豆腐50克）
周六	早餐	小米鸡蛋粥（小米50克、鸡蛋1个），炝炒白菜（白菜100克） 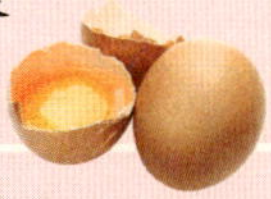
	午餐	南瓜糙米饭(南瓜丁30克、糙米100克)，肉炒豆腐皮(猪瘦肉50克、豆腐皮80克)，西红柿蔬菜瘦肉汤(西红柿50克、荠菜50克、猪瘦肉25克)
	晚餐	鸡肉白菜饺（白菜50克、鸡肉25克、面粉100克），素炒芦笋（芦笋100克），红枣果肉排骨汤（红枣2颗、雪梨30克、苹果20克、排骨60克）
周日	早餐	素菜包（白菜20克、胡萝卜10克、莲藕10克、面粉60克），黑豆豆浆（黑豆10克、黄豆90克），水煮鸡蛋1个
	午餐	红米海苔肉末饭团（红米75克、大米60克、肉末10克），清蒸鲈鱼（鲈鱼100克），素炒小白菜（小白菜100克） 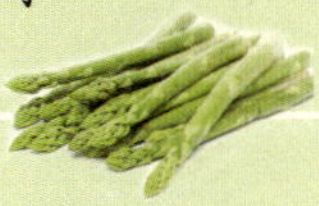
	晚餐	香菇芦笋粥（大米30克、芦笋30克、香菇10克），茼蒿炒肉丝（茼蒿100克、猪瘦肉50克）

第4周

周一	早餐	海鲜炒乌冬面（乌冬面80克、土豆15克、胡萝卜10克、虾仁20克），脱脂牛奶200毫升
	午餐	米饭150克，油菜炒鸡丝（油菜100克、鸡丝80克），素炒山药（山药100克），番茄豆腐汤（西红柿50克、豆腐60克）
	晚餐	南瓜馒头（南瓜30克、面粉75克），木耳炒肉（木耳100克、猪瘦肉50克、彩椒15克），炝炒生菜（生菜100克）
周二	早餐	口蘑粥（口蘑10克、大米30克），蒜蓉拌黄瓜（黄瓜100克），水煮鸡蛋1个
	午餐	鸡肉汤饭（鸡肉10克、菠菜30克、秀珍菇10克、胡萝卜10克、软饭100克），甜椒炒牛肉（甜椒50克、牛肉50克），木耳丝拌豆芽（木耳50克、豆芽50克）
	晚餐	肉酱拌面（碱水面100克、猪瘦肉25克），素炒韭菜（韭菜100克），青菜豆腐汤（上海青50克、豆腐50克）
周三	早餐	花卷75克，紫薯豆浆（紫薯20克、黄豆80克），苹果100克
	午餐	什锦炒软饭（西红柿20克、香菇20克、米饭100克），扁豆丝炒肉（扁豆100克、猪瘦肉50克、彩椒10克），苹果红枣鲫鱼汤（鲫鱼100克、苹果40克、红枣10克）
	晚餐	西葫芦蛋饺（西葫芦40克、胡萝卜20克、鸡蛋1个、猪瘦肉25克、面粉100克），拌海带丝（海带100克）

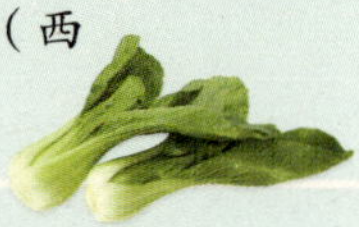

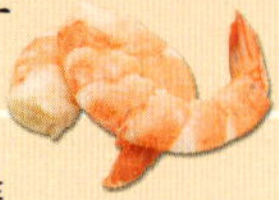

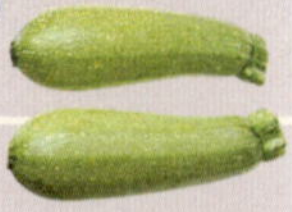

周四	早餐	玉米肉末拌面（面条100克、玉米粒20克、猪瘦肉25克、西红柿20克），脱脂牛奶100毫升
	午餐	米饭150克，韭菜炒肉丝（韭菜100克、猪瘦肉80克），虾丁豆腐（豆腐50克、虾仁50克），金针菇汤（金针菇100克）
	晚餐	胡萝卜粥（胡萝卜30克、大米30克），菠汁馒头（面粉100克、菠菜100克），小炒牛肉（牛肉50克、彩椒20克）
周五	早餐	马蹄胡萝卜饺子（马蹄50克、胡萝卜20克、面粉100克），脱脂牛奶200毫升
	午餐	紫薯粗粮饭（紫薯50克、玉米粒20克、大米50克），洋葱炒肉（洋葱100克、猪瘦肉50克）、菠菜香菇汤（菠菜50克、香菇50克）
	晚餐	西红柿碎面条（西红柿50克、龙须面75克、鸡汤200毫升），木耳炒圆白菜（木耳100克、圆白菜100克）
周六	早餐	玫瑰包（面粉100克、莲蓉20克），红枣南瓜豆浆（红枣5克、黄豆50克、南瓜20克），香蕉50克
	午餐	二米饭（大米80克、小米35克），胡萝卜炒蛋（胡萝卜100克、鸡蛋1个），蒜泥茄子（茄子100克），豆腐鱼头汤（豆腐50克、鱼头1个）
	晚餐	香菇鸡肉云吞（香菇10克、鸡胸肉50克、面粉75克），素三丝（豆皮30克、海带丝40克、木耳30克），丝瓜汤（丝瓜50克）
周日	早餐	紫米桂花粥（紫米20克、糯米15克、桂花5克），水晶包（澄面75克、生粉10克、肉末25克、香菇10克、胡萝卜10克）
	午餐	米饭150克，肉炒魔芋（魔芋100克、猪瘦肉50克），芹菜香干（西芹50克、香干50克），小白菜汤（小白菜100克）
	晚餐	鲜虾云吞面（素面100克、虾仁10克、生菜20克、馄饨片10克、牛骨汤100毫升），蒜蓉空心菜（空心菜100克）

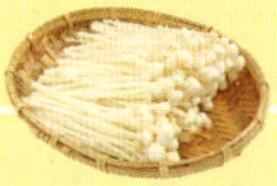

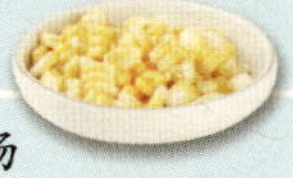

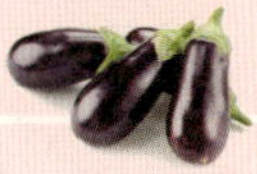

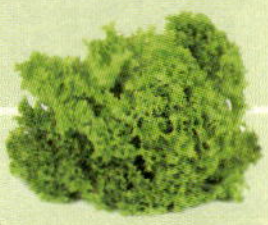

全天食谱推荐——高血脂篇

第1天 早餐

黑芝麻黄豆豆浆（黑芝麻35克、水发黄豆50克），全麦面包100克，清灼生菜（生菜200克）

第1天 午餐

米饭150克，菠萝苦瓜鸡块汤（鸡块100克、菠萝肉100克、苦瓜100克），豉油南瓜（南瓜200克）

第1天 晚餐

清蒸土豆饼（土豆200克、面粉50克），玉米上海青汤（上海青100克、玉米段60克、胡萝卜块100克），蚝油金针菇（金针菇200克）

营养早餐

黑芝麻黄豆豆浆

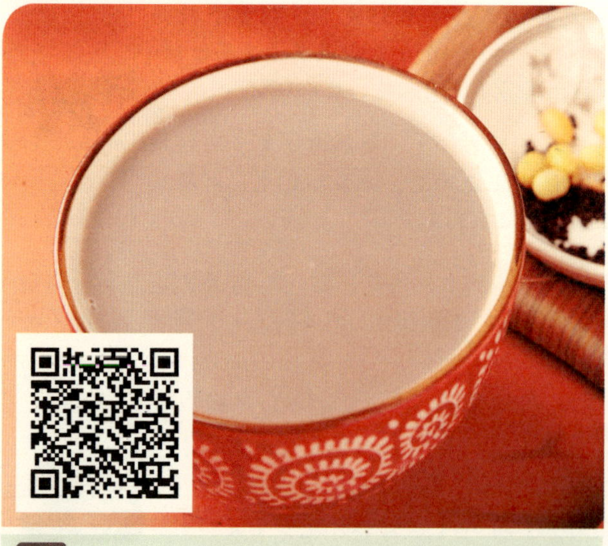

能量计算 总热量约1527.16千焦/蛋白质24.2克
脂肪24.1克/糖类25.5克

● **原料：** 黑芝麻35克，水发黄豆50克

● **做法：**

①将黑芝麻倒入豆浆机中，放入洗净的黄豆，注入适量清水，至水位线即可。

②盖上豆浆机机头，选择“五谷”程序，再选择“开始”键，开始打浆。

③待豆浆机运转15分钟左右，即成豆浆。

④将豆浆机断电，取下机头，把煮好的豆浆倒入备好的滤网中，滤取豆浆。

⑤将过滤好的豆浆倒入备好的碗中，用汤匙撇去上层的浮沫，即可饮用。

活力午餐

菠萝苦瓜鸡块汤

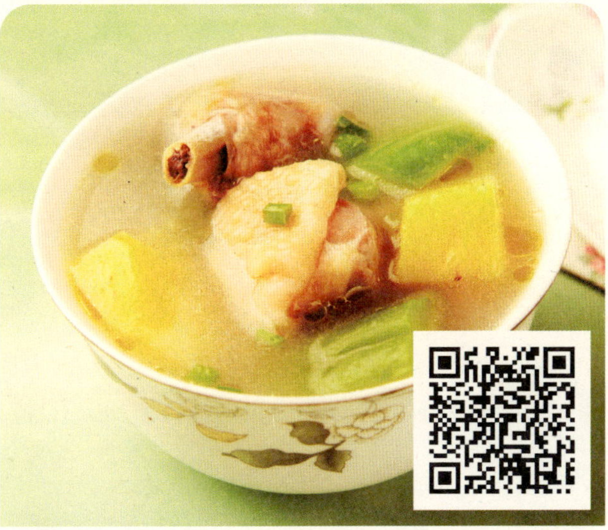

- **原料**：鸡肉块300克，菠萝肉200克，苦瓜150克，姜片、葱花各少许
- **调料**：盐、鸡粉各2克，料酒6毫升
- **做法**：

①苦瓜切块，菠萝肉切成小块。
②开水锅中倒入鸡肉块，拌匀，汆去血水，捞出，沥干水分，装盘待用。
③砂锅中注水烧开，倒入鸡肉、姜片，拌匀，淋入少许料酒。
④烧开后煮约35分钟，倒入苦瓜、菠萝，拌匀，用小火煮约5分钟至熟透，加盐、鸡粉，调味。
⑤关火后盛出煮好的汤料，点缀上葱花即可。

能量计算 总热量约2129.71千焦/蛋白质60.7克
脂肪15.35克/糖类36.45克

健康晚餐

玉米上海青汤

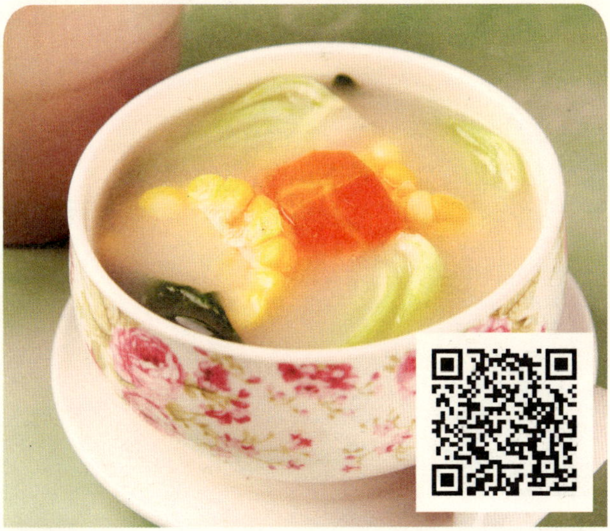

- **原料**：上海青、胡萝卜块各120克，玉米段80克，高汤适量
- **调料**：盐、鸡粉、胡椒粉各2克
- **做法**：

①锅中注水烧开，放入洗净的上海青，焯至断生，捞出备用。
②砂锅中注入高汤烧开，倒入洗净的胡萝卜和玉米段，搅匀。
③盖上盖，烧开后转中火煮约20分钟至食材熟透。
④揭盖，加入鸡粉、盐、胡椒粉，拌匀调味。
⑤把煮好的汤料盛入碗中，用筷子把汆好的上海青夹入碗中，即可食用。

能量计算 总热量约655.42千焦/蛋白质6.6克
脂肪1.8克/糖类33.4克

第2天 早餐

红薯粥（红薯50克、大米25克），银丝卷50克，蔬果沙拉（黄瓜100克、苹果50克、生菜30克、脱脂酸奶10克）

第2天 午餐

米饭150克，芹菜炒肉（芹菜100克、猪瘦肉25克），香菇白萝卜汤（香菇80克、白萝卜150克）

第2天 晚餐

拌荞麦面（荞麦面100克），西蓝花炒什蔬（西蓝花60克、黄花菜40克、木耳20克、莲藕30克、胡萝卜30克），虾米紫菜汤（虾米15克、紫菜80克）

营养早餐

红薯粥

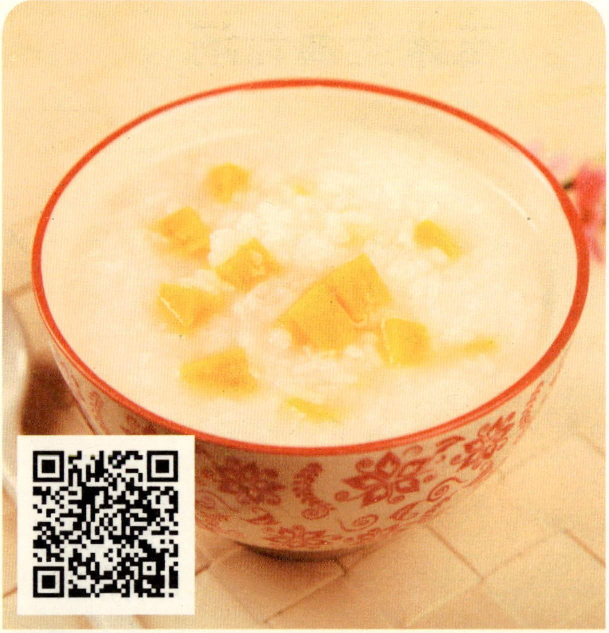

能量计算 总热量约2067.01千焦/蛋白质9.1克
脂肪1.1克/糖类115.0克

● **原料**：红薯150克，大米100克

● **做法**：

①砂锅中注入适量清水，用大火烧开。

②往锅中倒入已经泡好的大米，搅拌均匀。

③放入清洗干净、去皮、切好的红薯，拌匀。

④盖上锅盖，用大火煮开后转小火续煮1小时至食材熟软。

⑤揭盖，搅拌一下。

⑥关火后盛出煮好的粥，装入备好的碗中，即可食用。

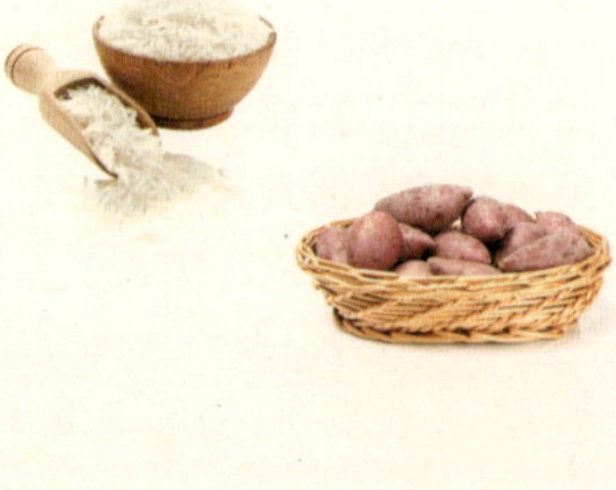

活力午餐 香菇白萝卜汤

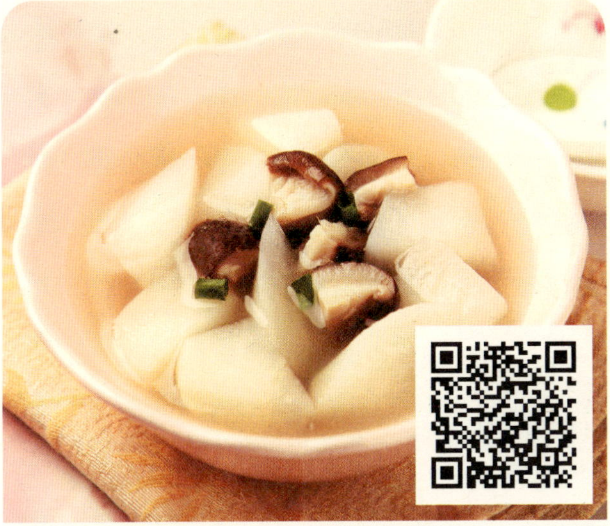

● **原料：** 白萝卜块150克，香菇120克，葱花少许

● **调料：** 鸡粉3克，盐、胡椒粉各2克

● **做法：**

①锅中注水烧开，放入洗净切好的白萝卜。

②倒入洗好切块的香菇，拌匀。

③盖上盖，用大火煮约3分钟。

④揭盖，加盐、鸡粉、胡椒粉调味，拌煮片刻至食材入味。

⑤关火后盛出煮好的汤料，装入碗中，撒上葱花即可。

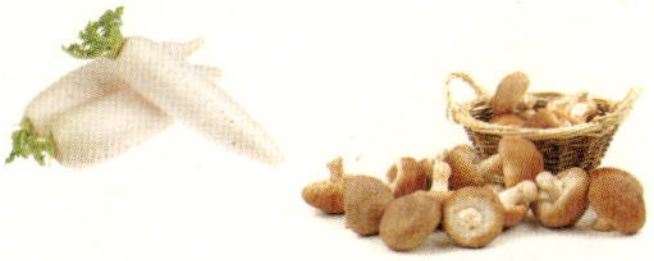

能量计算 总热量约226.97千焦/蛋白质4.0克
脂肪0.5克/糖类13.7克

健康晚餐 西蓝花炒什蔬

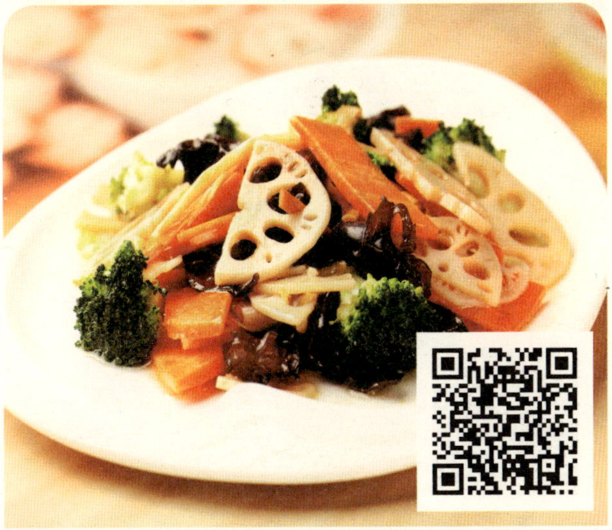

● **原料：** 西蓝花120克，水发黄花菜、莲藕、胡萝卜各90克，水发木耳40克，姜片、蒜末、葱段各少许

● **调料：** 盐、鸡粉、料酒、蚝油、水淀粉、食用油各适量

● **做法：**

①胡萝卜去皮切成片；莲藕、西蓝花切小块；黄花菜去蒂。

②锅中水烧开，放盐、食用油、胡萝卜、木耳、莲藕，煮1分钟。

③再放黄花菜、西蓝花，续煮半分钟，捞出，备用。

④用油起锅，放入姜、蒜、葱、焯过的食材、料酒、鸡粉、盐，调味，加入蚝油，续炒一会儿。

⑤倒水淀粉，快炒，盛出装盘。

能量计算 总热量约3257.81千焦/蛋白质32.4克
脂肪5.5克/糖类166.3克

第3天 早餐

西红柿鸡蛋打卤面（西红柿100克、鸡蛋1个、面条100克），菠菜柑橘沙拉（菠菜50克、柑橘40克、香瓜30克、酸奶10克），豆浆150毫升

第3天 午餐

绿豆薏米饭（大米50克、绿豆25克、薏米25克），陈皮鸭汤（鸭肉150克、陈皮10克），豉油南瓜（南瓜250克）

第3天 晚餐

蛋包饭（鸡蛋1个、大米饭100克、胡萝卜50克），黑蒜拌芹菜（芹菜150克、黑蒜50克、彩椒10克），肉片汤（瘦肉50克、生姜10克）

营养早餐

菠菜柑橘沙拉

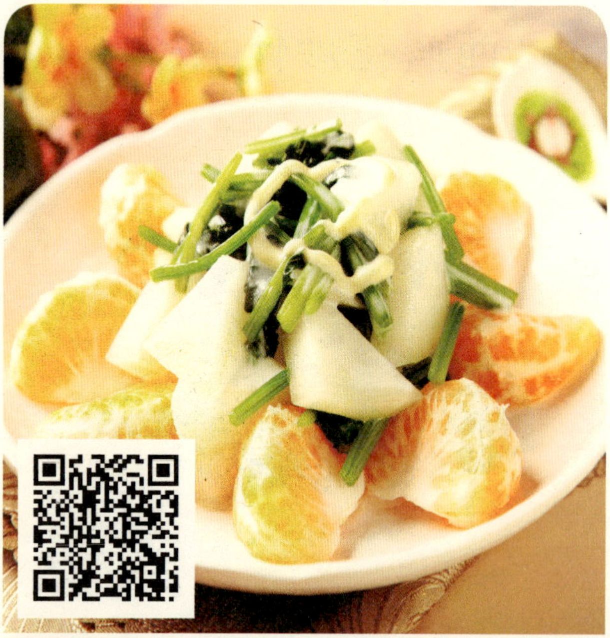

能量计算 总热量约356.97千焦/蛋白质4.1克
脂肪0.8克/糖类18.9克

● **原料：** 菠菜100克，柑橘90克，香瓜70克，酸奶15克

● **调料：** 沙拉酱少许

● **做法：**

①去皮的香瓜切小块，菠菜切成均匀的小段。

②开水锅中倒入菠菜，搅匀，汆至断生，捞出放凉，沥干水分，待用。

③将香瓜块倒入菠菜中，搅拌片刻；取一个盘子，摆放好柑橘。

④倒入拌好的香瓜、菠菜，倒入备好的酸奶。

⑤挤上适量的沙拉酱即可食用。

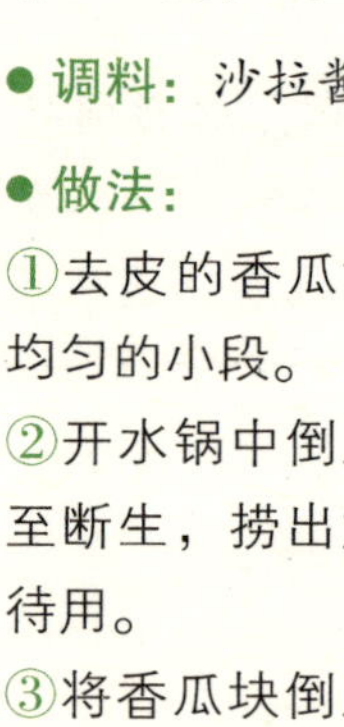

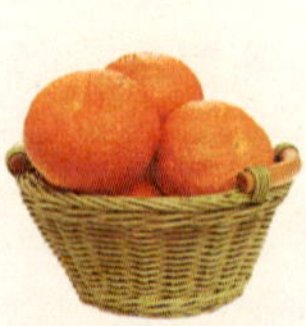

活力午餐 豉油南瓜

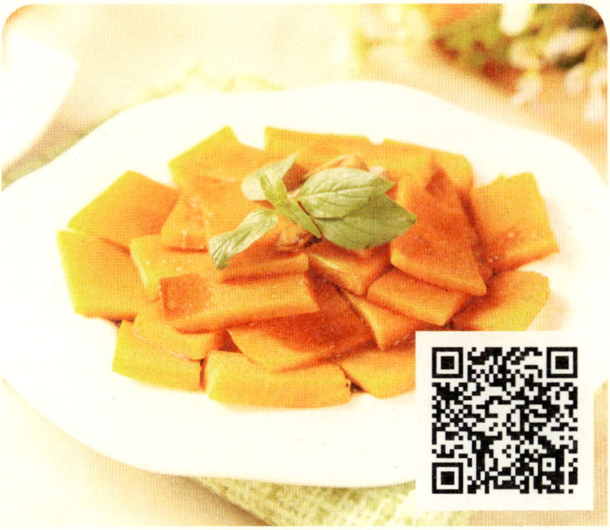

- **原料**：去皮南瓜350克，蒜瓣2个，罗勒叶少许
- **调料**：盐2克，鸡粉3克，食用油、蒸鱼豉油各适量
- **做法**：

①洗净去皮的南瓜先切块，再切成片；蒜瓣拍扁。

②锅中注水烧开，倒入南瓜，加入盐，焯至熟软，捞出。

③取一盘，将南瓜以圆圈方式摆放在盘中。

④用油起锅，倒入蒜瓣，爆香，加入蒸鱼豉油。

⑤注入适量清水，加入鸡粉，煮约1分钟至入味。

⑥关火后盛出煮好的汁液，浇在南瓜上，放上罗勒叶装饰即可。

能量计算 总热量约321.86千焦/蛋白质2.5克
脂肪0.4克/糖类18.6克

健康晚餐 黑蒜拌芹菜

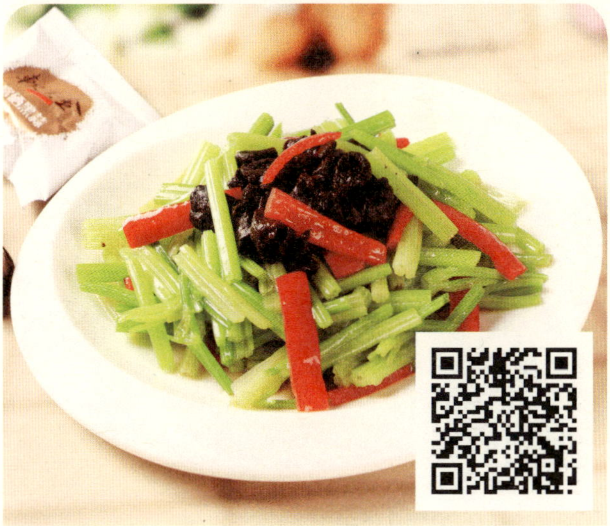

- **原料**：芹菜300克，红彩椒40克，黑蒜70克
- **调料**：盐2克，鸡粉、白糖各1克，芝麻油5毫升，食用油适量
- **做法**：

①锅中注入适量清水烧开，加入食用油、盐，拌匀。

②下入切好的芹菜段，焯至食材断生。

③倒入切好的红彩椒，略煮一会儿，捞出焯好的食材，沥干水分，装入碗中。

④碗中加入少许盐、鸡粉、白糖，淋入适量芝麻油，搅拌均匀。

⑤将拌制好的食材装入备好的盘子中，撒上适量切碎的黑蒜，即可食用。

能量计算 总热量约976.87千焦/蛋白质10.2克
脂肪4.0克/糖类43.2克

第4天 早餐

香橙豆浆（橙子30克、黄豆25克），花卷50克，鸡蛋白60克，凉拌黄瓜（黄瓜100克）

第4天 午餐

米饭150克，玉米炒虾仁（玉米粒50克、虾仁50克），海藻海带瘦肉汤（海藻30克、海带35克、瘦肉85克）

第4天 晚餐

鸡丝拌面（鸡胸肉25克、面条80克），马蹄玉米炒核桃（马蹄100克、玉米粒45克、核桃仁10克、彩椒10克），萝卜丝汤（白萝卜75克、瘦肉25克）

营养早餐

香橙豆浆

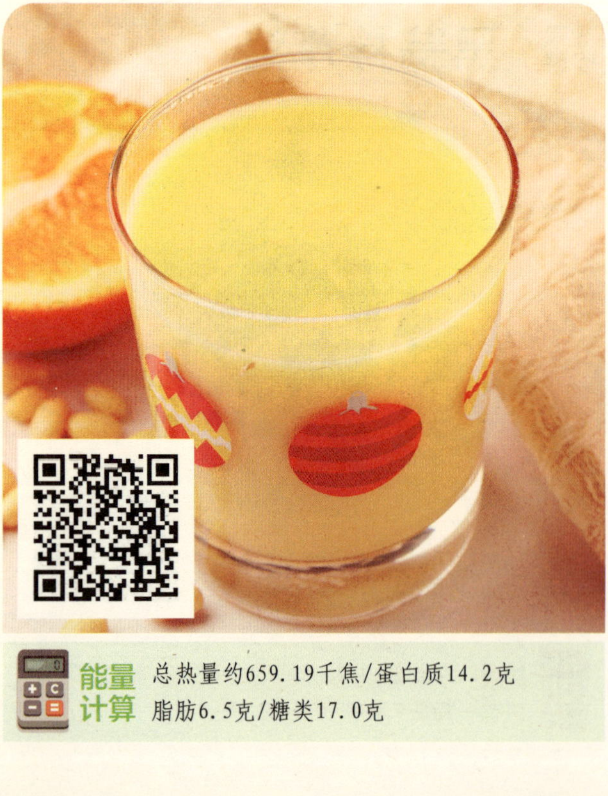

- **原料：** 水发黄豆40克，橙子30克
- **做法：**

①洗净的橙子先去蒂，再切成块；泡好的黄豆洗净，捞出，沥干水分，备用。

②将黄豆、橙子倒入豆浆机中，注入适量清水。

③盖上豆浆机机头，选择“五谷”程序，再选择“开始”键，开始打浆。

④待豆浆机运转约15分钟，即成豆浆。

⑤断电后取下豆浆机机头，把煮好的豆浆倒入滤网中，滤取豆浆。

⑥将滤好的豆浆倒入杯中即可。

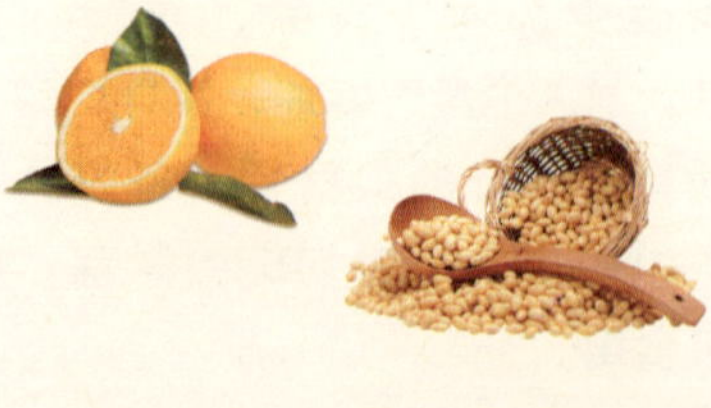

能量计算 总热量约659.19千焦/蛋白质14.2克
脂肪6.5克/糖类17.0克

活力午餐

海藻海带瘦肉汤

● **原料：** 水发海藻60克，水发海带70克，猪瘦肉85克，葱花少许

● **调料：** 料酒4毫升，盐、鸡粉各2克，胡椒粉、水淀粉各少许

● **做法：**

①海带切成小块，猪瘦肉切成薄片，待用。

②把肉片装入碗中，加入盐、水淀粉，拌匀，淋入少许料酒，拌匀，腌渍至入味，备用。

③开水锅中，倒入备好的海带、海藻，拌匀，用大火煮至沸，放入肉片，拌匀，煮至熟透。

④加盐、鸡粉，拌匀。

⑤取一个汤碗，撒上少许胡椒粉，盛入锅中的材料，点缀上葱花即可。

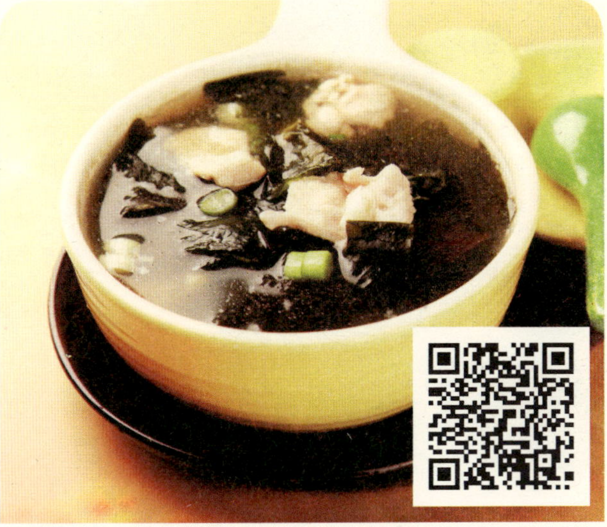

能量计算 总热量约543.19千焦/蛋白质18.1克 脂肪5.3克/糖类2.8克

健康晚餐

马蹄玉米炒核桃

● **原料：** 马蹄肉200克，玉米粒90克，核桃仁50克，彩椒35克，葱段少许

● **调料：** 白糖4克，盐、鸡粉各2克，水淀粉、食用油各适量

● **做法：**

①马蹄肉切小块，彩椒切小块。

②开水锅中倒入玉米粒，拌匀，煮至断生，倒入马蹄肉，加食用油，拌匀，倒入彩椒，加白糖，拌匀，捞出，沥干，装盘。

③用油起锅，倒入葱段、焯过的食材，炒匀，放入核桃仁，炒匀。

④加适量盐、白糖、鸡粉、水淀粉，炒至食材入味。

⑤盛出炒好的菜肴即可。

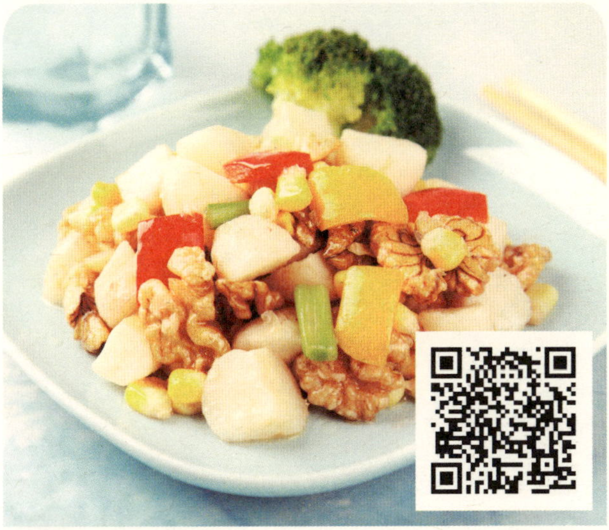

能量计算 总热量约2230.45千焦/蛋白质13.9克 脂肪30.7克/糖类60.7克

第5天 早餐

红豆南瓜粥（红豆35克、大米40克、南瓜80克），馒头片50克，鲜蔬沙拉（生菜50克、黄瓜50克、小西红柿25克、酸奶10克）

第5天 午餐

二米饭（大米30克、小米30克），蒜薹炒肉丝（牛肉240克、蒜薹120克、彩椒40克），金针菇肉片汤（金针菇100克、瘦肉30克）

第5天 晚餐

韭菜肉末饺子（韭菜100克、肉末30克、饺子皮50克），鱼香杏鲍菇（杏鲍菇200克、红椒15克），南瓜汤（南瓜200克）

营养早餐

红豆南瓜粥

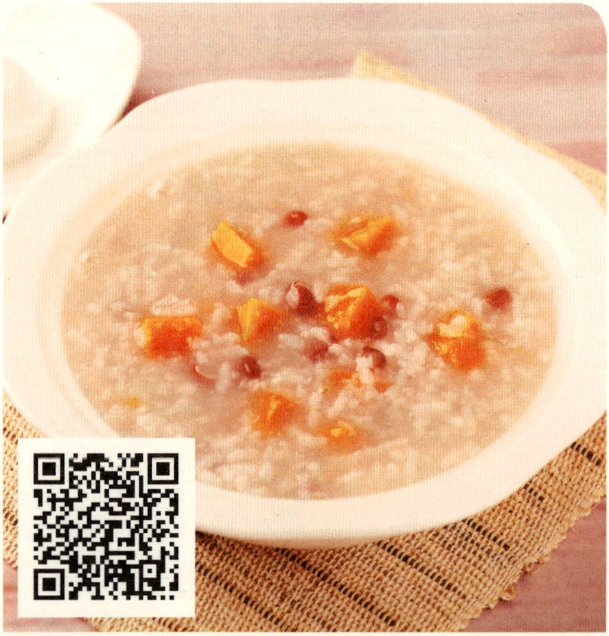

能量计算 总热量约2654.51千焦/蛋白质25.4克
脂肪1.4克/糖类138.2克

● **原料**：水发红豆85克，水发大米100克，南瓜120克

● **做法**：

①洗净去皮的南瓜切成块，然后切丁，备用。

②砂锅中注入适量清水烧开，倒入洗净的大米，搅匀。

③加入洗好的红豆，搅拌匀。

④用小火煮30分钟，至食材软烂，倒入南瓜丁，搅拌匀。

⑤用小火续煮5分钟，至全部食材熟透，搅拌一会儿。

⑥将煮好的红豆南瓜粥盛出，装入汤碗中即可。

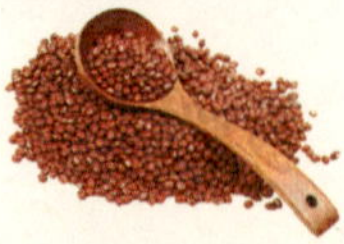

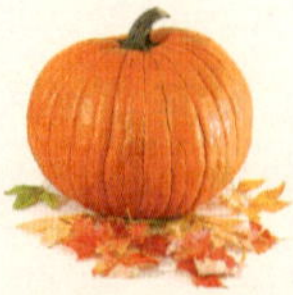

活力午餐

蒜薹炒肉丝

● 原料：牛肉240克，蒜薹120克，彩椒40克，姜片、葱段各少许

● 调料：盐、鸡粉各3克，白糖、生抽、食粉、生粉、料酒、水淀粉、食用油各适量

● 做法：

①蒜薹切段，彩椒切条形。

②牛肉切丝后装入碗中，加盐、鸡粉、白糖、生抽、食粉，撒上生粉、食用油，腌渍约10分钟。

③热锅注油，烧至四五成热，倒入牛肉，用小火滑油至变色。

④锅底留油烧热，倒入姜、葱、蒜薹、彩椒、料酒，炒匀提味。

⑤放入牛肉丝，加调料调味，倒入水淀粉勾芡。

⑥关火后盛出炒好的菜肴即可。

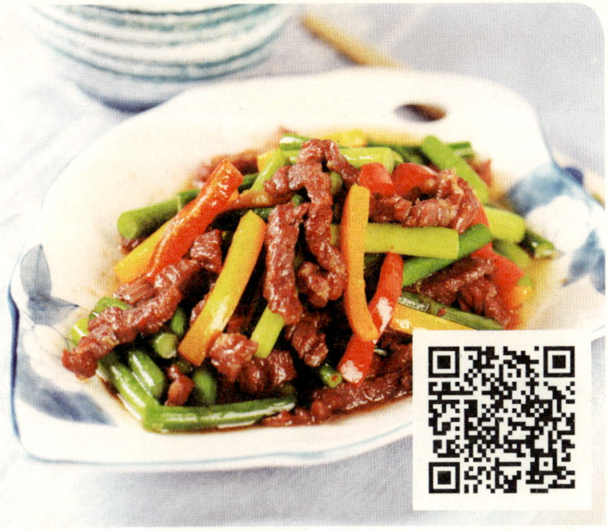

能量计算 总热量约1280.75千焦/蛋白质51.5克
脂肪6.1克/糖类15.0克

健康晚餐

鱼香杏鲍菇

● 原料：杏鲍菇200克，红椒35克，姜片、蒜末、葱段各少许

● 调料：豆瓣酱4克，盐3克，鸡粉2克，生抽2毫升，料酒3毫升，陈醋5毫升，水淀粉、食用油各适量

● 做法：

①杏鲍菇切粗丝，红椒切细丝。

②锅中注水烧开，加盐，倒入杏鲍菇，煮至断生后捞出，待用。

③用油起锅，放入姜片、蒜末、葱段，爆香，倒入红椒丝，放入焯过的杏鲍菇，翻炒匀，淋入料酒，翻炒香，放入豆瓣酱。

④倒入生抽、盐、鸡粉，炒熟，淋陈醋，炒至入味，用水淀粉勾芡。

⑤关火后盛出炒好的菜，装在盘中即成。

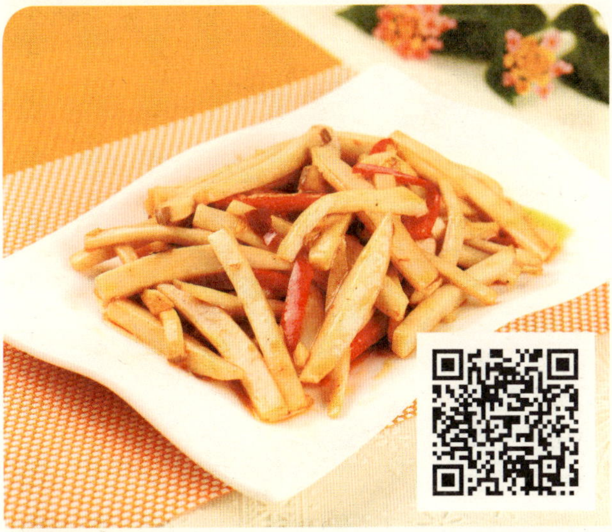

能量计算 总热量约569.32千焦/蛋白质7.9克
脂肪4.4克/糖类35.1克

第6天 早餐 全麦面包80克，胡萝卜玉米牛蒡汤（胡萝卜90克、玉米棒50克、牛蒡60克），苹果100克

第6天 午餐 米饭150克，双菇蛤蜊汤（蛤蜊150克、白玉菇50克、香菇50克），芦笋烧冬瓜（芦笋100克、冬瓜100克、胡萝卜30克）

第6天 晚餐 大麦饭（大麦25克、大米40克），碧绿带子肉（西蓝花150克、带子肉100克），香菇扒生菜（香菇100克、生菜150克）

营养早餐 胡萝卜玉米牛蒡汤

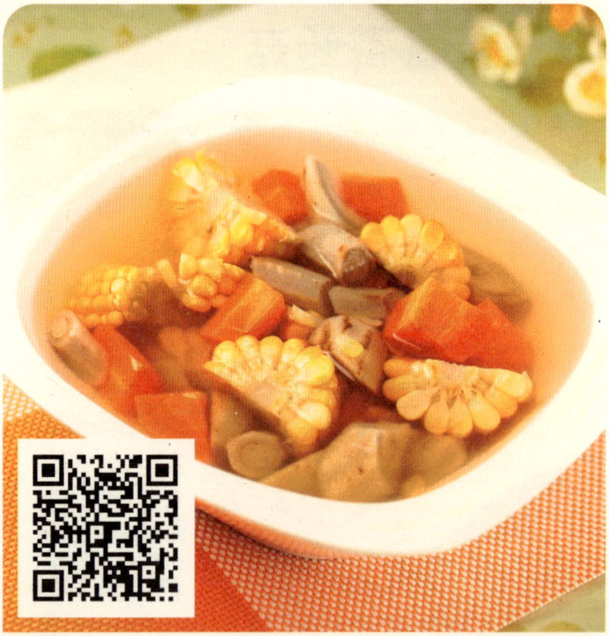

能量计算 总热量约1225.16千焦/蛋白质9.9克
脂肪2.2克/糖类66.4克

- **原料：** 胡萝卜90克，玉米棒150克，牛蒡140克
- **调料：** 盐、鸡粉各2克
- **做法：**

①洗净去皮的胡萝卜切成小块，玉米切小块，牛蒡切成滚刀块。
②砂锅中注水烧开，倒入牛蒡、胡萝卜和玉米。
③盖上盖，煮沸后用小火煮约30分钟，至食材熟透。
④揭开盖，加入盐、鸡粉，拌匀，续煮至食材入味。
⑤关火后盛出煮好的牛蒡汤，装在碗中即成。

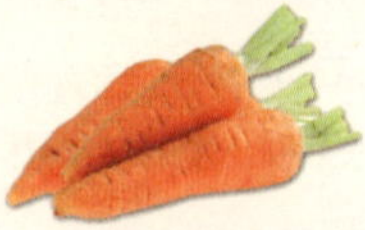

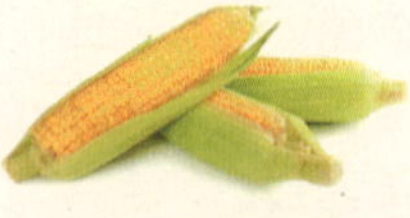

活力午餐 双菇蛤蜊汤

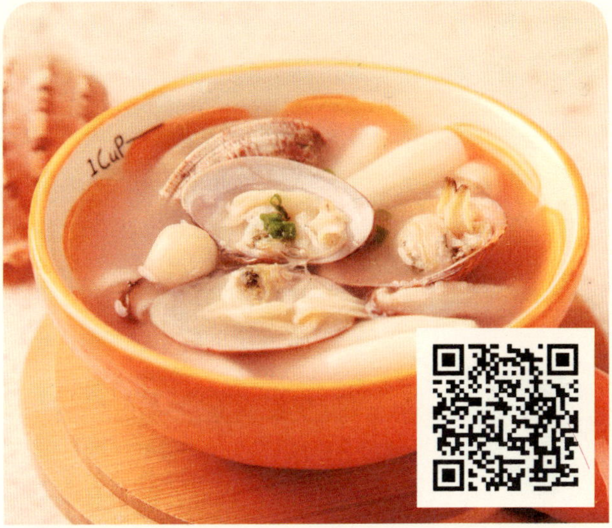

能量计算 总热量约597.7千焦/蛋白质2.1克 脂肪4.4克/糖类17.7克

- **原料：** 蛤蜊150克，白玉菇段、香菇块各100克，姜片、葱花各少许
- **调料：** 鸡粉、盐、胡椒粉各2克
- **做法：**

①锅中注入适量清水烧开，倒入洗净切好的白玉菇、香菇。

②倒入备好的蛤蜊，倒入姜片，搅拌均匀。

③盖上盖，煮约2分钟。

④揭开盖，放入少许鸡粉、盐、胡椒粉，拌匀调味。

⑤盛出煮好的汤料，装入碗中，撒上葱花即可。

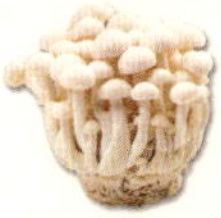

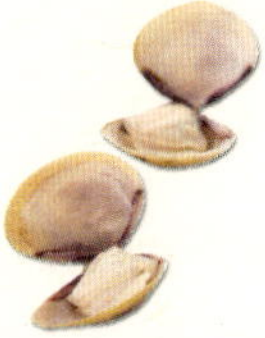

健康晚餐 碧绿带子肉

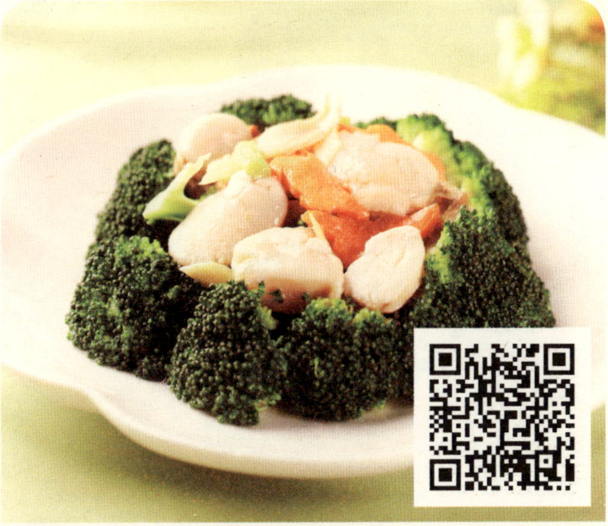

能量计算 总热量约974.78千焦/蛋白质41.2克 脂肪2.4克/糖类15.3克

- **原料：** 西蓝花240克，带子肉200克，胡萝卜片、姜片、葱段各少许
- **调料：** 盐6克，鸡粉3克，料酒10毫升，水淀粉5毫升，食用油适量
- **做法：**

①西蓝花切小朵，带子肉切小块。

②锅中注水烧开，加盐、西蓝花，煮至断生后捞出，沥干。

③带子肉装入盘中，放入盐、鸡粉、水淀粉，腌渍至入味。

④用油起锅，放胡萝卜、姜、葱段，爆香，倒入带子肉，炒匀。

⑤淋入料酒，加少许盐、鸡粉、水淀粉，炒匀调味。

⑥关火后将炒好的带子肉盛放在西蓝花上即可。

第7天早餐
杂粮粥（小米25克、黑豆25克、荞麦25克），藕片花菜沙拉（花菜60克、莲藕70克），鸡蛋白60克

第7天午餐
薏米山药饭（薏米25克、大米25克、山药40克），西蓝花炒鸡片（西蓝花200克、鸡胸肉100克、胡萝卜50克），清炒油麦菜（油麦菜200克）

第7天晚餐
砂锅鱼片粥（大米35克，草鱼肉50克），萝卜炖牛肉（牛肉50克、白萝卜100克），清炒莴笋丝（莴笋150克）

营养早餐

藕片花菜沙拉

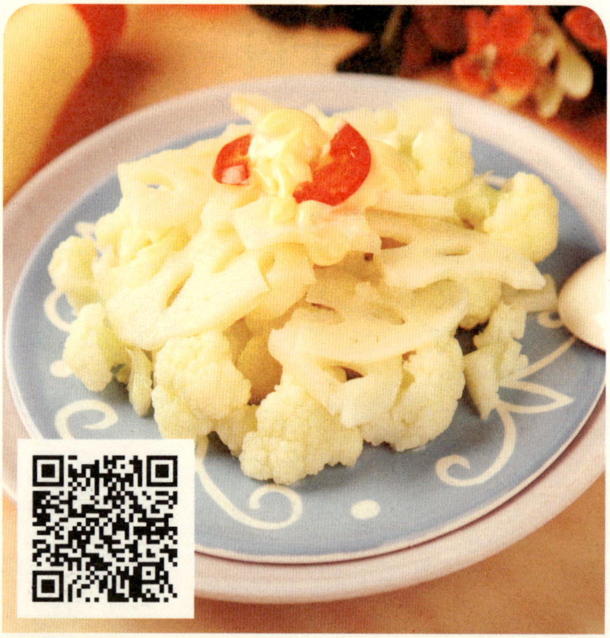

能量计算 总热量约265.01千焦/蛋白质2.6克
脂肪0.3克/糖类14.2克

● **原料：** 花菜60克，莲藕70克，圣女果少许

● **调料：** 白糖2克，白醋5毫升，盐、沙拉酱各少许

● **做法：**

①莲藕切成薄片，花菜切成小朵待用。

②开水锅中倒入藕片、花菜，焯至断生。

③将食材捞入凉水中放凉，冷却后捞出食材。

④将食材装入碗中，放入少许盐、白糖、白醋，拌匀。

⑤将拌好的菜装入盘中，挤上少许沙拉酱，放上少许圣女果装饰即可。

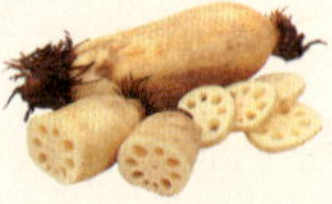

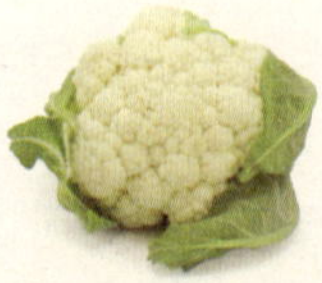

活力午餐

西蓝花炒鸡片

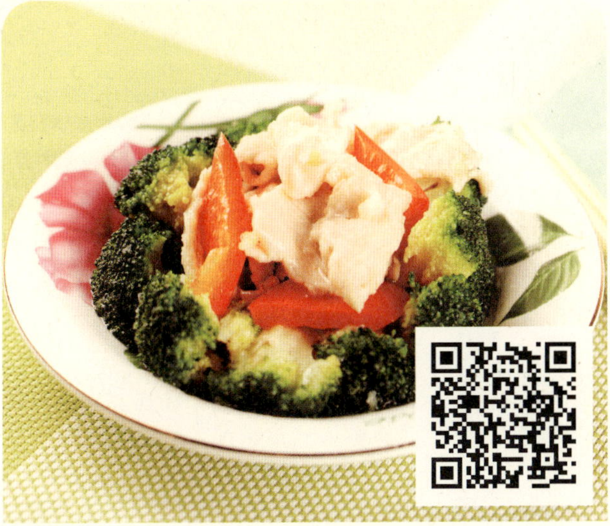

● 原料：西蓝花200克，鸡胸肉100克，胡萝卜50克，姜片、蒜末、葱白各少许

● 调料：盐8克，鸡粉4克，料酒5毫升，水淀粉、食用油各适量

● 做法：

①西蓝花切小朵，胡萝卜、鸡胸肉切片；鸡肉片中加盐、鸡粉、水淀粉、食用油，腌渍5分钟。

②锅中注水烧开，放食用油、盐、胡萝卜，煮至断生，捞出，再倒西蓝花，焯1分钟，捞出。

③用油起锅，放胡萝卜、姜、蒜、葱、肉、料酒，炒匀，加水、盐、鸡粉，调味，倒水淀粉勾芡。

④取来西蓝花，摆放在盘中，盛出锅中炒熟的食材，装盘即成。

能量计算 总热量约909.15千焦/蛋白质28.1克 脂肪6.3克/糖类15.5克

健康晚餐

砂锅鱼片粥

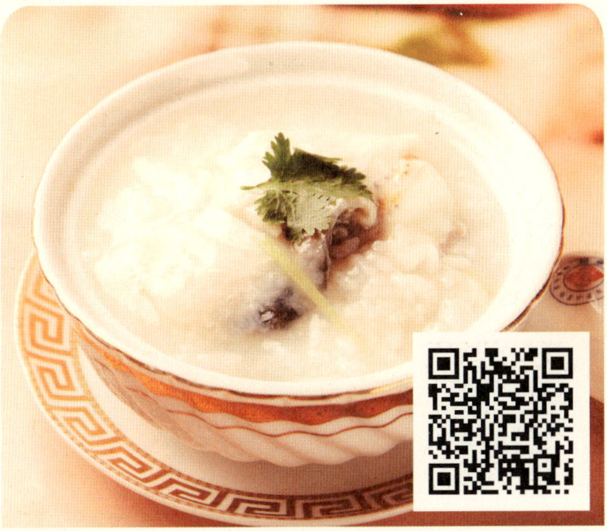

● 原料：大米200克，草鱼肉130克，蛋清适量，姜丝、香菜叶各少许

● 调料：盐、鸡粉各2克，生粉少许

● 做法：

①洗好的草鱼肉用斜刀切片，装碗待用。

②在草鱼肉里加入盐、蛋清、生粉，拌匀，腌至入味，备用。

③砂锅中注入清水，倒入大米，拌匀。

④用大火煮开后转小火煮30分钟至熟软，加入盐、鸡粉，拌匀。

⑤放入姜丝，下入腌好的鱼片，略煮片刻至鱼肉熟软。

⑥关火后盛出煮好的粥，点缀上香菜叶即可。

能量计算 总热量约3506.6千焦/蛋白质36.4克 脂肪8.4克/糖类155.8克

四周带量食谱

第1周

周一	早餐	脱脂牛奶燕麦片（脱脂牛奶150毫升、燕麦25克），馒头50克，凉拌黄瓜（黄瓜100克）
	午餐	米饭120克，萝卜豆腐煲（萝卜100克、豆腐100克），西芹炒百合（西芹100克、百合35克），山药鸡汤（山药50克、鸡肉50克）
	晚餐	绿豆饭（绿豆25克、大米50克），菊花草鱼（草鱼50克、西红柿100克、菊花5克），香菇白菜黄豆汤（香菇50克、白菜50克、黄豆20克）
周二	早餐	面条100克，芝麻拌海带丝（海带丝100克、芝麻5克），豆浆250毫升
	午餐	二米饭（大米50克、小米15克），西红柿炒鸡蛋（西红柿100克、鸡蛋1个），青椒炒肉（青椒100克、猪瘦肉50克），冬瓜汤（冬瓜100克）
	晚餐	全麦面包100克，木耳肉片汤（木耳100克、猪瘦肉25克），清炒苋菜（苋菜200克）
周三	早餐	脱脂牛奶250毫升，烙饼50克，凉拌苦瓜（苦瓜100克、彩椒15克）
	午餐	米饭150克，白萝卜拌豆腐丝（白萝卜100克、豆腐丝25克），茭白炒鸡丝（茭白100克、鸡胸肉25克），口蘑嫩鸭汤（口蘑50克、鸭肉50克）
	晚餐	葛根粥（大米45克、葛根5克），黄瓜里脊肉（黄瓜100克、里脊肉50克），木耳炒花菜（干木耳10克、花菜100克）

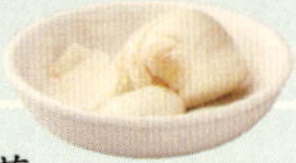

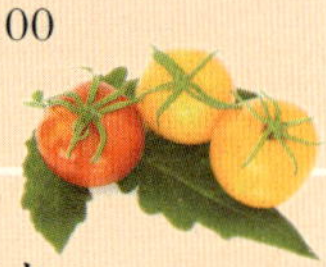

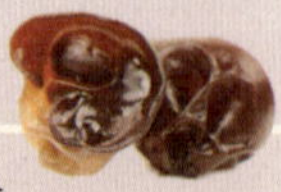

周四	早餐	胡萝卜饼（胡萝卜50克、面粉50克），豆浆200毫升，拌黄瓜（黄瓜100克）
	午餐	燕麦饭（燕麦20克、大米55克），豆腐豆芽汤（豆腐100克、豆芽100克），肉炒木耳（猪瘦肉50克、木耳100克），清炒藕片（莲藕100克）
	晚餐	黑豆小米粥（黑豆10克、小米20克、大米80克），小白菜肉末（小白菜100克、猪瘦肉25克），西芹炒苦瓜（西芹100克、苦瓜100克）
周五	早餐	双色馒头（面粉75克、南瓜25克），脱脂牛奶200毫升，素炒茄子（茄子100克）
	午餐	米饭150克，鲜蘑菇炒肉丝（鲜蘑菇50克、猪瘦肉20克），胡萝卜炒芹菜（胡萝卜50克、芹菜50克），健脾山药汤（山药100克）
	晚餐	素菜饺子（白菜30克、木耳30克、面粉75克），青椒炒肉（猪瘦肉50克、青椒25克），紫菜蛋汤（紫菜100克、鸡蛋1个）
周六	早餐	全麦面包80克，脱脂牛奶150毫升，凉拌海带丝（海带100克）
	午餐	芥菜鸡肉炒饭（芥菜50克、鸡肉50克、大米55克），红椒玉米粒（红椒50克、玉米80克），手撕包菜（包菜100克），青菜豆腐汤（上海青50克、豆腐50克）
	晚餐	烧饼100克，黄豆炒木耳（黄豆50克、木耳50克），西红柿鲫鱼汤（西红柿100克、鲫鱼50克）
周日	早餐	鸡蛋煎饼（鸡蛋1个、面粉50克），脱脂牛奶250毫升，苹果50克
	午餐	米饭120克，红椒番茄炒花菜（红椒100克、番茄50克、花菜50克），西蓝花炒肉（西蓝花100克、猪瘦肉50克），山药鲫鱼汤（山药50克、鲫鱼80克）
	晚餐	小米荞麦粥（小米20克、荞麦10克、大米50克），清炒萝卜丝（白萝卜100克），翠衣瘦肉汤（西瓜翠衣50克、猪瘦肉20克）

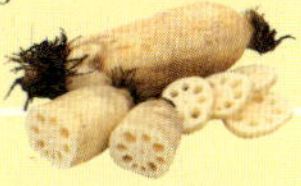
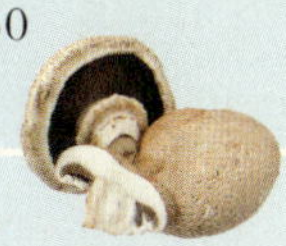
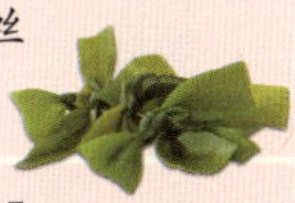

第2周

周一	早餐	白菜猪肉饺（白菜50克、猪瘦肉50克、面粉50克），拌三丝（白萝卜45克、土豆45克、莴笋45克），木瓜60克
	午餐	米饭150克，苦瓜炒蛋（苦瓜100克、鸡蛋1个），莴笋炒香菇（莴笋100克、香菇100克），蛤蜊汤（蛤蜊100克）
	晚餐	燕麦馒头（燕麦25克、面粉50克），姜片木耳瘦肉汤（姜片10克、木耳100克、猪瘦肉50克），拌海带丝（海带100克）
周二	早餐	莜麦蛋饼（莜麦10克、鸡蛋1个、面粉50克），豆腐脑100克
	午餐	米饭150克，豆角炒肉丝（豆角100克、瘦肉50克），胡萝卜丝炒菠菜（胡萝卜50克、菠菜100克），生鱼汤（生鱼80克）
	晚餐	玉米瘦肉粥（玉米20克、瘦肉丁10克、大米90克），爽口芥蓝（红椒25克、芥蓝150克），四季豆炒肉（四季豆100克、瘦肉50克）
周三	早餐	肉丝粉（猪瘦肉10克、木耳5克、米粉70克），豆腐皮拌海带（豆腐皮20克、海带50克），脱脂牛奶100毫升
	午餐	米饭150克，花菜炒肉（花菜100克、猪瘦肉50克），素炒茭白（茭白100克），蘑菇豆腐汤（蘑菇50克、豆腐50克）
	晚餐	小米粥（小米10克、大米30克），圆白菜炒鸡丝（圆白菜100克、鸡丝25克、彩椒15克），炝炒生菜（生菜100克）

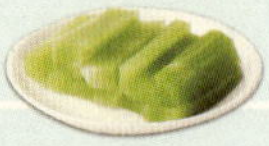

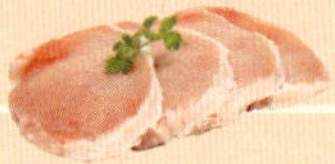

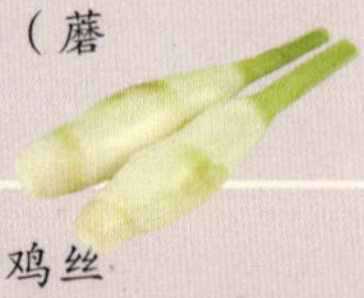

周四	早餐	全麦面包（大麦粉50克），脱脂牛奶150毫升，白菜拌海带丝（白菜50克、海带丝50克）
	午餐	金银馒头（玉米粉25克、面粉25克），枸杞芝麻糊（枸杞20克、芝麻10克、小米25克），洋葱麻香鸡（洋葱150、鸡肉50克），黄瓜生菜沙拉（黄瓜50克、生菜100克）
	晚餐	薏米饭（薏米25克、大米50克），青菜豆腐汤（上海青100克、豆腐50克），青椒炒肉（青椒100克、猪瘦肉25克）
周五	早餐	黑豆豆浆（黑豆20克、黄豆25克），荞麦馒头（荞麦面45克），拌白菜心（白菜心100克）
	午餐	小米饭（小米50克、大米50克），肉炒茭白（茭白100克、瘦肉50克），拌莴笋丝（莴笋100克），金针菇鱼丸汤（金针菇100克、鱼丸80克）
	晚餐	花卷150克，肉片炒茄子（茄子100克、瘦肉50克），蒜泥花菜（花菜100克）
周六	早餐	发糕75克，豆浆200毫升，水煮鸡蛋1个
	午餐	西红柿饭卷（冷米饭100克、西红柿50克、玉米粒10克、胡萝卜10克、洋葱10克）、菠萝炒鸭丁（菠萝100克、鸭肉50克），紫菜豆腐汤（紫菜20克、豆腐50克）
	晚餐	米饭150克，肉丝炒茭白（猪瘦肉25克、茭白100克），哈密瓜鱼尾汤（哈密瓜50克、鱼尾100克）
周日	早餐	鸡蛋饼（鸡蛋1个、面粉50克），豆浆200毫升，素炒青菜（青菜100克）
	午餐	扬州炒饭（玉米粒20克、胡萝卜20克、大米75克），冬瓜排骨汤（冬瓜100克、排骨50克），大碗花菜（花菜100克）
	晚餐	白菜猪肉饺（猪瘦肉25克、大白菜50克、面粉75克），四季豆炒肉（四季豆50克、瘦肉25克），紫菜汤（紫菜50克、虾米10克）

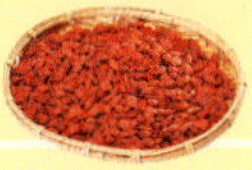

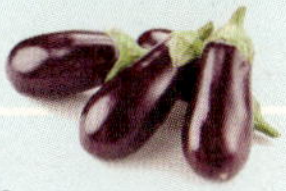

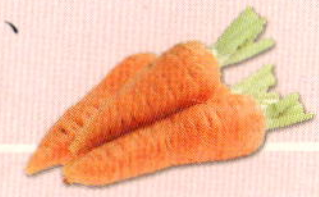

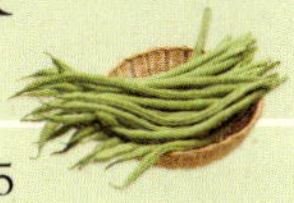

第3周

周一	早餐	花卷100克，苹果豆浆（苹果100克、黄豆50克），水煮鸡蛋1个
	午餐	红豆薏米饭（红豆20克、薏米10克、大米50克），豆腐丝炒胡萝卜丝（豆腐30克、胡萝卜100克），红烧草鱼（草鱼100克），松子玉米甜汤（松子10克、玉米50克） 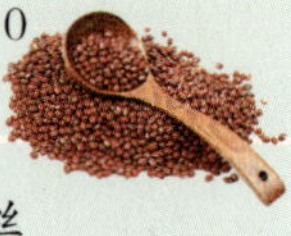
	晚餐	小米粥（小米10克、大米30克），苋菜炒肉丝（苋菜100克、猪瘦肉25克、彩椒15克），蒸南瓜（南瓜100克）
周二	早餐	白菜猪肉饺（白菜50克、猪瘦肉50克、面粉50克），素炒空心菜（空心菜100克），草莓50克
	午餐	米饭150克，苦瓜炒鸭肉（苦瓜100克、鸭肉50克），莴笋炒香菇（莴笋50克、香菇50克），海带排骨汤（海带50克、排骨100克） 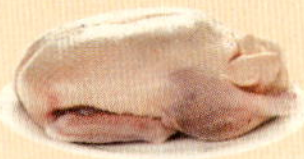
	晚餐	燕麦馒头（燕麦25克、面粉50克），番茄炒口蘑（西红柿100克、口蘑100克），姜片木耳瘦肉汤（姜片10克、木耳100克、猪瘦肉25克）
周三	早餐	花卷100克，黑豆豆浆（黑豆20克、黄豆50克），水果沙拉（猕猴桃30克、草莓20克、脱脂酸奶10克）
	午餐	红豆薏米饭（红豆20克、薏米10克、大米50克），豆腐丝炒胡萝卜丝（豆腐30克、胡萝卜100克），红烧草鱼（草鱼150克），蘑菇浓汤（蘑菇50克） 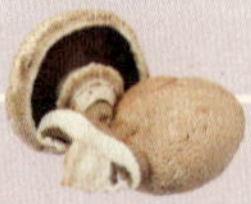
	晚餐	小米粥（小米20克、大米30克），荠菜炒肉丝（荠菜100克、猪瘦肉25克），黄瓜拌豆芽（黄瓜50克、绿豆芽100克）

周四	早餐	小笼包（瘦肉30克、面粉50克），紫菜汤（紫菜50克），苹果50克
	午餐	燕麦饭（燕麦20克、大米60克），家常鳝鱼段（紫苏50克、鳝鱼150克），菠萝炒苦瓜（菠萝50克、苦瓜100克），丝瓜汤（丝瓜100克）
	晚餐	鸡蛋饼（鸡蛋1个、面粉75克），西芹炒胡萝卜（西芹100克、胡萝卜50克），黄瓜炒肉（黄瓜100克、瘦肉50克）
周五	早餐	西红柿牛肉面（面条100克、牛肉汤100毫升、西红柿30克），彩椒木耳（彩椒20克、木耳50克）
	午餐	米饭150克，洋葱炒肉（洋葱100克、猪瘦肉50克），炒什锦菜（绿豆芽100克、胡萝卜50克、韭菜50克），紫菜鲜蘑汤（紫菜50克、鲜蘑50克）
	晚餐	烙饼100克，清蒸草鱼（草鱼100克），炝拌生菜（生菜100克）
周六	早餐	全麦面包100克，脱脂牛奶150毫升，豆芽拌豆腐丝（豆芽50克、豆腐50克）
	午餐	南瓜蒸饭（南瓜50克、大米100克），洋葱麻香鸡（洋葱100克、鸡肉50克），西芹百合（芹菜100克、百合50克），白菜肉片汤（白菜50克、猪瘦肉50克）
	晚餐	薏米饭（薏米25克、大米50克），甜椒小炒肉（甜椒50克、猪瘦肉25克），青菜豆腐汤（青菜100克、豆腐100克）
周日	早餐	小米鸡蛋粥（小米50克、鸡蛋1个），馒头片50克，炝炒白菜（白菜100克）
	午餐	糙米饭（糙米120克），口蘑炒肉（口蘑50克、猪瘦肉75克），素炒三丝（莴笋50克、土豆50克、木耳30克），蛤蜊汤（蛤蜊100克）
	晚餐	鸡肉白菜饺（白菜50克、鸡肉25克、面粉100克），素炒芦笋（芦笋100克），金针菇豆腐汤（金针菇50克、豆腐50克）

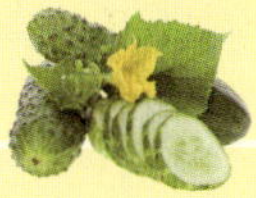

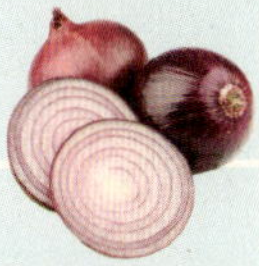

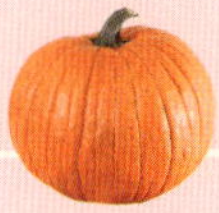

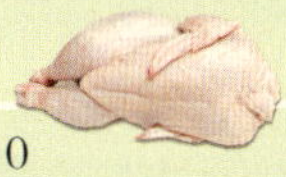

第4周

周一	早餐	牛肉饼（牛肉20克、面粉50克），豆浆250毫升，拌海带丝（海带100克）
	午餐	燕麦米饭（燕麦50克、大米50克），蛤蜊清汤（蛤蜊150克），双菌烩丝瓜（香菇75克、草菇75克、丝瓜100克）
	晚餐	荞麦馒头（荞麦面75克），丝瓜炒肉（丝瓜100克、猪瘦肉50克），黄瓜豆皮汤（黄瓜100克、豆皮30克）
周二	早餐	玉米面发糕（玉米面75克），脱脂牛奶250毫升，拌豆芽（黄豆芽100克）
	午餐	米饭150克，鸭血豆腐汤（鸭血50克、豆腐100克），清蒸鱼块（青鱼80克），松仁玉米炒黄瓜（松仁15克、玉米50克、黄瓜100克）
	晚餐	馅饼（面粉50克、猪瘦肉25个、鸡蛋1个），苦瓜炒茄子（苦瓜50克、茄子100克），菌菇肉汤（草菇100克、平菇50克，瘦肉50克）
周三	早餐	玫瑰包（面粉100克、莲蓉20克），红枣南瓜豆浆（红枣5克、黄豆50克、南瓜20克），水煮鸡蛋1个
	午餐	二米饭（大米50克、小米50克），胡萝卜炒肉（胡萝卜100克、瘦肉30克），蒜泥茄子（蒜末20克、茄子100克），佛手瓜薏米鸭汤（佛手瓜20克、薏米10克、鸭肉80克）
	晚餐	香菇鸡肉云吞（香菇10克、鸡胸肉20克、面粉80克），素三丝（豆皮30克、海带丝40克、木耳30克），丝瓜汤（丝瓜100克）

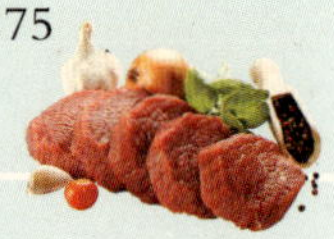

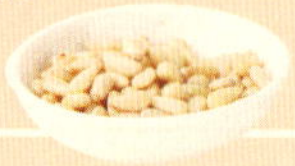

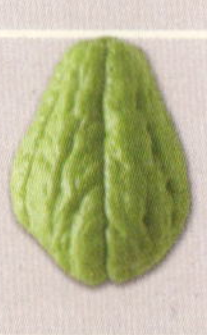

周四	早餐	馒头100克，豆浆250毫升，拌生菜（生菜100克），苹果50克
	午餐	米饭150克，青椒木耳炒鸡丝（青椒50克、木耳50克、鸡肉50克），橄榄油炒茭白（橄榄油10克、茭白100克），葫芦瓜玉米排骨汤（葫芦瓜50克、玉米30克、排骨100克）
	晚餐	荞麦面条（荞麦面75克），清炒油麦菜（油麦菜200克），芹菜炒肉（西芹100克、猪瘦肉25克）
周五	早餐	南瓜饼（南瓜50克、面粉50克），绿豆豆浆（绿豆10克、黄豆50克），水煮鸡蛋1个
	午餐	玉米肉末拌面（玉米20克、猪瘦肉20克、挂面100克），紫苏烧鲤鱼（紫苏50克、鲤鱼80克），西红柿炒包菜（西红柿50克、包菜50克）
	晚餐	馒头150克，西芹炒木耳（西芹150克、木耳50克），西葫芦鸡丝汤（西葫芦100克、鸡胸肉80克、胡萝卜20克）
周六	早餐	口蘑粥（口蘑10克、大米30克），蒜蓉拌黄瓜（黄瓜100克），柚子60克
	午餐	米饭150克，油菜炒鸡丝（油菜100克、鸡丝50克），西红柿豆腐汤（西红柿50克、豆腐50克），茄子蒸娃娃菜（茄子50克、娃娃菜100克）
	晚餐	南瓜馒头（南瓜30克、面粉75克），番茄炒蛋（西红柿100克、鸡蛋1个），青椒炒木耳（青椒30克、木耳80克）
周日	早餐	肉末面（挂面100克、瘦肉25克），海带拌黑木耳（海带25克、黑木耳100克），猕猴桃50克
	午餐	芸豆饭（芸豆10克、大米80克），清蒸鲈鱼（鲈鱼100克），冬瓜丸子汤（冬瓜100克、瘦肉75克），清炒西蓝花（西蓝花100克）
	晚餐	红豆粥（红豆10克、大米50克），青椒胡萝卜丝（青椒100克、胡萝卜100克），清蒸鱼饼（草鱼肉100克）

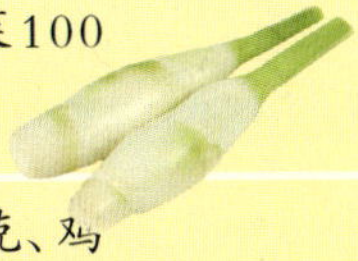
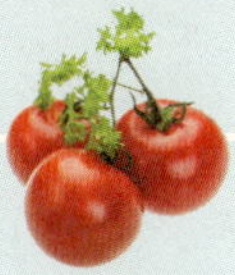
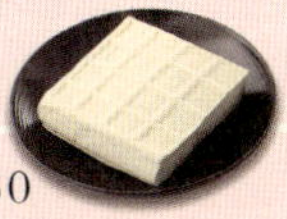
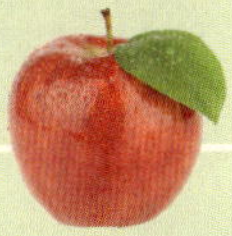

全天食谱推荐——糖尿病篇

第1天 早餐 银丝卷100克，蒜苗炒莴笋（蒜苗25克、莴笋100克、彩椒20克），豆浆150毫升

第1天 午餐 大米饭150克，菠萝炒鱼片（菠萝肉50克、草鱼肉100克、红椒10克），番茄豆腐汤（番茄100克、豆腐50克）

第1天 晚餐 茼蒿饭（茼蒿70克，米饭100克），芹菜炒肉（芹菜150克、猪瘦肉50克），海带汤（海带150克、胡萝卜50克）

营养早餐 蒜苗炒莴笋

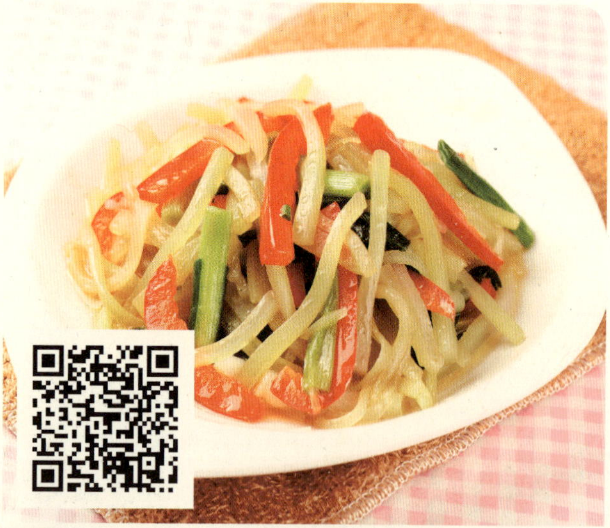

能量计算 总热量约573.29千焦/蛋白质18.8克 脂肪5.4克/糖类4.0克

- **原料：** 蒜苗、彩椒各50克，莴笋180克
- **调料：** 盐3克，鸡粉2克，生抽、水淀粉、食用油各适量
- **做法：**

①蒜苗切段，彩椒切成丝，莴笋去皮切丝。

②锅中注水烧开，放入食用油、盐，倒入莴笋丝，煮约半分钟至断生，捞出，备用。

③用油起锅，放入蒜苗，炒香，倒入莴笋丝，翻炒匀，再放入彩椒，炒匀。

④加入盐、鸡粉、生抽，炒匀调味，倒入水淀粉，快速炒匀。

⑤将炒好的食材盛出，装入盘中即可。

活力午餐 菠萝炒鱼片

● 原料：菠萝肉75克，草鱼肉150克，红椒25克，姜、蒜、葱各少许

● 调料：豆瓣酱、盐、鸡粉、料酒、水淀粉、食用油各适量

● 做法：

①菠萝肉、草鱼肉切成片，红椒切成小块；将鱼片放入碗中，加入少许盐、鸡粉、水淀粉、食用油，腌渍约10分钟至入味。

②热锅注油，烧至五成热，放入腌好的鱼片，滑油至断生。

③用油起锅，放入姜片、蒜末、葱段、红椒块、菠萝肉，快速炒匀，倒入鱼片、盐、鸡粉、豆瓣酱、料酒、水淀粉，用中火翻炒一会儿，至食材入味。

④关火后盛出，放在盘中即成。

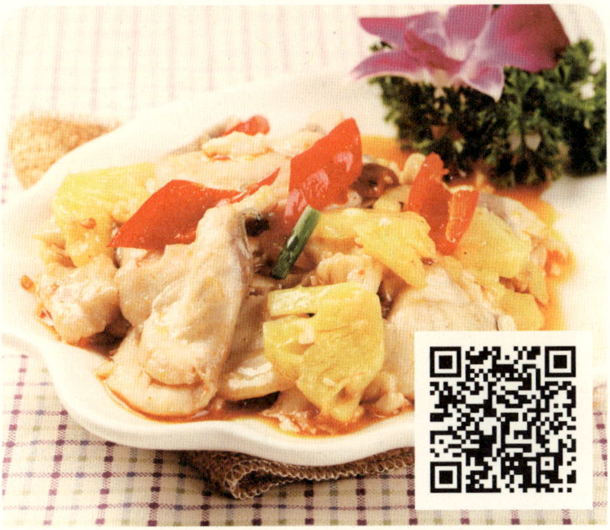

能量计算 总热量约1058.79千焦/蛋白质29克
脂肪10.9克/糖类21.3克

健康晚餐 茼蒿饭

● 原料：茼蒿70克，米饭200克，葱花少许

● 调料：盐、鸡粉各2克，食用油适量

● 做法：

①洗净的茼蒿切去根部，再切碎，待用。

②锅中注入适量食用油，烧至四五成热，倒入切好的茼蒿，翻炒一会儿。

③倒入备好的米饭。

④快速翻炒至米饭均匀，散发出香味。

⑤加入盐、鸡粉，炒匀调味，放入葱花，快速拌炒匀。

⑥起锅，盛出炒好的茼蒿饭，装入盘中即成。

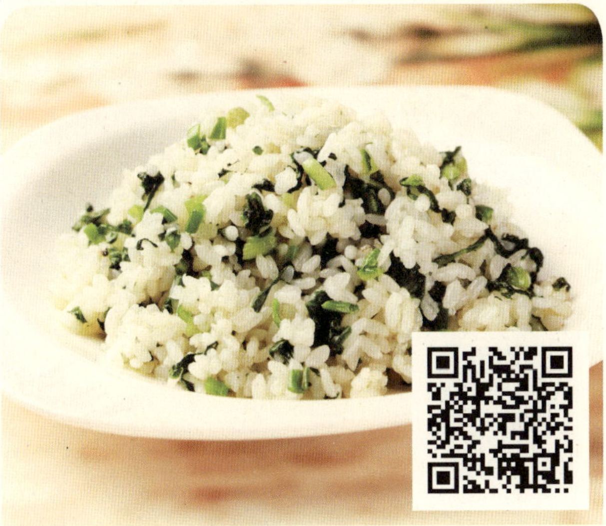

能量计算 总热量约1031.2千焦/蛋白质6.5克
脂肪0.8克/糖类54.5克

第2天 早餐

鲜豆浆200毫升，芹菜拌海带丝（水发海带100克、芹菜梗85克、胡萝卜35克），水煮蛋1个

第2天 午餐

大米饭150克，香油胡萝卜（胡萝卜200克、鸡汤50毫升），萝卜丝汤（白萝卜100克、瘦肉丝50克）

第2天 晚餐

荞麦凉面（油菜50克、荞麦面80克），鱼头菠菜炖豆腐（鱼头150克、菠菜50克、豆腐50克），清炒莴笋丝（莴笋200克）

营养早餐

芹菜拌海带丝

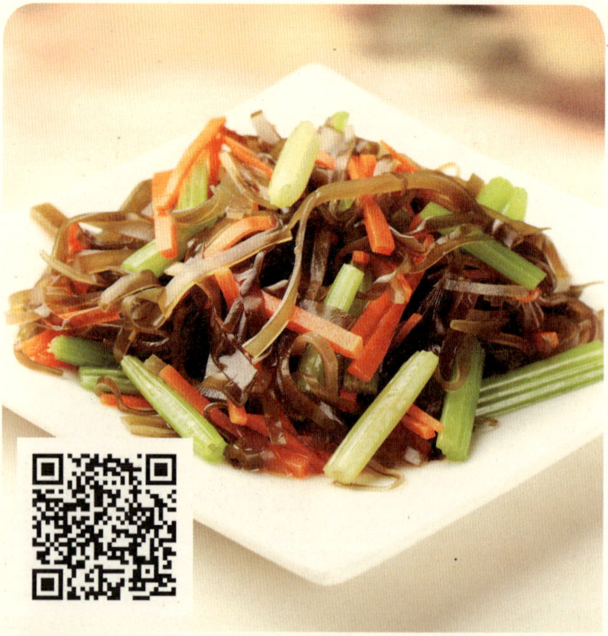

能量计算 总热量约154.03千焦/蛋白质2.3克 脂肪0.3克/糖类8.5克

- **原料：** 水发海带100克，芹菜梗85克，胡萝卜35克
- **调料：** 盐3克，芝麻油5毫升，凉拌醋10毫升，食用油少许
- **做法：**

①芹菜梗切小段，胡萝卜去皮切成丝，海带切粗丝。

②锅中注水烧开，加入少许盐，倒入适量食用油。

③倒入切好的海带丝、胡萝卜丝，搅匀，煮约1分钟。

④倒入芹菜梗，煮约半分钟，至食材断生后捞出。

⑤把食材装入碗中，加入盐，倒入凉拌醋。

⑥淋入适量芝麻油，搅拌一会儿，至食材入味。

⑦取一个干净的盘子，盛入拌好的食材即成。

活力午餐

香油胡萝卜

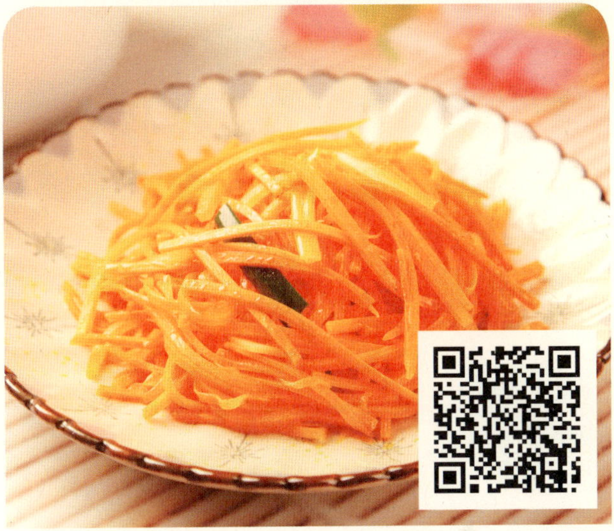

能量计算　总热量约434.7千焦/蛋白质5.4克　脂肪1.9克/糖类18.3克

- **原料：** 胡萝卜200克，鸡汤50毫升，姜片、葱段各少许
- **调料：** 盐3克，鸡粉2克，芝麻油适量
- **做法：**

①洗净去皮的胡萝卜切片，再切成丝，备用。

②锅置火上，倒入芝麻油，放入姜片、葱段，爆香。

③倒入胡萝卜，拌匀。

④加入鸡汤。

⑤放入盐、鸡粉，炒匀。

⑥关火后盛出炒好的菜肴，装入盘中即可。

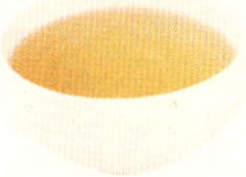

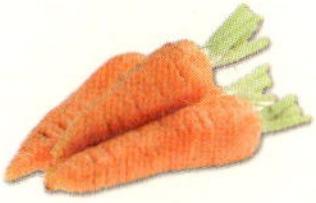

健康晚餐

鱼头菠菜炖豆腐

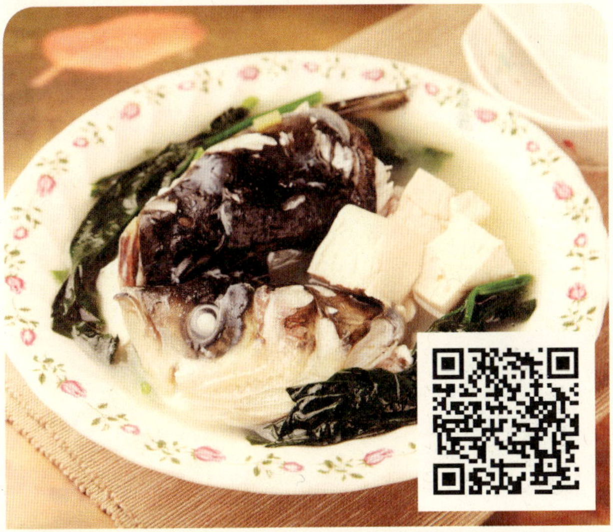

能量计算　总热量约2031.48千焦/蛋白质64.7克　脂肪14.3克/糖类27.0克

- **原料：** 鱼头300克，菠菜100克，豆腐200克，姜片、葱段各少许
- **调料：** 盐、鸡粉各2克，食用油适量
- **做法：**

①洗净的豆腐切成条，再切成块，备用。

②用油起锅，放入处理好的鱼头，用小火煎至两面断生。

③注入适量清水，倒入豆腐、姜片、葱段，搅拌匀。

④盖上盖，烧开后用小火煮约30分钟至食材熟软。

⑤揭盖，倒入菠菜，小火煮约5分钟后加入少许盐、鸡粉。

⑥关火后盛出煮好的汤料，装入碗中即可。

第3天 早餐 薏米双豆浆（水发薏米15克、水发绿豆15克、水发红豆20克），全麦面包100克，苹果100克

第3天 午餐 二米饭（大米30克、小米30克），猪血山药汤（猪血70克、山药50克），清蒸鲫鱼（鲫鱼150克）

第3天 晚餐 双色包（玉米面30克、面粉30克），黄瓜拌绿豆芽（黄瓜50克、绿豆芽30克、红椒15克），鸡汤娃娃菜（鸡汤100毫升、娃娃菜100克）

营养早餐

薏米双豆浆

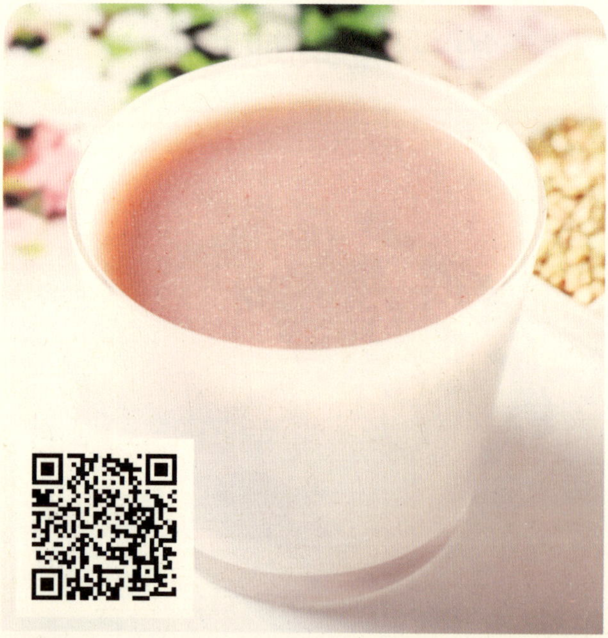

能量计算 总热量约1557.47千焦/脂肪1.6克

蛋白质21.6克/糖类74.7克

● **原料：** 水发薏米30克，水发绿豆40克，水发红豆45克

● **做法：**

①将已浸泡6小时的红豆倒入碗中，放入绿豆、薏米，加入清水，用手搓洗干净。

②将洗好的材料倒入滤网中，沥干水分，把材料倒入豆浆机中。

③注入适量清水，至水位线即可；盖上豆浆机机头，选择“五谷”程序，再选择“开始”键，开始打浆。

④待豆浆机运转约20分钟，将豆浆机断电，把煮好的豆浆倒入备好的杯中。

⑤用汤匙撇去浮沫即可。

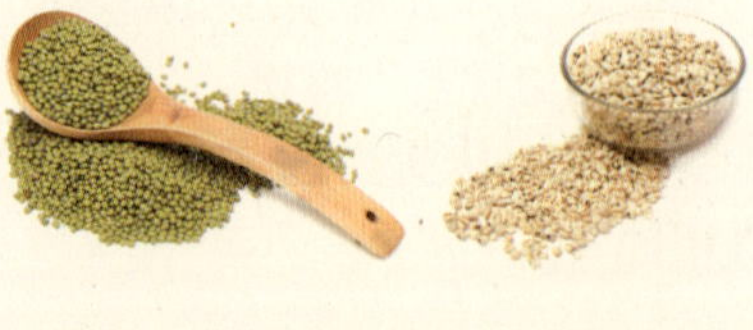

活力午餐

猪血山药汤

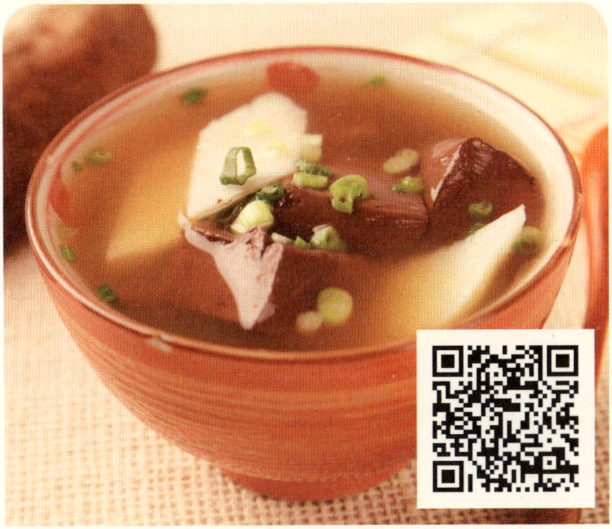

- **原料**：猪血270克，山药70克，葱花少许
- **调料**：盐2克，胡椒粉少许
- **做法**：

①洗净去皮的山药切厚片，猪血切小块，备用。

②开水锅中倒入猪血，拌匀，去污渍，捞出，沥干。

③另起锅，注入适量清水烧开，倒入猪血、山药。

④烧开后用中小火煮约10分钟至食材熟透。

⑤加入少许盐，搅拌均匀，关火后待用。

⑥取一个汤碗，撒入少许胡椒粉，盛入锅中的汤料，撒上葱花即可。

能量计算 总热量约784.59千焦，蛋白质34.3克，脂肪1.0克，糖类11.1克

健康晚餐

黄瓜拌绿豆芽

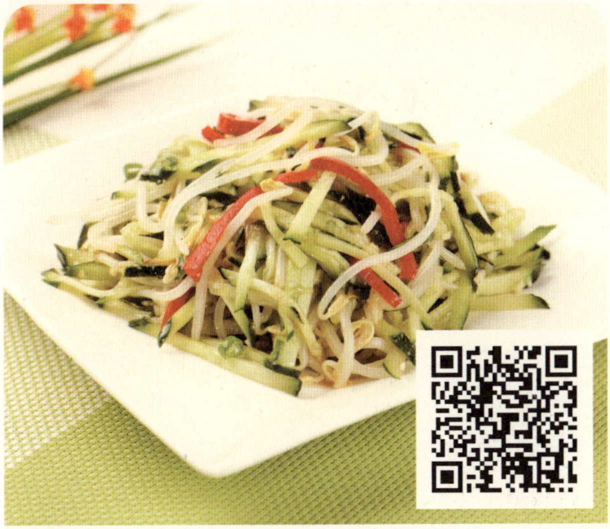

- **原料**：黄瓜200克，绿豆芽80克，红椒15克，蒜末、葱花各少许
- **调料**：盐、鸡粉各2克，陈醋4毫升，芝麻油、食用油各适量
- **做法**：

①黄瓜切片，改切成丝；洗好的红椒切开，去籽，切成丝。

②锅中注入清水烧开，加入食用油，放入绿豆芽、红椒，拌匀，煮约半分钟至熟。

③把绿豆芽和红椒捞出，沥干，装入碗中，再放入黄瓜丝，加入盐、鸡粉。

④放入蒜末、葱花、陈醋，淋入芝麻油。

⑤把碗中的食材搅拌匀，装入盘中即成。

能量计算 总热量约318.52千焦/蛋白质63.9克 脂肪2.3克/糖类16.0克

第4天早餐

无糖吐司100克，蒜蓉芥蓝片（芥蓝梗200克），脱脂牛奶150毫升

第4天午餐

大米饭150克，西蓝花炒双耳（胡萝卜20克、西蓝花100克、水发银耳35克、水发木耳80克），鸡汁香菇（鸡汤50毫升、香菇100克）

第4天晚餐

绿豆薏米饭（绿豆25克、薏米25克、水发糙米15克），炒鳝鱼丝（鳝鱼肉150克、芹菜50克），醋熘圆白菜（圆白菜150克）

营养早餐

蒜蓉芥蓝片

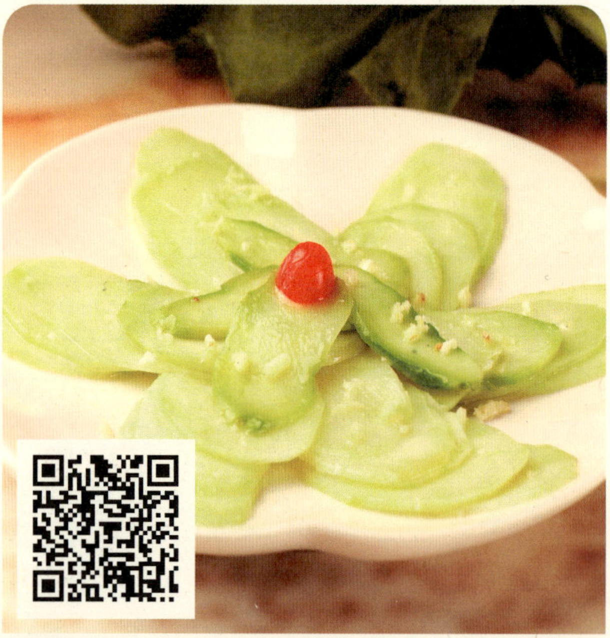

能量计算 总热量约573.29千焦/蛋白质18.8克
脂肪5.4克/糖类4.0克

- **原料：** 芥蓝350克，蒜末少许
- **调料：** 盐4克，鸡粉2克，料酒、水淀粉各4毫升，食用油适量
- **做法：**

①芥蓝去皮切片；锅中注水烧开，加盐。

②放入芥蓝片，倒入少许食用油，搅匀，煮半分钟。

③捞出焯好的芥蓝片，沥干水分，待用。

④用油起锅，放入蒜末，爆香；倒入焯过水的芥蓝片，淋入少许料酒。

⑤加入少许盐、鸡粉，炒匀调味，再倒入适量水淀粉，快速翻炒匀。

⑥关火后盛出炒好的芥蓝，装入盘中，摆好即成。

活力午餐

西蓝花炒双耳

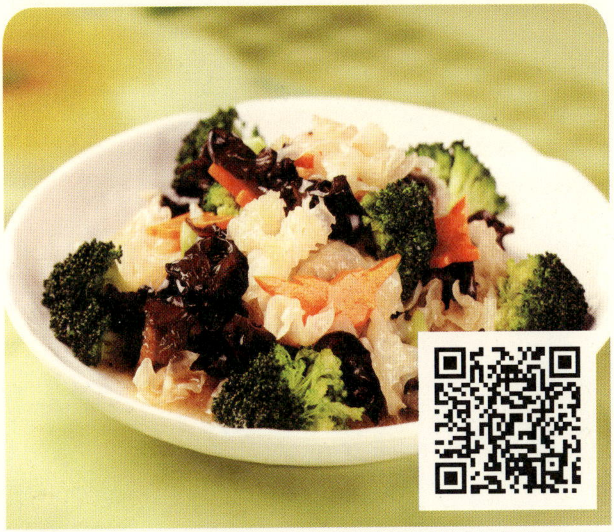

● 原料：胡萝卜片20克，西蓝花、水发银耳各100克，水发木耳35克，姜片、蒜末、葱段各少许

● 调料：盐3克，鸡粉4克，料酒10毫升，蚝油10克，水淀粉4毫升，食用油适量

● 做法：

①西蓝花切成小块，银耳、木耳切成小块。

②锅中注水烧开，倒入木耳、银耳、西蓝花，煮至断生后捞出，沥干水分，备用。

③用油起锅，放入姜片、蒜末、葱段、胡萝卜，爆香，倒入焯好的食材，翻炒均匀。

④淋料酒、蚝油、盐、鸡粉、水淀粉，调味，关火后盛出即可。

能量计算 总热量约1305千焦/蛋白质18.5克 脂肪2.6克/糖类96.3克

健康晚餐

绿豆薏米饭

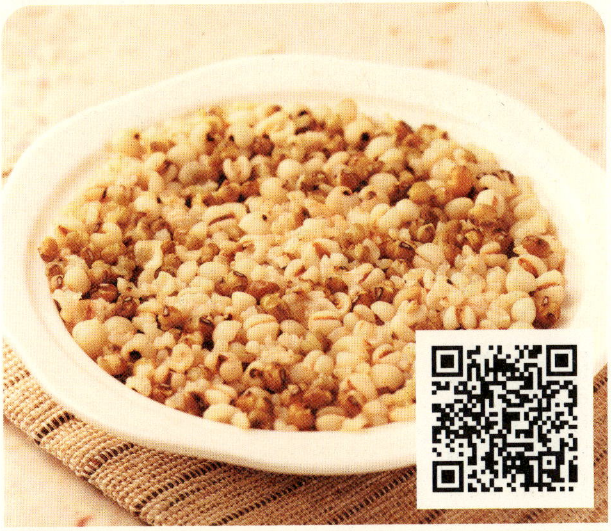

● 原料：水发绿豆、水发薏米各30克，水发糙米50克

● 做法：

①将准备好的食材装入碗中，混合均匀。

②倒入适量清水，备用。

③将装有食材的碗放入烧开的蒸锅中。

④盖上锅盖，用中火蒸40分钟，至食材完全熟透。

⑤揭开盖，把蒸好的绿豆薏米饭取出即可。

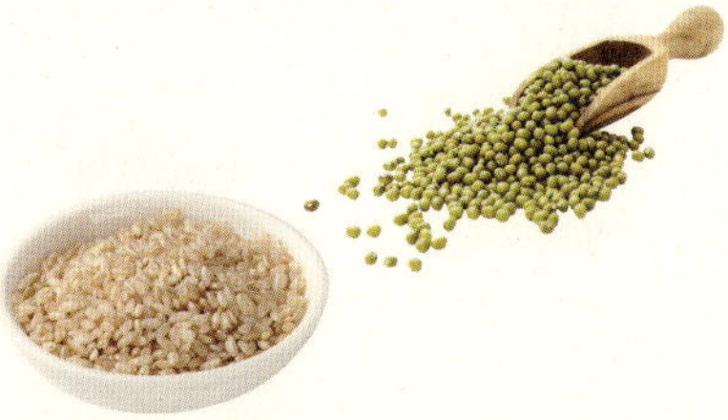

能量计算 总热量约1613.1千卡/蛋白质13.9克 脂肪2.4克/糖类78.2克

第5天早餐

黑米杂粮饭（黑米10克、荞麦10克、绿豆10克，燕麦20克、玉米粒30克）、鲜豆浆150毫升，苹果100克

第5天午餐

大米饭150克，茭白鸡丁（鸡胸肉50克、茭白50克、黄瓜50克、胡萝卜30克、圆椒10克），豆腐汤（香菇15克、豆腐100克）

第5天晚餐

绿豆饭（绿豆15克、大米40克），三冬汤（天冬10克、麦冬10克、冬瓜300克），红烧草鱼段（草鱼段200克）

营养早餐

黑米杂粮饭

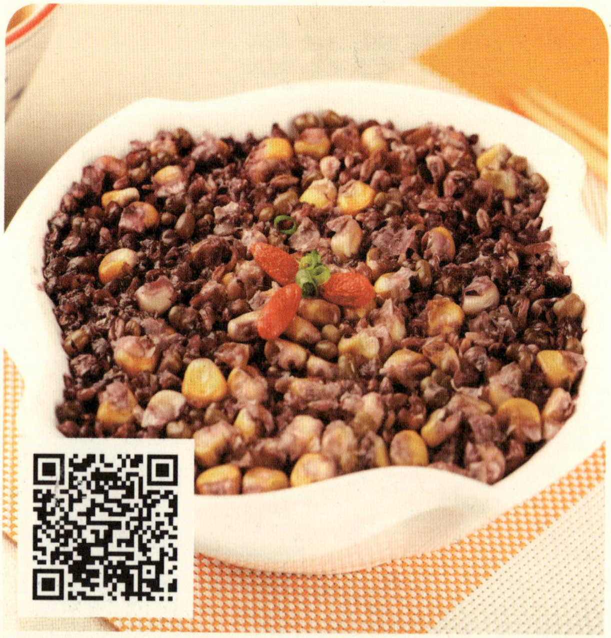

能量计算 总热量约3045.97千焦/蛋白质29.8克 脂肪6.6克/糖类150.9克

● **原料：** 黑米、荞麦、绿豆各50克，燕麦40克，鲜玉米粒90克，熟枸杞少许

● **做法：**

①把准备好的食材放入碗中，加入清水，清洗干净。

②将洗好的杂粮捞出，装入另一个碗中，倒入适量清水。

③将装有食材的碗放入烧开的蒸锅中。

④盖上盖，用中火蒸40分钟，至食材熟透，揭盖，把蒸好的杂粮饭取出。

⑤放上熟枸杞点缀，稍放凉即可食用。

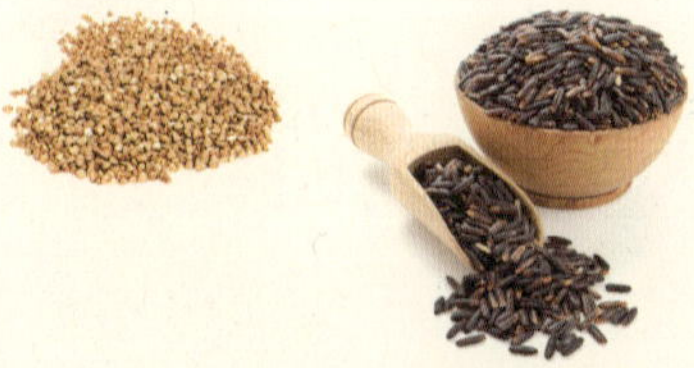

活力午餐 茭白鸡丁

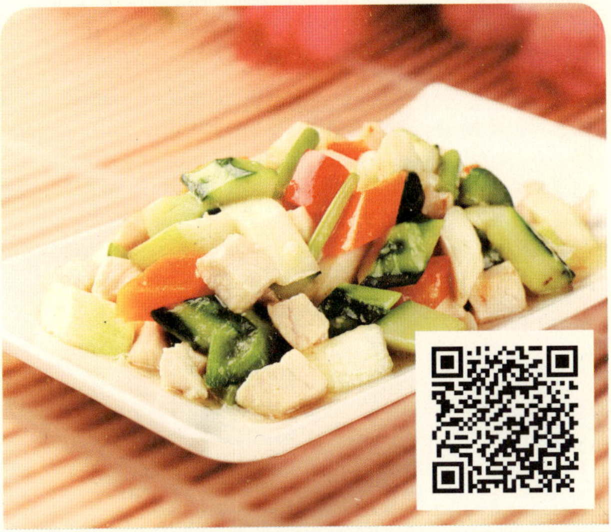

- **原料：** 鸡胸肉250克，茭白、黄瓜各100克，胡萝卜90克，彩椒50克，蒜末、姜片、葱段各少许
- **调料：** 盐、鸡粉各3克，水淀粉9毫升，料酒8毫升，食用油适量
- **做法：**

①胡萝卜、黄瓜、茭白切丁，彩椒切小块；鸡胸肉切丁，拌调料，腌渍10分钟。

②开水锅中放入胡萝卜、茭白，煮至断生；鸡丁倒入沸水锅中，汆至变色。

③用油起锅，放姜片、蒜末、葱段，爆香，倒入鸡肉丁、黄瓜丁、胡萝卜、茭白，加入盐、鸡粉、料酒、水淀粉，翻炒均匀。

④关火后盛出菜肴，装盘即可。

能量计算 总热量约1694.57千焦/蛋白质52.1克 脂肪13.2克/糖类26.2克

健康晚餐 三冬汤

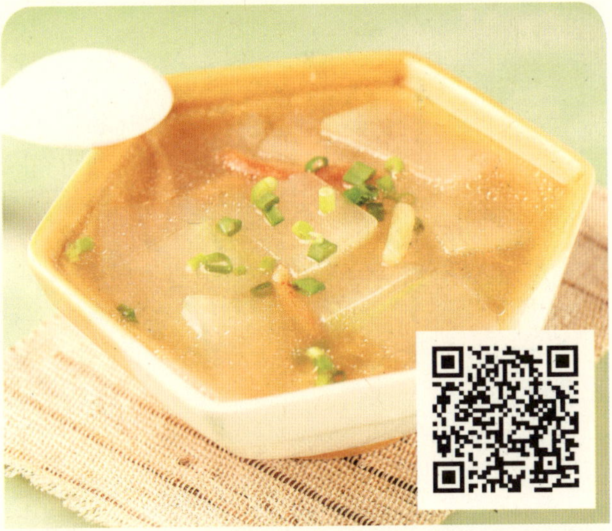

- **原料：** 天冬、麦冬各10克，冬瓜300克，葱花少许
- **调料：** 盐、鸡粉各2克，食用油适量
- **做法：**

①洗好去皮的冬瓜切成块，再切成片，备用。

②开水锅中放入天冬、麦冬，搅匀，小火煮至析出有效成分。

③放入冬瓜，用小火续煮至冬瓜熟软，倒入食用油、盐、鸡粉，搅拌至食材入味。

④关火后盛出煮好的汤料，装入碗中，撒上葱花即可。

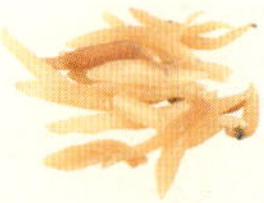

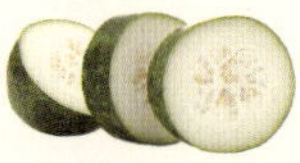

能量计算 总热量约137.94千焦/蛋白质1.2克 脂肪0.6克/糖类7.8克

第6天 早餐

鸡丝凉面（面条80克、黄瓜50克、黄豆芽50克、鸡胸肉35克），脱脂牛奶150毫升、水煮蛋1个

第6天 午餐

馄饨面（馄饨皮50克、面条50克、肉末25克），莴笋烧豆腐（豆腐100克、莴笋50克、枸杞5克），冬瓜扒香菇（冬瓜100克、香菇75克）

第6天 晚餐

二米饭（大米30克、小米30克），草菇扒茼蒿（草菇80克、茼蒿100克），萝卜炖牛肉（白萝卜100克、牛肉30克）

营养早餐

鸡丝凉面

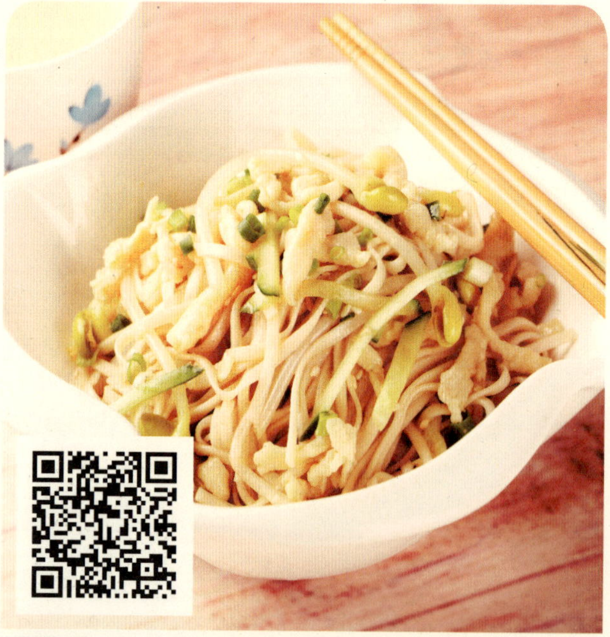

能量计算 总热量约1332.58千焦/蛋白质19.3克 脂肪3.9克/糖类52.5克

- **原料：** 面条80克，黄瓜、黄豆芽各20克，鸡胸肉60克，熟白芝麻、葱花各少许
- **调料：** 生抽6毫升，盐、鸡粉各3克，芝麻酱8克，水淀粉、芝麻油、食用油各适量
- **做法：**

①黄瓜切丝；鸡胸肉切丝，装碗，加盐、鸡粉、水淀粉、食用油，腌至入味。

②锅中注水烧开，加食用油、黄豆芽，煮至断生，捞出。

③沸水锅中放入面条，煮至熟软，捞出。

④锅中注油烧热，倒入鸡胸肉，滑油片刻，捞出。

⑤取一碗，放入面条、鸡胸肉、黄瓜、黄豆芽，加调料拌匀，撒上葱花、熟白芝麻即可。

活力午餐

莴笋烧豆腐

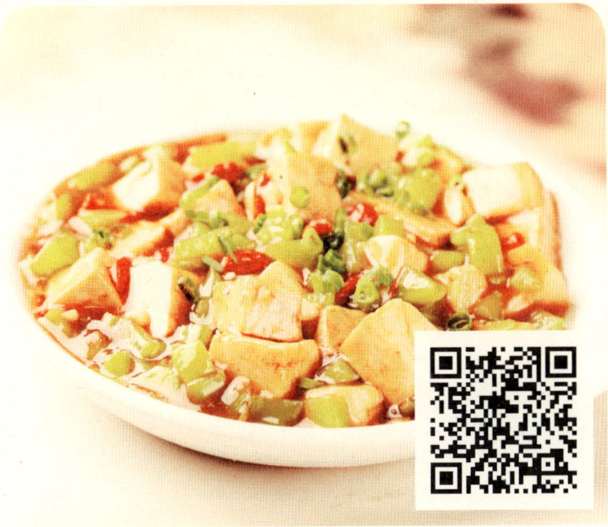

● 原料：豆腐200克，莴笋100克，枸杞10克，蒜末、葱花各少许

● 调料：盐、鸡粉、老抽、生抽、水淀粉、食用油各适量

● 做法：

①莴笋切成丁，豆腐切成小方块；开水锅中，加入少许盐。

②倒入莴笋块，淋上食用油，倒入豆腐块，略微搅拌，煮约1分钟，捞出沥干。

③用油起锅，放入蒜、清水，加入生抽、盐、鸡粉、莴笋块、豆腐块，撒上枸杞，轻轻翻动。

④淋入老抽，炒匀上色，用中火续煮至入味，大火收汁，倒入适量水淀粉，快炒至汤汁收浓。

⑤关火盛出，撒上葱花即成。

能量计算 总热量约873.5千焦/蛋白质18.6克
脂肪7.7克/糖类17.6克

健康晚餐

草菇扒茼蒿

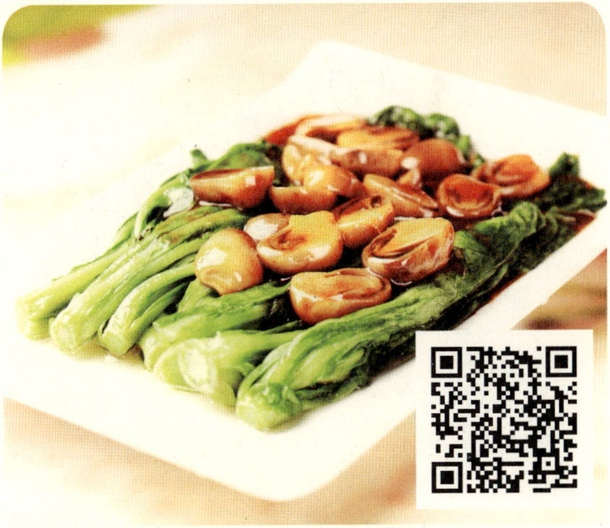

● 原料：草菇80克，茼蒿200克

● 调料：盐、鸡粉各3克，料酒8毫升，蚝油6克，老抽2毫升，水淀粉3毫升，食用油适量

● 做法：

①草菇对半切开；开水锅中，加入适量盐、鸡粉，倒入少许食用油，将茼蒿汆半分钟，捞出。

②装盘，摆放整齐；草菇倒入沸水锅中汆至断生，捞出。

③锅中注入适量食用油烧热，倒入草菇，淋入料酒，炒香，加入少许清水、蚝油、老抽、盐、鸡粉，炒匀，倒入适量水淀粉，快速炒匀。

④关火后将炒好的草菇盛出，放在茼蒿上即可。

能量计算 总热量约252.47千焦/蛋白质5.9克
脂肪0.8克/糖类11.2克

第7天 早餐

馒头片100克，枸杞拌菠菜（菠菜100克，枸杞20克），脱脂牛奶150毫升

第7天 午餐

大米饭150克，冬瓜鲜菇鸡汤（香菇30克、冬瓜80克、鸡肉50克、瘦肉40克），清炒芦笋（芦笋150克）

第7天 晚餐

西红柿牛肉面（面条80克、牛肉汤300毫升、西红柿50克），素炒木耳（木耳200克），胡萝卜炒肉（胡萝卜100克、瘦肉40克）

营养早餐

枸杞拌菠菜

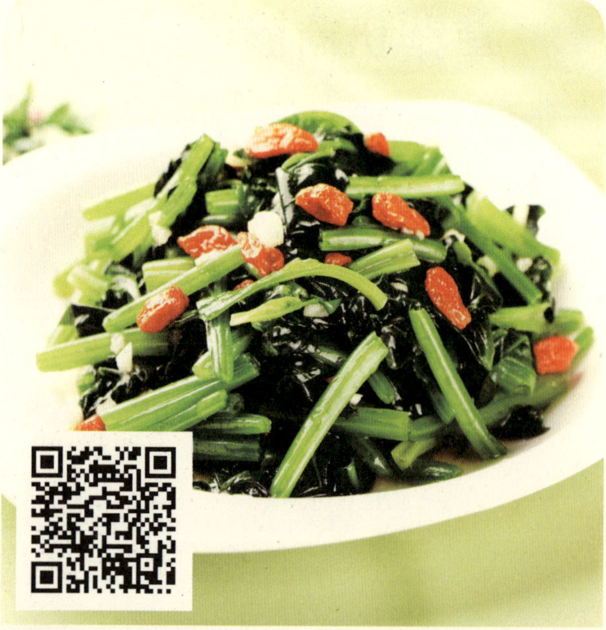

能量计算 总热量约446.42千焦/蛋白质8.8克
脂肪1.0克/糖类23.2克

- **原料：** 菠菜230克，枸杞20克，蒜末少许
- **调料：** 盐、鸡粉各2克，蚝油10克，芝麻油3毫升，食用油适量
- **做法：**

①洗净食材，菠菜去根切成段。
②锅中注水烧开，淋入少许食用油，倒入洗好的枸杞，焯片刻，捞出沥干，待用。
③把菠菜倒入沸水锅中，搅拌匀，煮1分钟，至食材断生后捞出沥干，待用。
④把焯好的菠菜、枸杞倒入碗中，放入蒜末、盐、鸡粉、耗油、芝麻油，拌匀即可。

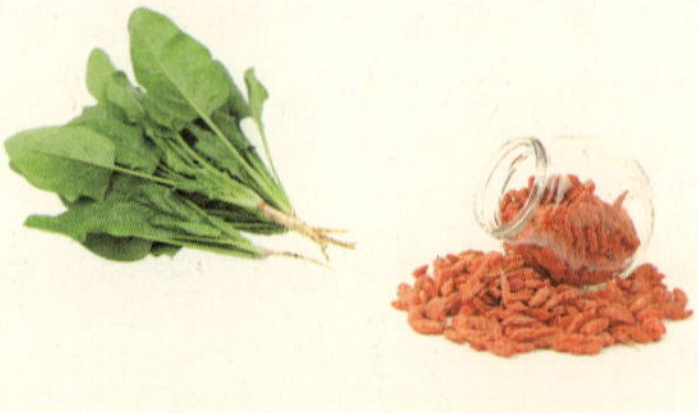

活力午餐

冬瓜鲜菇鸡汤

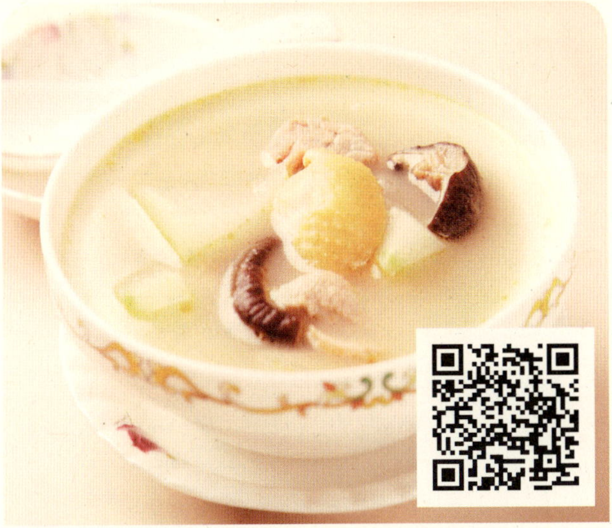

- 原料：水发香菇30克，冬瓜块80克，鸡肉块50克，瘦肉块40克，高汤适量
- 调料：盐2克
- 做法：

①锅中注入适量清水烧开，倒入鸡肉、瘦肉块，汆去血水。
②捞出汆好的食材，沥干水分，再过一次凉水，备用。
③锅中注入高汤烧开，倒入汆过水的食材，放入冬瓜、香菇，拌匀。
④盖上盖，大火烧开后转中火续煮至食材熟软。
⑤揭盖，加少许盐调味。
⑥关火后盛出煮好的汤料，待稍微放凉即可食用。

能量计算 总热量约577.68千焦/蛋白质18.8克 脂肪5.2克/糖类5.5克

健康晚餐

西红柿牛肉面

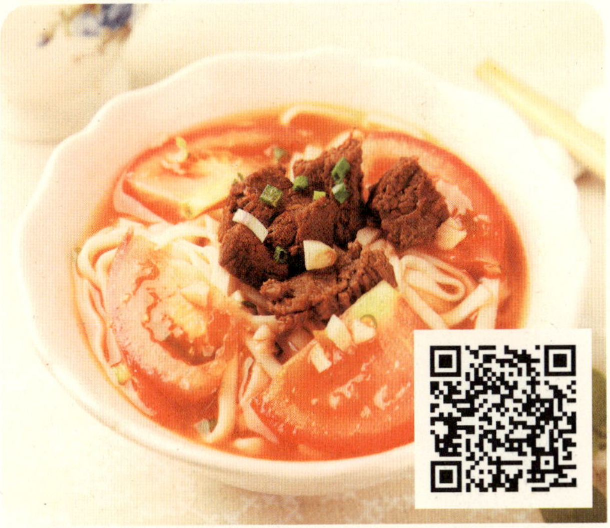

- 原料：面条250克，牛肉汤300毫升，西红柿100克，蒜末、葱花各少许
- 调料：番茄酱、食用油各适量
- 做法：

①西红柿切成块；锅中注入适量清水烧开，放入备好的面条，煮约4分钟，至面条熟透。
②盛出煮好的面条，装入碗中，待用。
③用油起锅，放入蒜末，爆香，挤入适量番茄酱，炒出香味。
④倒入备好的牛肉汤，用大火略煮一会儿，放入切好的西红柿，煮至断生。
⑤关火后盛出煮好的汤料，浇在面条上，点缀上葱花即成。

能量计算 总热量约3433.03千焦/蛋白质35.4克 脂肪4.8克/糖类162.7克

四周带量食谱

第1周

周一	早餐	葱花卷（葱花10克、面粉50克），炒三蔬（洋葱50克、蒜苗50克、木耳30克），豆浆250毫升
	午餐	米饭150克，紫菜蛋汤（紫菜100克、鸡蛋1个），胡萝卜炒肉（胡萝卜100克、猪瘦肉75克），苦瓜炒茄子（苦瓜100克、茄子100克）
	晚餐	烧饼（面粉60克），香菇鸡肉（香菇100克、鸡肉35克），油菜汤（油菜100克）
周二	早餐	荞麦馒头（荞麦面50克），脱脂牛奶250毫升，凉拌木耳（木耳50克）
	加餐	橙子100克
	午餐	鸡丝挂面（鸡肉30克、面粉100克），肉丝炒青椒（猪瘦肉30克、青椒100克），拌白菜心（白菜心100克），青菜豆腐汤（青菜100克、豆腐50克）
	晚餐	二米饭（小米30克、大米70克），丝瓜烧胡萝卜（丝瓜100克、胡萝卜100克），葱烧兔肉（大葱30克、兔肉80克）
周三	早餐	胡萝卜饼（胡萝卜50克、面粉50克），豆浆250毫升，拌黄瓜（黄瓜100克）
	午餐	燕麦饭（燕麦20克、大米80克），豆腐豆芽汤（豆腐100克、豆芽100克），肉炒木耳（猪瘦肉50克、木耳100克），茭白炒金针菇（茭白100克、金针菇100克）
	晚餐	黑豆小米粥（黑豆10克、小米20克、大米20克），西芹炒苦瓜（西芹100克，苦瓜100克），全麦面包50克

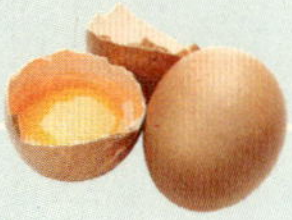

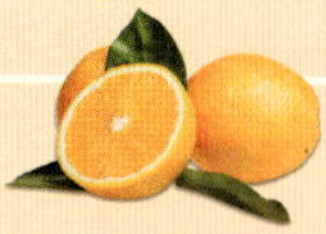

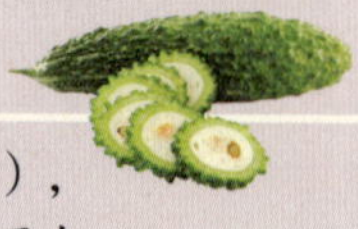

周四	早餐	玉米馒头（玉米面50克），苹果豆浆（苹果50克、黄豆50克）
	午餐	大米饭（玉米20克、大米80克），鱿鱼炒茭白（鱿鱼50克、茭白100克），炝芹菜（芹菜100克）
	晚餐	花卷150克，西红柿蛋汤（西红柿100克，鸡蛋60克），炝拌生菜（生菜100克）
周五	早餐	饺子（猪瘦肉30克、面粉50克），脱脂牛奶150毫升，西红柿50克
	午餐	米饭150克，肉片炒丝瓜（猪瘦肉75克、丝瓜100克），茄子炒豆腐（茄子100克、豆腐100克）
	晚餐	馒头150克，肉炒木耳（猪瘦肉50克、木耳100克），手撕包菜（包菜100克）
周六	早餐	烙饼（面粉50克、鸡蛋1个），玉米豆浆（玉米20克、黄豆25克），拌黑木耳（100克）
	午餐	二米饭（小米50克、大米50克），青椒炒肉（青椒100克、猪瘦肉50克），清炒冬瓜（冬瓜100克），豆腐炖鱼（豆腐50克、鱼肉80克）
	晚餐	馒头150克，蒜薹炒肉（蒜薹200克、猪瘦肉50克），炝炒生菜（生菜100克）
周日	早餐	鸡蛋煎饼（鸡蛋1个、面粉50克），脱脂牛奶250毫升
	加餐	桃子50克
	午餐	米饭150克，红椒番茄炒花菜（红椒100克、番茄50克、花菜50克），山药蒸鲫鱼（山药30克、鲫鱼150克），紫菜汤（紫菜100克）
	晚餐	小米荞麦粥（小米20克、荞麦10克、大米70克），芹菜炒牛肉（芹菜100克、牛肉50克），彩椒香干（彩椒30克、香干80克）

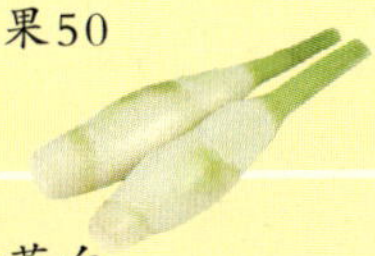
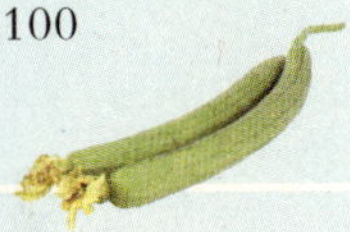
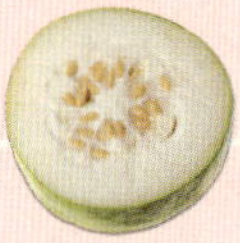
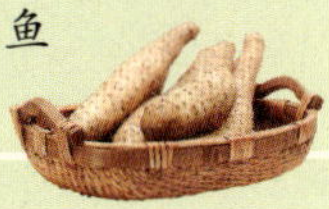

第2周

周一	早餐	莜麦蛋饼（莜麦面10克、鸡蛋1个、面粉50克），豆腐脑100克
	午餐	米饭150克，豆角炒肉丝（豆角100克、猪瘦肉75克），清炒菠菜（菠菜100克）
	晚餐	玉米瘦肉粥（玉米20克、瘦肉10克、大米80克），爽口芥蓝（红椒100克、芥蓝50克），苦瓜炒肉（苦瓜100克、猪瘦肉75克）
周二	早餐	馄饨（瘦肉40克、馄饨皮75克），水煮鸡蛋1个，芥蓝炒冬瓜片（芥蓝50克、冬瓜50克）
	午餐	燕麦饭（燕麦20克、大米80克），凉拌海蜇丝（海蜇丝120克），冬瓜排骨汤（冬瓜100克、排骨50克），清炒空心菜（100克）
	晚餐	萝卜香菇肉粥（萝卜100克、香菇50克、猪瘦肉25克、大米40克），红油莴笋丝（莴笋150克），煮玉米100克
周三	早餐	黑豆豆浆（黑豆20克、黄豆50克），荞麦馒头（荞麦面30克），拌白菜心（白菜心100克）
	午餐	小米饭（小米50克、大米50克），肉炒茭白（茭白100克、猪瘦肉50克），拌海带丝（海带100克），莴笋莲藕排骨汤（莴笋50克、莲藕50克、排骨50克）
	晚餐	花卷150克，肉片炒茄子（茄子100克、猪瘦肉20克），蒜泥菜花（菜花100克）
	加餐	脱脂牛奶100毫升

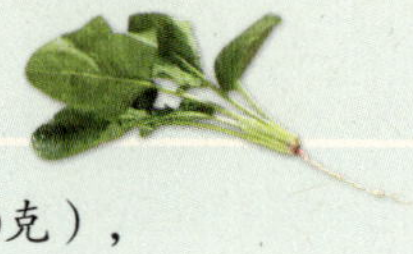
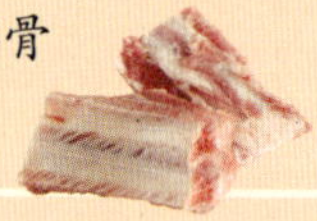
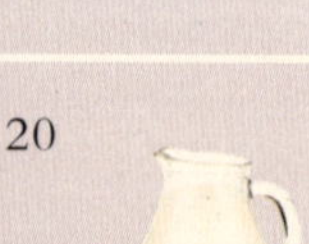

周四	早餐	馒头125克，豆浆300毫升，炝炒白菜（白菜100克）
	午餐	二米饭（小米30克、大米70克），空心菜炒肉（空心菜100克、猪瘦肉50克），菠菜烧香菇（菠菜100克、香菇50克），豆腐瘦肉汤（豆腐50克、猪瘦肉30克）
	加餐	猕猴桃60克
	晚餐	烧饼（面粉50克），肉丝炒萝卜（猪瘦肉50克、萝卜100克），玉米排骨汤（玉米20克、排骨50克）
	加餐	橙子50克
周五	早餐	发糕（面粉50克），拌菠菜（菠菜100克），水煮鸡蛋1个
	午餐	燕麦饭（燕麦20克、大米80克），红烧豆腐（豆腐100克），西红柿山药汤（西红柿100克、山药30克）
	晚餐	馒头（面粉50克），清炖带鱼（带鱼80克），炒西蓝花（西蓝花150克）
	加餐	脱脂牛奶150毫升
周六	早餐	烧饼（面粉50克），豆浆250毫升，西红柿50克
	午餐	大米饭150克，肉炒丝瓜（猪瘦肉75克、丝瓜100克），白菜炒木耳（白菜100克、木耳50克），菠菜汤（菠菜100克）
	加餐	苹果100克
	晚餐	燕麦小米粥（燕麦20克、小麦20克、大米35克），清蒸鲑鱼（鲑鱼150克），素炒油菜（油菜100克）
	加餐	脱脂牛奶100毫升
周日	早餐	烙饼75克，豆腐脑100克，拌黑木耳（黑木耳100克）
	午餐	扬州炒饭（胡萝卜50克、玉米20克、大米饭100克），卤鸡翅（鸡翅100克），炒西蓝花（西蓝花150克）
	加餐	脱脂酸奶150毫升
	晚餐	玉米馒头（玉米面50克），清蒸草鱼（草鱼80克），木耳炒菜花（木耳100克、菜花100克）
	加餐	苹果50克

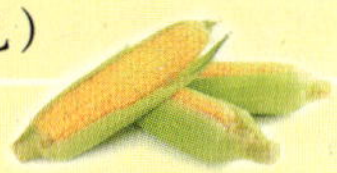

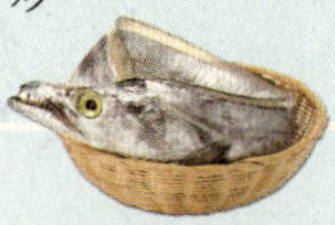

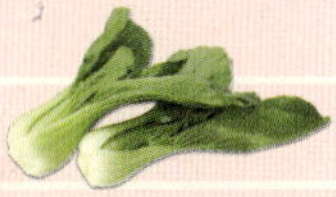

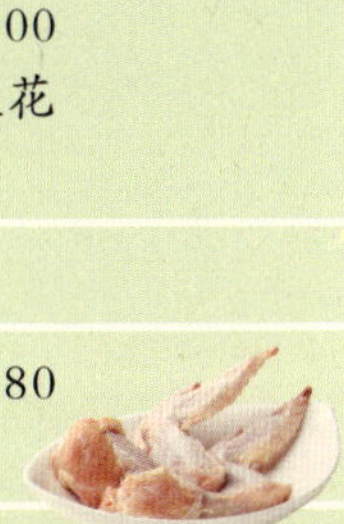

第3周

周一	早餐	红豆包（红豆20克、面粉30克），豆浆200毫升，清炒空心菜（空心菜100克）
	午餐	米饭150克，玉米排骨汤（玉米20克、排骨50克），慈姑炒芹菜（慈姑100克、芹菜100克）
	加餐	苹果100克
	晚餐	荞麦凉面（荞麦面100克），西红柿炖鲫鱼（西红柿50克、鲫鱼50克），清炒黄瓜（黄瓜100克）
周二	早餐	小笼包（猪瘦肉50克、面粉50克），紫菜汤（紫菜100克），圣女果50克
	午餐	燕麦饭（燕麦20克、大米80克），家常鳝鱼段（紫苏100克、鳝鱼80克），菠萝炒苦瓜（菠萝50克、苦瓜100克），青菜豆腐汤（青菜100克、豆腐50克）
	晚餐	鸡蛋饼（鸡蛋60克、面粉100克），黄瓜炒肉（黄瓜100克、猪瘦肉50克），芝麻拌莴笋丝（莴笋100克、芝麻5克）
周三	早餐	水饺（瘦肉20克，面粉50克），水煮鸡蛋1个，拌黄瓜（黄瓜80克）
	午餐	黑米黑豆莲子粥（黑米、黑豆、莲子、大米各25克），芦笋扒冬瓜（芦笋100克、冬瓜50克），黄花菜鲫鱼汤（黄花菜50克、鲫鱼80克）
	加餐	脱脂酸奶100毫升
	晚餐	杂粮煎饼（荞麦粉25克、面粉75克），芹菜木耳炒蛋皮（芹菜100克、木耳50克、蛋皮50克）

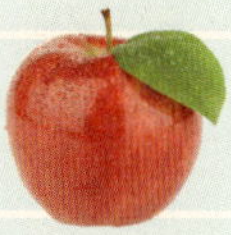

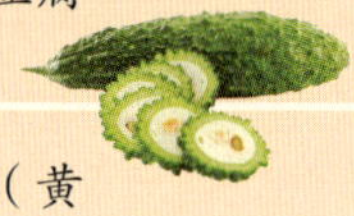

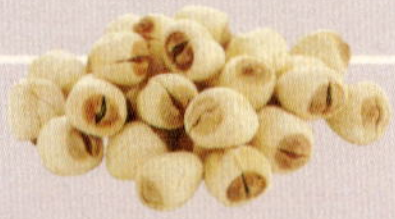

周四	早餐	玉米馒头（玉米面50克），脱脂牛奶150毫升，拌海带丝（海带100克）
	午餐	米饭150克，芥菜豆腐羹（芥菜100克、豆腐100克），茄汁鳕鱼（西红柿100克、鳕鱼150克）
	晚餐	面条100克，肉炖萝卜（猪瘦肉50克、萝卜100克），清炒红菜薹（红菜薹100克） 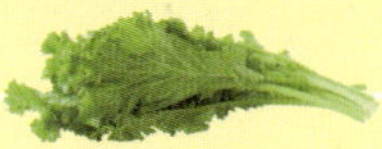
	加餐	橙子50克
周五	早餐	全麦面包（大麦粉50克），燕麦小米豆浆（燕麦10克、小米10克、黄豆50克），水煮鸡蛋1个
	午餐	二米饭（小米50克、大米50克），西红柿烩花菜（西红柿100克、花菜50克），清蒸鲤鱼（鲤鱼80克），玉米须生蚝汤（玉米须20克、生蚝50克） 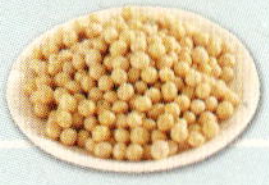
	晚餐	牛肉黄豆大米粥（牛肉50克、黄豆10克、大米100克），肉末蒸茄子（猪瘦肉50克，茄子100克）
	加餐	脱脂牛奶150毫升
周六	早餐	鸡蛋饼（鸡蛋1个，面粉50克），拌黑木耳（木耳100克），豆浆250毫升
	午餐	米饭150克，玉米炒鸭丁（玉米20克、鸭肉50克），清炒空心菜（150克），木耳丝瓜汤（木耳50克、丝瓜50克） 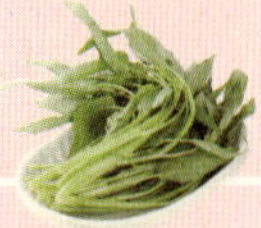
	晚餐	双菇鸡肉粥（平菇10克、口蘑10克、鸡肉20克、大米30克），拌豆腐（豆腐100克）
	加餐	苹果50克
周日	早餐	全麦面包（大麦粉50克），脱脂牛奶250毫升，拌生菜（生菜100克）
	午餐	燕麦饭（燕麦25克、大米75克），红烧排骨（排骨100克），蒜蓉茼蒿（茼蒿150克），青菜豆腐汤（青菜100克、豆腐50克）
	晚餐	米饭150克，蒜薹炒肉（蒜薹100克、瘦肉25克），油菜香菇（油菜50克，香菇50克） 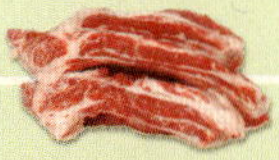
	加餐	脱脂牛奶150毫升

第4周

周一	早餐	玉米饼（玉米20克、面粉50克），豆腐脑100克，拌酸萝卜（酸萝卜100克）
	午餐	二米饭（小米50克、大米50克），冬瓜茶树菇炖鸡（冬瓜50克、茶树菇50克、鸡肉50克），茄汁菜花（番茄50克、菜花50克）
	晚餐	发糕（面粉65克、玉米面35克），萝卜排骨汤（白萝卜100克、排骨50克），茭白炒金针菇（茭白50克、金针菇50克）
	加餐	橙子50克
周二	早餐	玉米面窝头（玉米面25克、面粉25克），凉拌黄瓜（黄瓜100克），豆浆200毫升
	午餐	米饭150克，豆腐丝拌西蓝花（豆腐100克、西蓝花100克），炒油麦菜（油麦菜100克）
	晚餐	烧饼（面粉100克），洋葱肉片汤（洋葱150克，瘦肉50克）
周三	早餐	豆浆250毫升，蛋炒饭（鸡蛋1个、大米50克），拌海带丝（海带100克）
	午餐	葱花卷（葱10克、面粉100克），辣椒炒兔肉（青椒100克、兔肉80克），红油莴笋丝（莴笋100克）
	晚餐	二米饭（小米50克、大米50克），芦荟猪骨汤（芦荟40克、排骨50克）
	加餐	豆腐脑100克

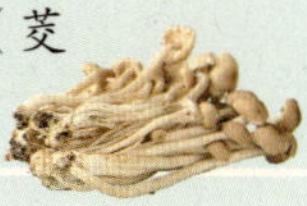

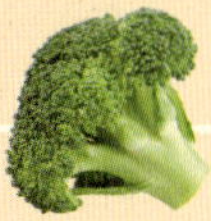

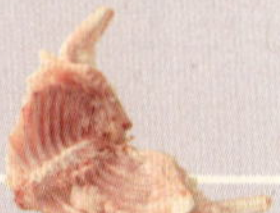

周四	早餐	南瓜饼（南瓜50克、面粉50克），绿豆豆浆（绿豆10克、黄豆50克）
	午餐	玉米肉末拌面（玉米粒20克、猪瘦肉20克、面粉100克），紫苏烧鲤鱼（紫苏60克、鲤鱼80克），西红柿炒包菜（西红柿50克、包菜50克） 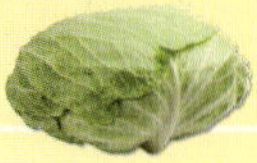
	晚餐	馒头（面粉100克），薏米炖鸡（薏米10克、鸡肉50克）
	加餐	苹果50克
周五	早餐	葱油芝麻饼（芝麻10克、面粉50克），燕麦豆浆（燕麦10克、黄豆50克）
	加餐	苹果100克 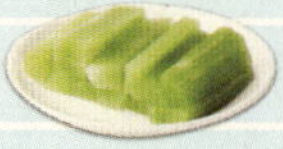
	午餐	米饭150克，黄瓜排骨汤（黄瓜100克、排骨50克），西红柿炒蛋（西红柿100克、鸡蛋1个），清炒莴笋片（莴笋100克）
	晚餐	玉米窝头（玉米面100克），宫保鸡丁（鸡肉50克、蛋清30克，花生米10克），蒜泥拌茄子（茄子80克）
周六	早餐	挂面（面粉50克），拌黑木耳（黑木耳100克），水煮鸡蛋1个
	午餐	芸豆饭（芸豆10克、大米90克），冬瓜丸子汤（冬瓜100克、瘦肉60克），清炒西蓝花（西蓝花100克），香菇豆角炒肉末（香菇50克、豆角50克、猪瘦肉25克） 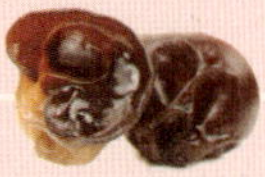
	晚餐	红豆粥（红豆10克、大米90克），栗子炖乌鸡（栗子10克、鸡肉50克），莴笋炒平菇（莴笋50克、平菇50克）
周日	早餐	窝头（面粉75克），豆浆250毫升，清炒苋菜（苋菜50克）
	午餐	米饭150克，鸭血豆腐汤（鸭血50克、豆腐100克），清蒸鱼块（青鱼80克），洋葱炒海带丝（洋葱100克、海带50克）
	晚餐	馅饼（面粉100克），菌菇肉汤（草菇100克、平菇50克、瘦肉50克），小炒黑木耳丝（黑木耳100克） 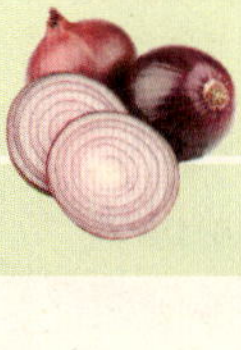
	加餐	脱脂牛奶200毫升

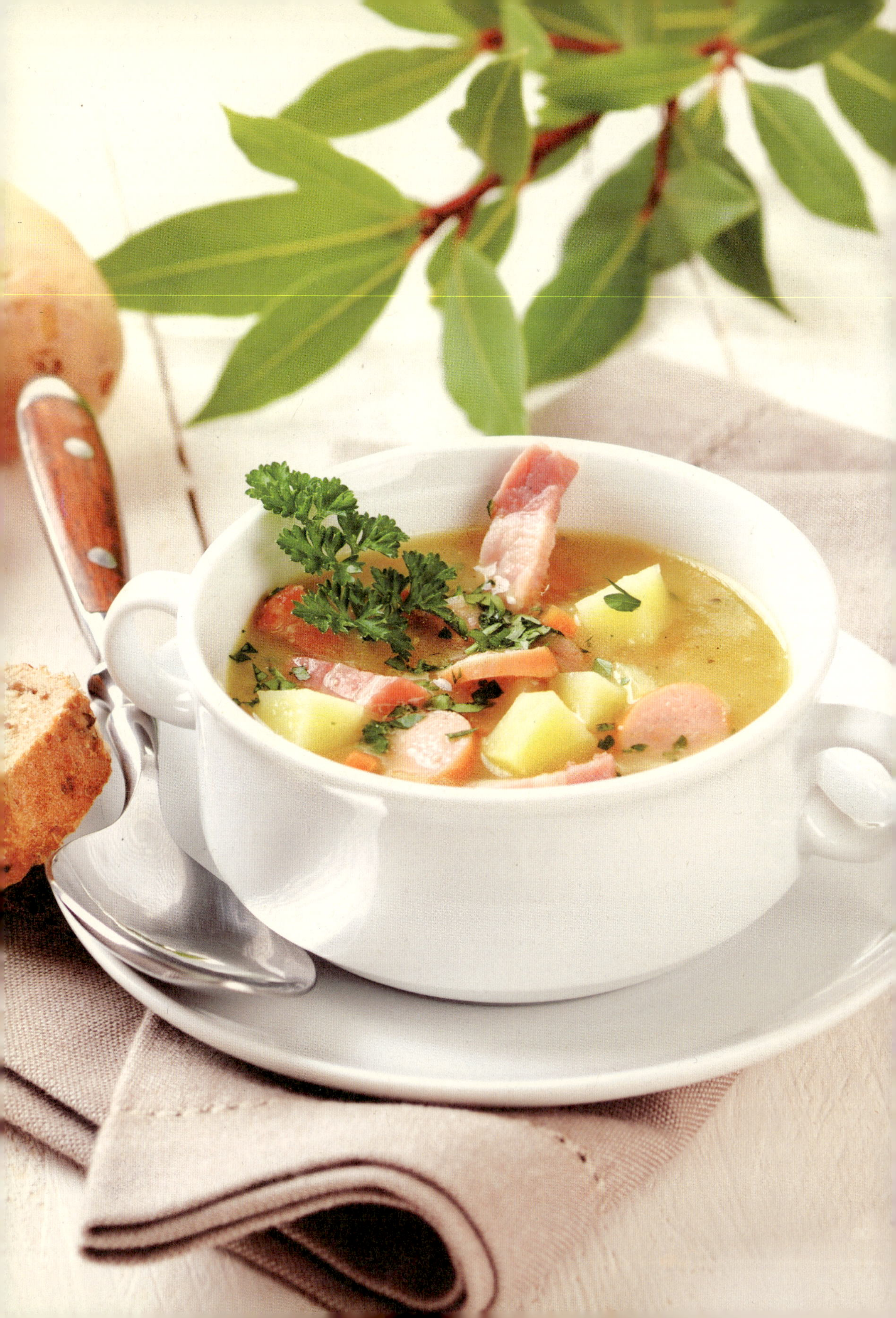

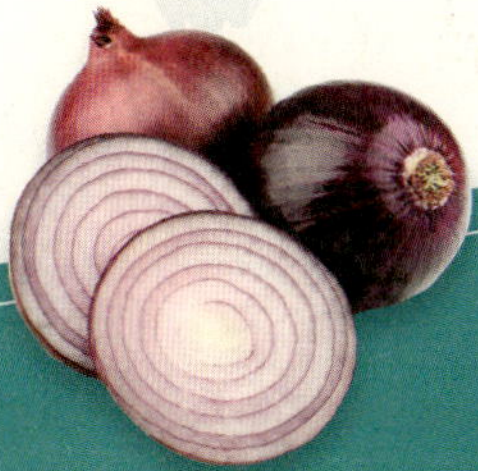

Part 5 科学调养，远离“三高”并发症

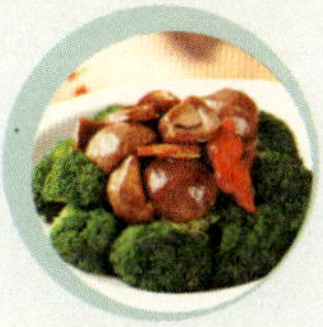

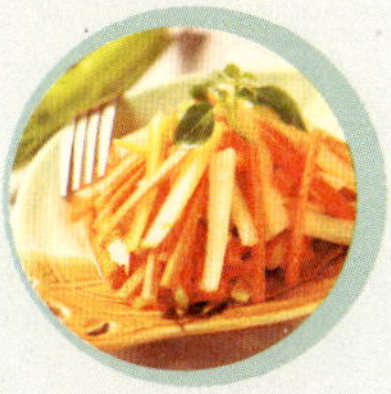

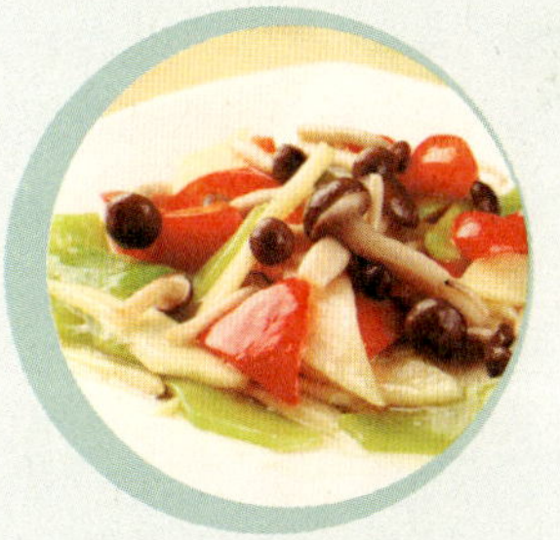

“三高”并发症是“三高”人群怕面对的问题之一，它往往比“三高”对人体健康的危害更大。其实，“三高”并发症并没有想象中那么可怕，关键在于怎样进行科学的预防和调理。那么，“三高”常见并发症有哪些？“三高”并发症患者应遵循哪些饮食原则？“三高”并发症患者如何制作出健康调理餐？这些问题，你都可以在本章找到答案。

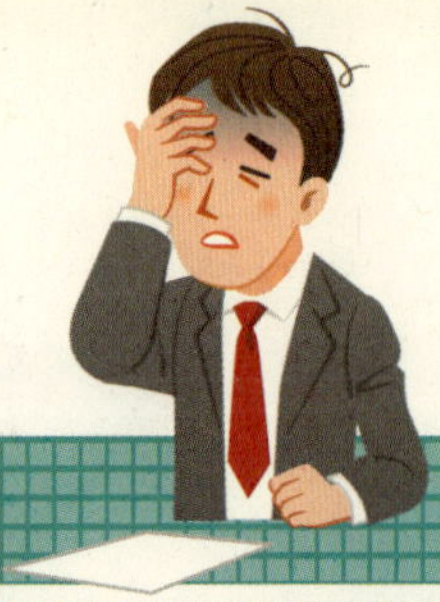

高血压并发心力衰竭

高血压是引起心力衰竭的主要病因之一，是全球范围内的重大公共卫生问题。高血压对心脏的损害是心肌肥大、心肌纤维化以及大小冠脉血管结构和功能的改变，最终导致心室肥厚，心脏的收缩功能和（或）舒张功能发生障碍，不能将静脉回心血量充分排出心脏，导致静脉血液淤积，动脉血液灌注不足，从而引起心脏循环障碍，几乎不可避免地发生心室扩大和心力衰竭，这是高血压较为严重的并发症之一。

饮食原则

1.控制热量摄入。肥胖会加重心脏负担，因此高血压并发心力衰竭时，应使患者的体重维持在正常或略低于正常的水平。

2.进食易消化的食物。心脏病患者易出现胃肠瘀血、水肿，会影响食物的消化吸收。

3.注意钙的摄入量。钙与心肌的收缩力密切相关，低钙会使心肌收缩力减弱，高钙又可引起期外收缩及室性异位收缩。

中医保健

按摩法

按揉心俞穴

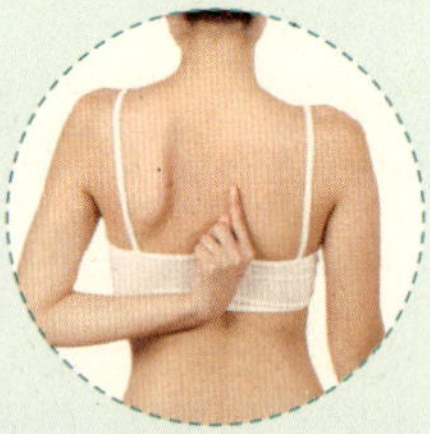

方　法 被按摩者俯卧，按摩者用拇指或中指按揉心俞穴约2分钟，以局部感到酸胀为佳。

功　效 心俞穴为心之背俞穴，经常按摩此穴，具有宽胸理气、宁心安神、通调气血的作用。

点按合谷穴

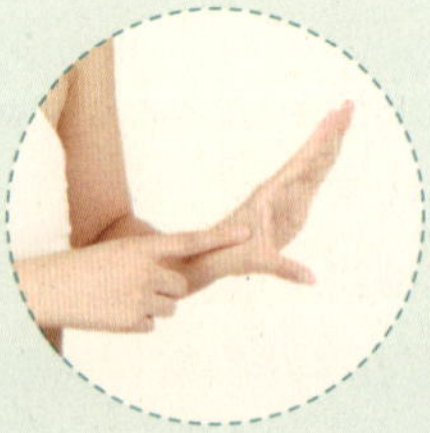

方　法 被按摩者取俯卧位，按摩者用大拇指指腹点按合谷穴，频率宜快，每天3～5分钟。

功　效 常按此穴位有改善冠状动脉血液循环的功效，另外，还可双向调节血压。

营养早餐 银鱼豆腐面

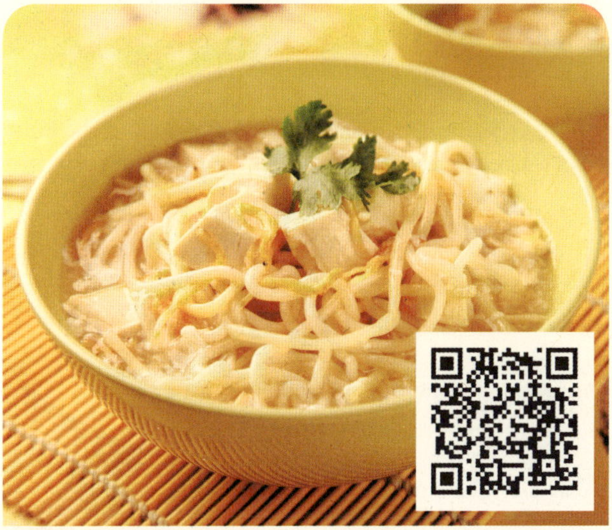

● 原料：面条160克，豆腐80克，黄豆芽40克，银鱼干少许，柴鱼片汤500毫升，蛋清15克

● 调料：盐2克，生抽5毫升，水淀粉适量

● 做法：

①将洗净的豆腐切方块，备用。
②开水锅中，倒入备好的面条。
③用中火煮至熟透，捞出。
④另起锅，注入柴鱼片汤，放入洗净的银鱼干，拌匀，大火煮沸，加入少许盐、生抽，再倒入洗净的黄豆芽，放入豆腐块，拌匀。
⑤淋入水淀粉，煮至食材熟透。
⑥倒入蛋清，制成汤料。
⑦取一个汤碗，放入煮熟的面条，盛入汤料即成。

能量计算 总热量约3568.88千焦/蛋白质45.3克
脂肪25.7克/糖类114.2克

营养早餐 凉拌豌豆苗

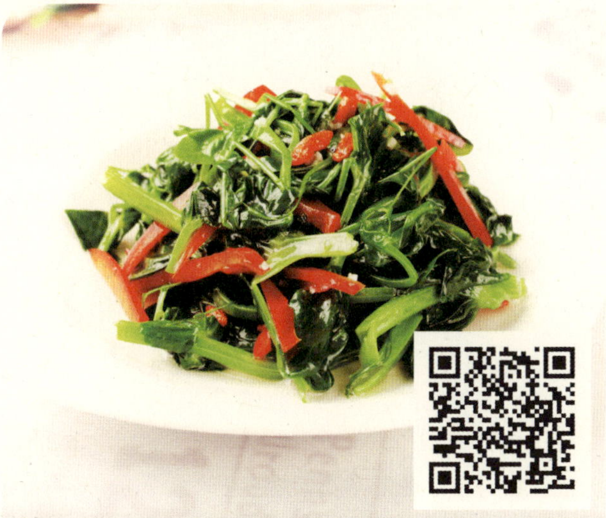

● 原料：豌豆苗200克，彩椒40克，枸杞10克，蒜末少许

● 调料：盐、鸡粉各2克，芝麻油2毫升，食用油适量

● 做法：

①洗好的彩椒切成丝，备用。
②锅中注入适量清水烧开，放入少许食用油。
③加入洗净的枸杞，放入洗好的豌豆苗，煮半分钟至断生。
④把煮好的枸杞和豌豆苗捞出，沥干水分。
⑤将焯好的食材装入碗中。
⑥放入蒜末，加入彩椒丝。
⑦加盐、鸡粉、芝麻油，搅拌匀。
⑧将拌好的食材盛出，装入盘中即可。

能量计算 总热量约423.85千焦/蛋白质8.5克
脂肪1.8克/糖类18.2克

活力午餐 香菇牛柳

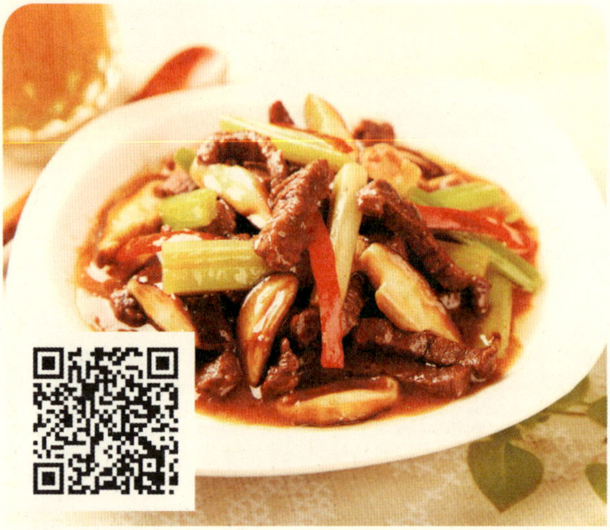

能量计算 总热量约933.39千焦/蛋白质41.4克
脂肪4.7克/糖类5.5克

- **原料：** 芹菜40克，香菇30克，牛肉200克，红椒少许
- **调料：** 盐、鸡粉各2克，生抽8毫升，水淀粉6毫升，蚝油4克，料酒、食用油各适量
- **做法：**

①洗净的香菇切片，芹菜切段。
②洗净的牛肉切条，加盐、料酒、生抽、水淀粉，搅匀。
③淋入食用油，腌渍至其入味。
④锅中注水烧开，倒入香菇，略煮片刻后捞出。
⑤热锅注油，倒入牛肉，翻炒匀。
⑥放香菇、红椒、芹菜，炒匀。
⑦加生抽、鸡粉、蚝油、水淀粉，翻炒至入味。
⑧关火后将菜肴装入盘中即可。

活力午餐 芹菜炒黄豆

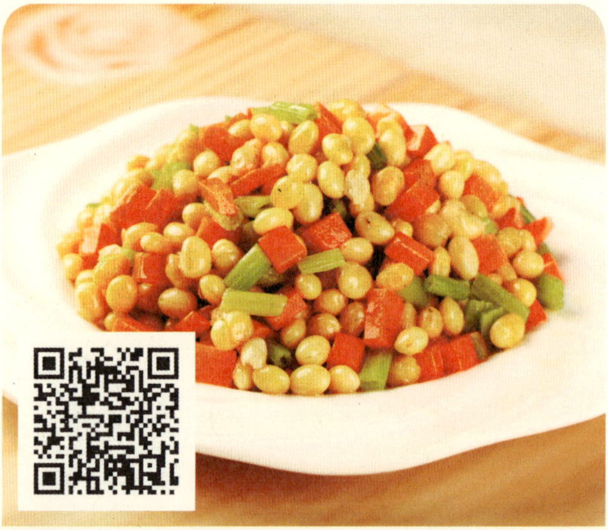

能量计算 总热量约3414.64千焦/蛋白质71.3克
脂肪32.2克/糖类74.6克

- **原料：** 熟黄豆220克，芹菜梗80克，胡萝卜30克
- **调料：** 盐3克，食用油适量
- **做法：**

①将洗净的芹菜梗切小段，洗净去皮的胡萝卜切丁。
②锅中注水烧开，加盐，倒入胡萝卜丁。
③煮约1分钟，至其断生后捞出，沥干水分。
④用油起锅，倒入切好的芹菜，炒至芹菜变软。
⑤倒入焯过水的胡萝卜丁，放入熟黄豆，快速翻炒一会儿。
⑥加入适量盐，炒匀调味，盛出炒好的菜肴即可。

健康晚餐 双色馒头

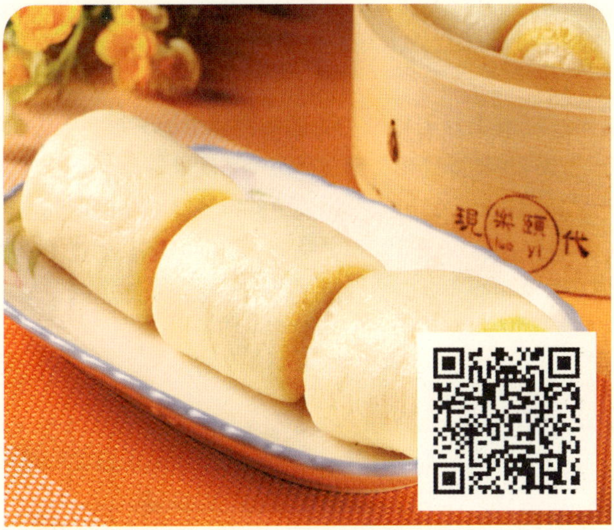

能量计算 总热量约15364.01千焦/蛋白质6.3克 脂肪0.4克/糖类914.1克

● 原料：低筋面粉1000克，酵母10克，白糖100克，熟南瓜200克

● 做法：

①将低筋面粉、酵母、白糖、清水混合均匀，揉搓至面团纯滑。

②将白色面团静置约10分钟。

③取余下的面粉和酵母混合，加白糖、熟南瓜，制成南瓜面团。

④把南瓜面团静置约10分钟。

⑤分别取白色面团、南瓜面团，擀平、擀匀，待用。

⑥把南瓜面团叠在白色面团上，压紧，揉搓成面卷。

⑦面卷切成剂子，做成馒头生坯。

⑧将馒头生坯放入蒸盘中，用蒸锅蒸约10分钟至熟透即成。

健康晚餐 胡萝卜炒蛋

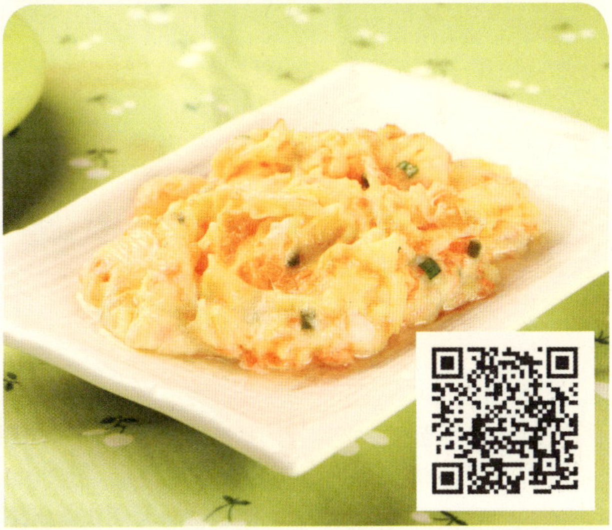

能量计算 总热量约756.58千焦/蛋白质13.3克 脂肪9.0克/糖类2.8克

● 原料：胡萝卜100克，鸡蛋2个，葱花少许

● 调料：盐4克，鸡粉2克，水淀粉、食用油各适量

● 做法：

①去皮洗净的胡萝卜切成粒。

②鸡蛋打入碗中，用筷子打散调匀，备用。

③锅中注水烧开，放盐，倒入胡萝卜粒，焯半分钟至其八成熟，捞出。

④把胡萝卜粒倒入蛋液中，加盐、鸡粉、水淀粉。

⑤撒上少许葱花，搅拌匀。

⑥用油起锅，倒入调好的蛋液，翻炒至成型。

⑦将鸡蛋盛出，装盘即可。

高血压并发肾功能减退

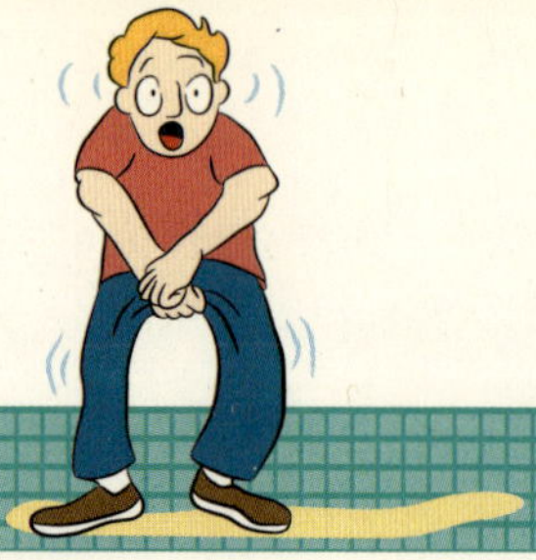

高血压与肾脏有着密切而复杂的关系。一方面，高血压引起肾脏损害，导致肾小球小动脉硬化，造成肾脏排泄功能障碍，水盐代谢和酸碱平衡紊乱；另一方面由于肾脏损害，肾脏实质性病变和肾动脉病变引起的血压升高，加重高血压病。高血压与肾脏损害可相互影响，并形成恶性循环。急骤发展的高血压可引起广泛的肾小动脉弥漫性病变，导致恶性肾小动脉硬化，从而迅速发展为尿毒症。

饮食原则

1.适当摄入优质蛋白。虽然长期摄入高蛋白会加重肾脏负担，但是适量摄入优质蛋白可避免营养不良，有利于肾功能的恢复。

2.控制钠盐摄入。每日摄入食盐不超过3克，不要吃钠含量高的食物，如香肠、酱、味精、番茄酱等。

3.不宜摄入过多的水分。过多的水分会蓄积在体内，加重心脏负担，导致全身水肿。

中医保健

按摩法

顶按涌泉穴

方　法 用一手扶住被按摩者一脚的脚跟，用另一手食指第二指间关节顶按涌泉穴30次。

功　效 按摩涌泉穴既可治疗肾病，还能降低血压，有强壮腰肾、引虚火下行的功效。

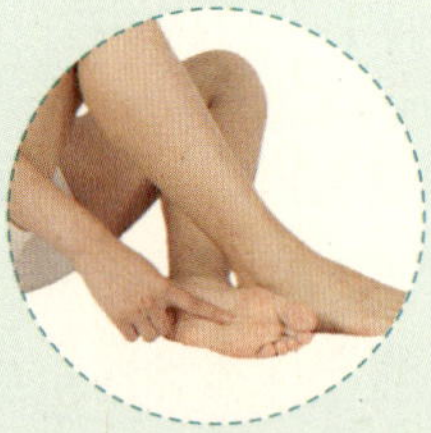

按揉命门穴

方　法 取俯卧位，按摩者用食指指腹做顺时针按揉命门穴200次，以局部酸胀为度。

功　效 按摩命门穴具有温补命门、健身纳气的功效，可有效降低血压，缓解肾病。

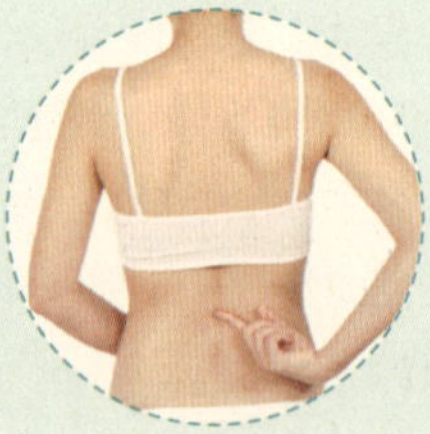

营养早餐 苹果玉米粥

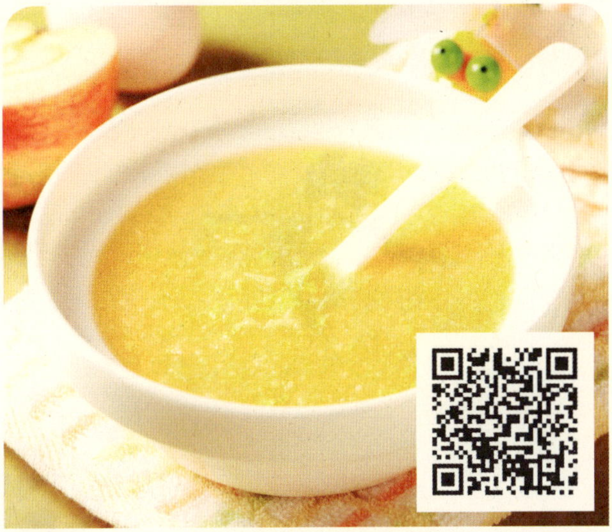

● 原料：玉米碎80克，熟蛋黄1个，苹果50克

● 做法：

①洗好的苹果去核切成丁，再剁碎；蛋黄切成细末。

②砂锅中注水烧开，倒入玉米碎，搅拌匀。

③盖上盖，烧开后用小火煮约15分钟至其呈糊状。

④揭开盖，倒入苹果碎，撒上蛋黄末，搅拌均匀。

⑤关火后盛出玉米粥，装入碗中即可。

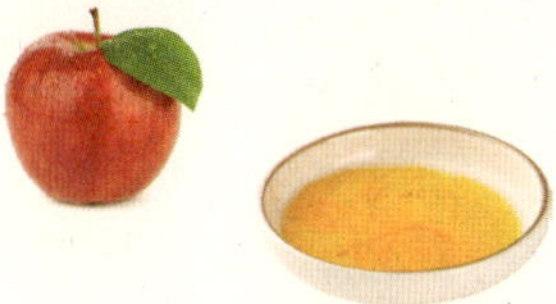

能量计算 总热量约1170.4千焦/蛋白质8.7克 脂肪32.5克/糖类28.0克

营养早餐 胡萝卜芹菜沙拉

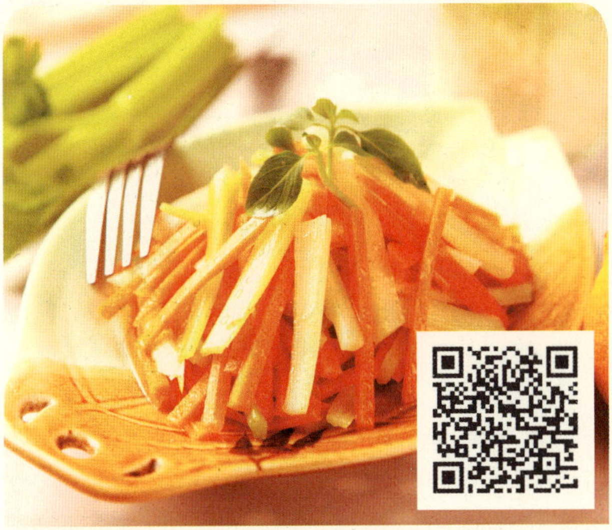

● 原料：胡萝卜80克，西芹70克，柠檬20克

● 调料：白醋5毫升，胡椒粉2克，蜂蜜5克，橄榄油10毫升

● 做法：

①洗净去皮的胡萝卜切丝，择洗好的西芹切段。

②锅中注水烧开，倒入胡萝卜丝，焯片刻。

③倒入西芹，搅匀，煮至断生。

④将汆好的食材捞出，放入凉水中冷却后捞出，待用。

⑤取一个碗，将食材装入，挤上柠檬汁。

⑥加少许白醋、胡椒粉、蜂蜜、橄榄油，搅匀。

⑦将食材装入盘中即可食用。

能量计算 总热量约193.95千焦/蛋白质1.6克 脂肪0.5克/糖类11.0克

活力午餐

山药羊肉汤

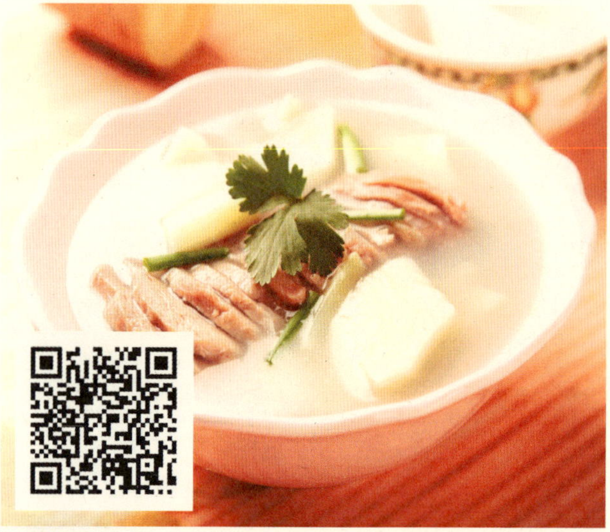

能量计算 总热量约3130.82千焦/蛋白质61.8克 脂肪42.8克/糖类31.0克

● **原料：** 羊肉300克，山药块250克，葱段、姜片各少许

● **做法：**

①锅中注水烧开，倒入洗净的羊肉块，搅拌匀，煮约2分钟，关火后捞出。

②将焯过的羊肉过一下冷水，装盘，备用。

③锅中注水烧开，倒入山药块。

④倒入备好的葱段、姜片、羊肉，搅拌均匀。

⑤盖上盖，用大火烧开后转至小火炖煮约40分钟。

⑥揭开盖，捞出煮好的羊肉，装盘，备用。

⑦将羊肉切块，装入碗中。

⑧浇上锅中煮好的汤水即可。

活力午餐

草菇西蓝花

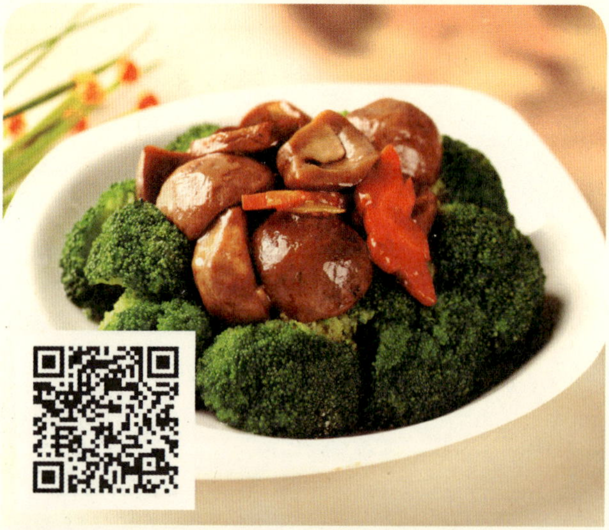

能量计算 总热量约362.41千焦/蛋白质10.6克 脂肪1.4克/糖类12.5克

● **原料：** 草菇90克，西蓝花200克，胡萝卜片、姜末、蒜末、葱段各少许

● **调料：** 料酒8毫升，蚝油8克，盐、鸡粉各2克，水淀粉、食用油各适量

● **做法：**

①将草菇、西蓝花切小朵。

②将西蓝花在开水中焯熟。

③把草菇块在沸水中煮半分钟。

④用油起锅，放入胡萝卜片、姜末、蒜末、葱段，爆香。

⑤倒入草菇、料酒、蚝油、盐、鸡粉，炒匀调味。

⑥淋清水、水淀粉，翻炒匀。

⑦将西蓝花摆入盘中，盛入炒好的草菇即可。

健康晚餐

韭菜饺

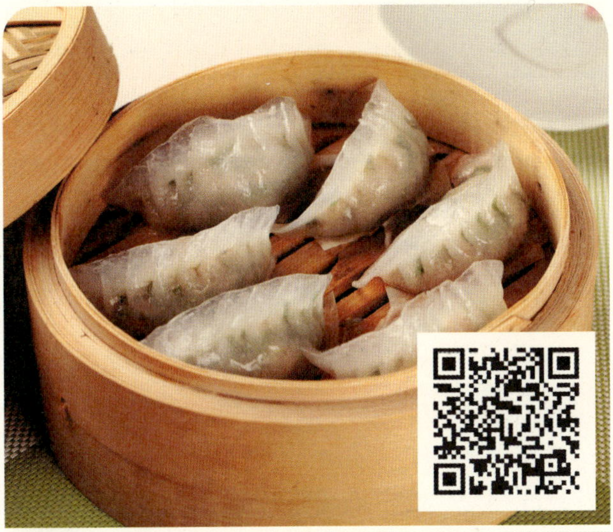

● **原料：** 澄面、韭菜、肉末、虾仁各100克，生粉60克，水发香菇40克

● **调料：** 盐2克，白糖、猪油各5克，生抽5毫升，鸡粉3克，胡椒粉、芝麻油、食用油各适量

● **做法：**

①将韭菜、香菇切粒；虾仁装碗，加调料腌渍至入味，切粒。

②将肉末放入碗中，加盐、生粉、生抽，拌至起胶。

③加清水、虾仁、鸡粉、白糖、胡椒粉、芝麻油、猪油、韭菜、香菇，拌匀，制成韭菜肉馅。

④澄面擀成面皮，加馅料，制成韭菜饺生坯，将生坯放入蒸笼中，用蒸锅蒸至熟透即可。

能量计算 总热量约3065.61千焦/蛋白质95.0克 脂肪9.0克/糖类134.5克

健康晚餐

凉拌双耳

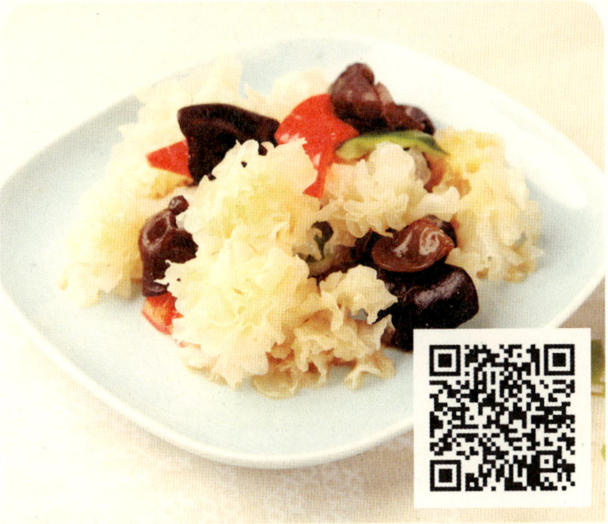

● **原料：** 水发银耳180克，水发木耳140克，青椒15克，红椒10克

● **调料：** 盐、鸡粉各2克，白糖少许，生抽6毫升，芥末酱少许

● **做法：**

①将红椒切片，青椒切小块。

②洗净的木耳、银耳切成小朵。

③把芥末酱装入小碟中，加生抽，调成味汁。

④将一干净的碗，装入备好的木耳和银耳。

⑤倒入备好的青椒、红椒，加少许盐、白糖、鸡粉。

⑥淋入生抽，倒入调好的味汁。

⑦匀速搅拌至食材入味。

⑧将拌好的菜肴装入盘中即成。

能量计算 总热量约2581.99千焦/蛋白质36.7克 脂肪5.9克/糖类219.1克

糖尿病并发高血压

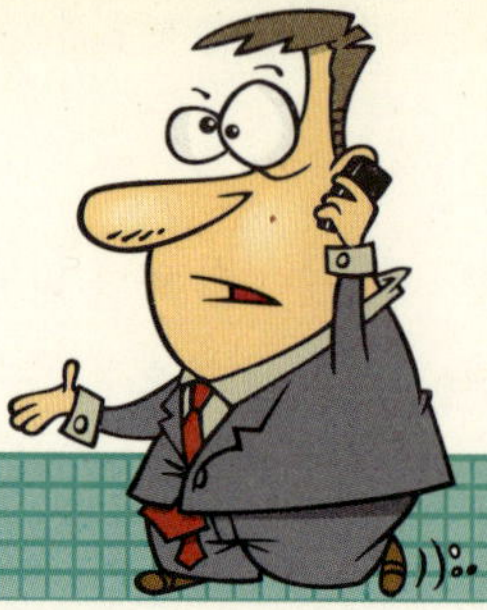

糖尿病患者患高血压的概率明显高于一般人群，而且比一般并发症发生得早，高血压患者比例随着糖尿病患者人数的增加而增高。糖尿病和高血压两种疾病无论是病因、互相影响还是危害上都存在共通性，因此常常同时发作，形成糖尿病高血压，两者被称为同源性疾病。糖尿病人血糖高、血黏度高，血管壁受损、血管阻力变大都是易引起高血压的因素。

饮食原则

1.选择“二多”的膳食。“二多”是指多蔬菜、多粗粮。蔬果含有大量的维生素、纤维素以及微量元素，对于控制血压、调控血糖有很大的帮助。

2.宜选择“三少”食物。“三少”为少盐、少油、少腌制。盐是导致高血压的重要“元凶”；动物油中含有较高的饱和脂肪酸和胆固醇，会使人体器官老化，促使血管硬化；加工食品如火腿、腌肉等，大多含钠较高，不利于血糖、血压的控制。

中医保健

按摩法

按揉风府穴

方 法 取仰卧位或坐位，按摩者双手中指指腹按揉风府穴4~5分钟，以局部有酸胀感为佳。

功 效 经常按摩此穴可改善糖尿病并发高血压所致的头痛、烦躁、头晕耳鸣等症。

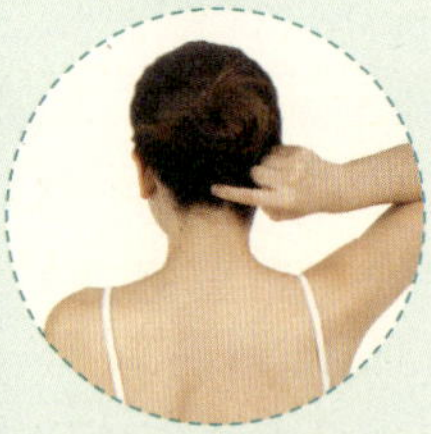

按压曲池穴

方 法 按摩者用四指托起肘关节，拇指指腹按压曲池穴3分钟，以按压有酸麻感为宜。

功 效 曲池穴为手阳明大肠经的合穴，经常按压此穴能有效控制血压。

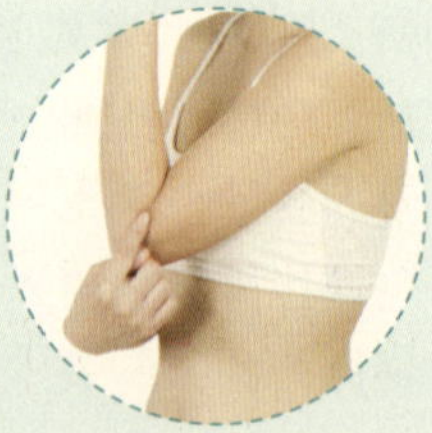

营养早餐

绿豆黑豆豆浆

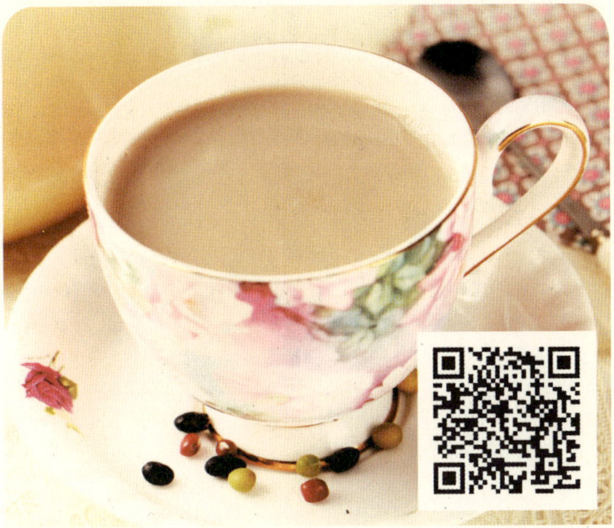

● 原料：水发绿豆50克，水发黑豆45克

● 做法：

①将浸泡好的绿豆、黑豆倒入碗中，注入适量清水，搓洗干净。

②将洗净的食材倒入滤网中，沥干水分，备用。

③沥干水的食材倒入豆浆机中，注水至水位线。

④盖上豆浆机机头，选择“五谷”程序，开始打浆。

⑤待豆浆机运转约15分钟后，断电，取下机头。

⑥将煮好的豆浆倒入滤网中，滤取豆浆。

⑦将过滤好的豆浆倒入碗中，待稍微放凉后即可饮用。

能量计算　总热量约1377.31千焦/蛋白质27.0克　脂肪7.6克/糖类46.1克

营养早餐

苋菜鸡肉烙饼

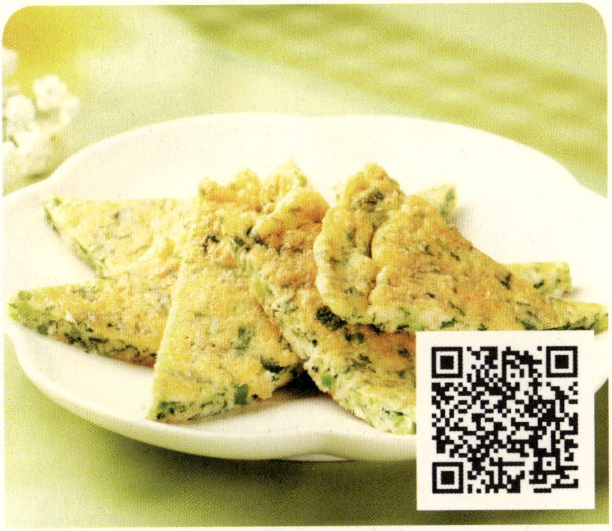

● 原料：鸡蛋120克，面粉100克，鸡胸肉95克，苋菜85克，姜末、葱花各少许

● 调料：盐3克，鸡粉2克，芝麻油、食用油各适量

● 做法：

①锅中水烧开，放入苋菜，煮约半分钟至断生。

②将苋菜剁细末，鸡胸肉剁成肉末；鸡蛋打入碗中，放鸡肉末，撒上姜末、葱花，搅拌匀。

③加入盐、鸡粉，倒入苋菜末，拌匀，再放入面粉，搅匀，淋入芝麻油，制成面糊，待用。

④煎锅中注油烧热，将面糊煎至两面呈金黄色。

⑤盛出，切成小块，装盘即成。

能量计算　总热量约573.29千焦/蛋白质18.8克　脂肪5.4克/糖类4.0克

活力午餐

草菇烩芦笋

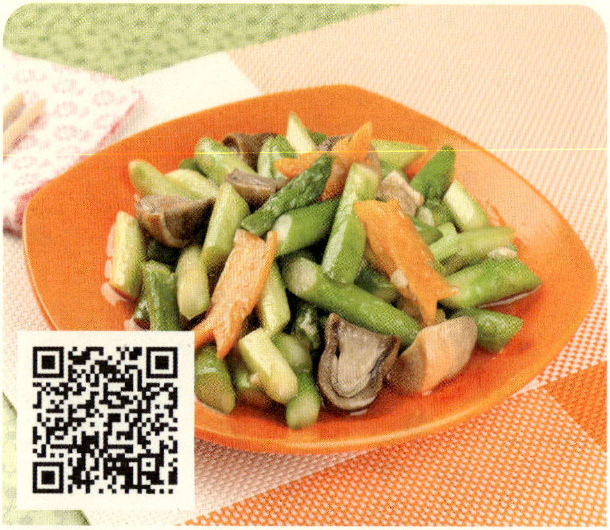

能量计算 总热量约216.94千焦/糖类12.0克
蛋白质4.7克/脂肪0.3克

● 原料：芦笋170克，草菇85克，胡萝卜片、姜片、蒜末、葱白各少许

● 调料：盐、鸡粉各2克，蚝油4克，料酒3毫升，水淀粉、食用油各适量

● 做法：

①将食材洗净，草菇切成小块，芦笋去皮切成段。

②开水锅中，放入盐、食用油，倒入草菇、芦笋段，煮至全部食材断生后捞出，沥干。

③用油起锅，放入胡萝卜片、姜片、蒜末、葱白，爆香，倒入焯好的食材，淋入料酒，炒匀。

④放入蚝油、盐、鸡粉，炒至食材熟软，倒入水淀粉勾芡即可。

活力午餐

香煎银鳕鱼

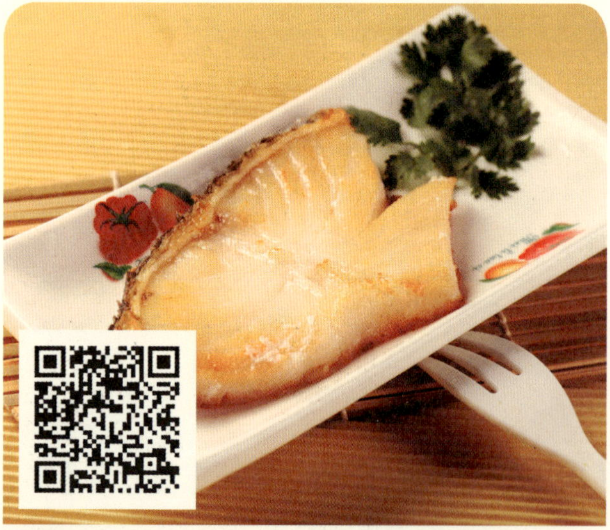

能量计算 总热量约662.11千焦/蛋白质36.7克，
脂肪0.9克/糖类0.9克

● 原料：鳕鱼180克，姜片少许

● 调料：生抽2毫升，盐1克，料酒3毫升，食用油适量

● 做法：

①取一个干净的碗，放入洗好的鳕鱼、姜片。

②加入适量生抽、少许盐，淋入适量料酒。

③抓匀，腌渍10分钟至入味。

④煎锅中注入食用油，烧热，放入鳕鱼，用小火煎约1分钟，至煎出焦香味。

⑤将鳕鱼块翻面，煎约1分钟至鳕鱼呈焦黄色。

⑥关火后把煎好的鳕鱼块盛出，装盘即可。

健康晚餐 胡萝卜丝炒包菜

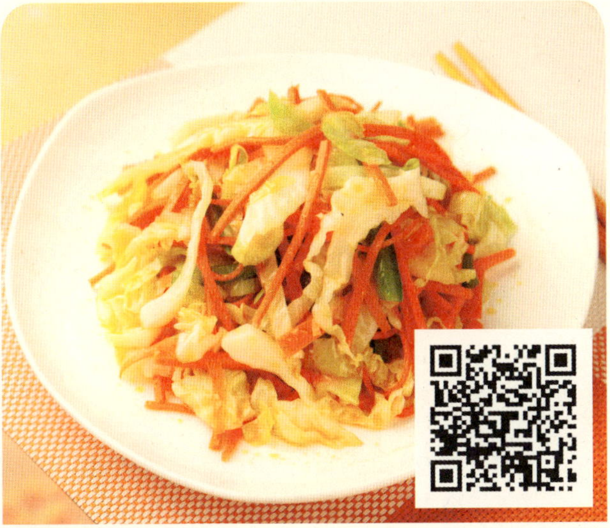

● 原料：胡萝卜150克，包菜200克，圆椒35克

● 调料：盐、鸡粉各2克，食用油适量

● 做法：

①洗净去皮的胡萝卜切成片，再改切成丝。

②洗好的圆椒切细丝，待用。

③洗净的包菜切去根部，再切粗丝，备用。

④用油起锅，倒入切好的胡萝卜丝，炒匀。

⑤放入切好的包菜丝、圆椒丝，炒匀。

⑥注入清水，炒至食材断生，加入少许盐、鸡粉，炒匀调味。

⑦关火后盛出炒好的菜肴即可。

能量计算 总热量约448.10千焦/蛋白质4.9克
脂肪0.8克/糖类24.3克

健康晚餐 洋葱木耳炒鸡蛋

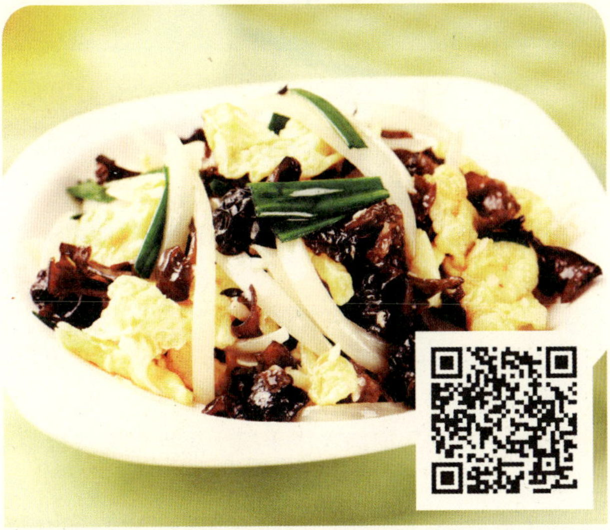

● 原料：鸡蛋2个，洋葱45克，水发木耳40克，蒜末、葱段各少许

● 调料：盐3克，料酒5毫升，水淀粉、食用油各适量

● 做法：

①洋葱切细丝；木耳切成小块；鸡蛋打入碗中，加盐、水淀粉，制成蛋液。

②开水锅中，加少许食用油、盐，倒入木耳，焯好后捞出。

③用油起锅，倒入备好的蛋液，翻炒至七成熟，关火后盛出。

④锅底留油，倒入蒜末、葱段、洋葱丝、木耳，淋入料酒、盐，炒匀调味，倒入蛋液，翻炒至全部食材熟透，水淀粉勾芡，炒匀。

⑤关火后盛出炒好的食材即可。

能量计算 总热量约1018.25千焦/蛋白质18.6克
脂肪9.5克/糖类33.1克

糖尿病并发冠心病

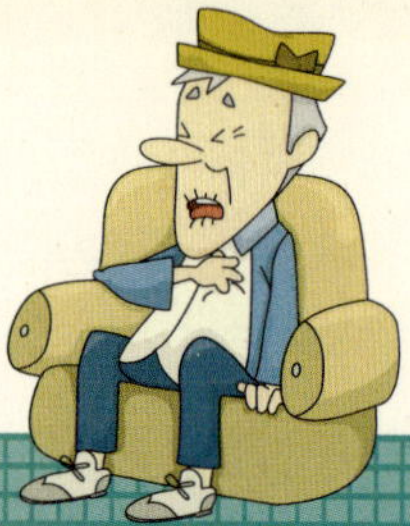

心血管系统病变是糖尿病主要的远期并发症之一。糖尿病人发生冠心病的概率是非糖尿病人人群的2～3倍。通常，血液中低密度脂蛋白胆固醇增加、高密度脂蛋白减少，糖化血红蛋白升高以及血压升高被认为是引发糖尿病并发冠心病的主要因素。因此，糖尿病并发冠心病患者往往还伴发高血压、脑卒中、血脂紊乱和肥胖症等。糖尿病并发冠心病症状不典型的较为多见。

饮食原则

1.宜以低糖类、低脂肪、低胆固醇、高蛋白、高纤维素的食物为主。

2.增加矿物质和维生素的摄入。如多吃富含维生素C、维生素E的绿色蔬菜及含糖低的水果；多吃降血脂的食物，以改善心肌营养代谢，预防血栓形成。

3.控制总热量。摄入热量过高会加重动脉硬化，增加心脏负担，饮食中应多食用低热量的食物，控制总热量的摄入。

中医保健

按摩法

点按劳宫穴

方　法 用拇指指腹反复点按劳宫穴，或两手间夹核桃之类的东西，使其在劳宫穴上旋转按摩。

功　效 经常点按此穴可有效缓解糖尿病并发冠心病患者的心悸、心痛等症。

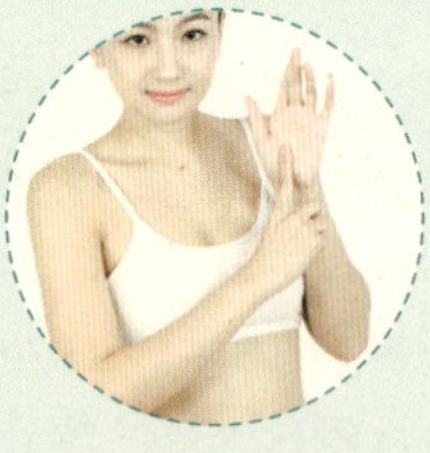

按揉膻中穴

方　法 每天用拇指或由手掌大鱼际部先按揉膻中穴20次，反复10次，每天可早晚各做一次。

功　效 经常按揉膻中穴，可有效缓解心悸、心绞痛、胸闷气喘等症。

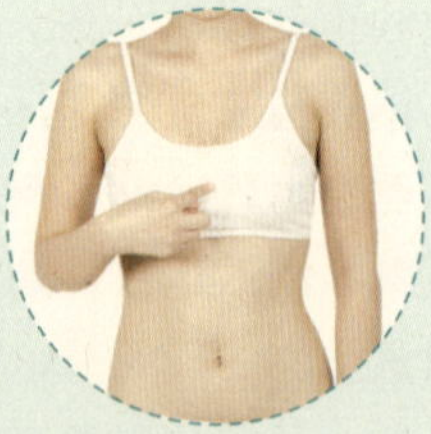

营养早餐 黑米小米豆浆

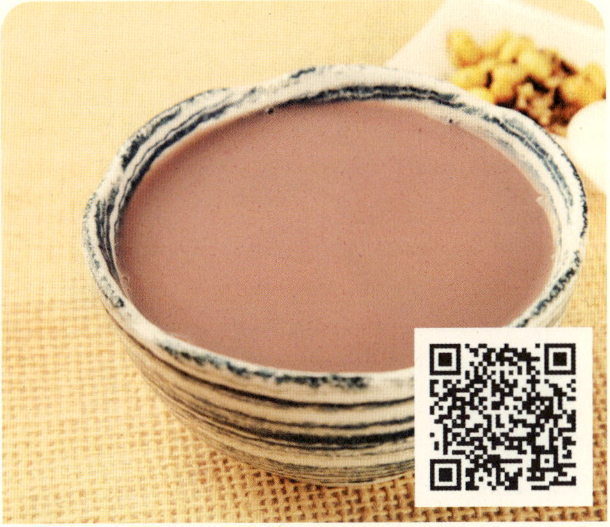

- **原料：** 水发黑米30克，水发小米25克，水发黄豆45克
- **做法：**

①取备好的豆浆机，放入浸泡好的黑米、小米、黄豆。

②注入适量清水，盖上豆浆机机头，选择“五谷”程序。

③按“开始”键，待其运转约15分钟，断电后取下机头。

④倒出煮好的豆浆，用滤网过滤后装入杯中，放凉后即可饮用。

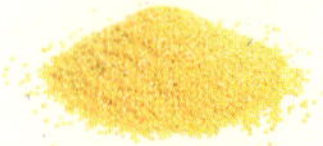

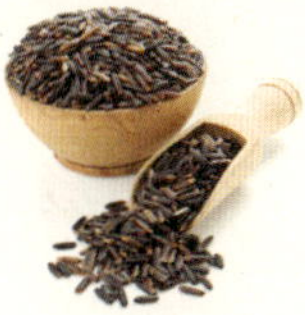

能量计算 总热量约1466.76千焦/蛋白质20.8克 脂肪8.7克/糖类55.8克

营养早餐 黄花菜拌海带丝

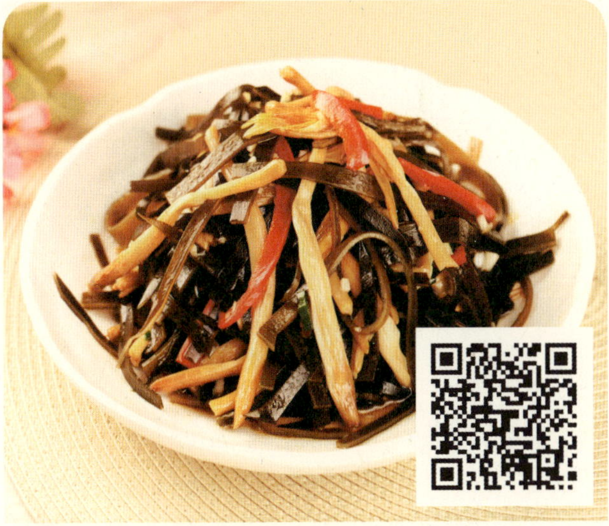

- **原料：** 水发黄花菜100克，水发海带80克，彩椒50克，蒜末、葱花各少许
- **调料：** 盐3克，鸡粉2克，生抽4毫升，陈醋8毫升，芝麻油少许
- **做法：**

①彩椒切粗丝，海带切成细丝。

②锅中注入清水烧开，倒入海带丝、黄花菜、彩椒丝，至食材熟透后捞出，沥干水分，待用。

③把食材装入碗中，撒上蒜末、葱花，加盐、鸡粉。

④淋入生抽、芝麻油、陈醋，搅拌至食材入味。

⑤取一个盘子，盛入材料，摆好盘即成。

能量计算 总热量约1295.80千焦/蛋白质14.8克 脂肪2.6克/糖类50.4克

活力午餐

佛手郁金炖乳鸽

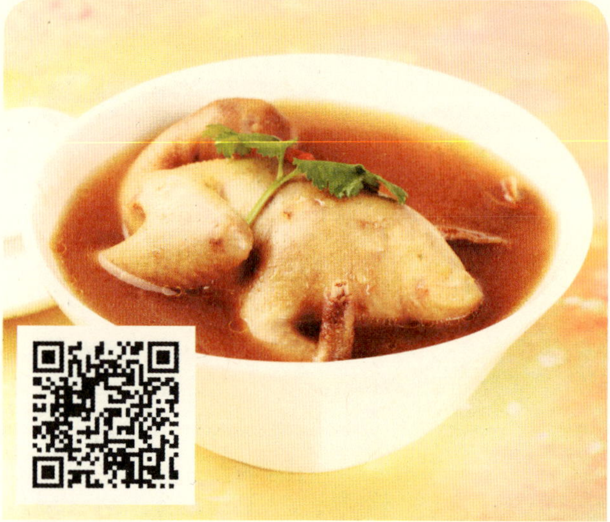

能量计算 总热量约1766.47千焦/蛋白质66.4克 脂肪13.7克/糖类5.1克

● **原料：** 佛手15克，郁金10克，枸杞8克，乳鸽300克，姜片、葱条各少许

● **调料：** 盐、鸡粉各2克，料酒10毫升

● **做法：**

①锅中水烧热，放入处理好的乳鸽，汆去血水，捞出，沥干水分，备用。

②砂锅中注水烧开，放入药材、姜片、葱条及乳鸽，淋入料酒。

③盖上盖，烧开后用小火炖1小时，至食材熟透。

④揭开盖子，放入盐、鸡粉，搅匀，略煮片刻，至食材入味。

⑤拣出汤中的葱条，关火后盛出煮好的菜肴即可。

活力午餐

菠菜炒香菇

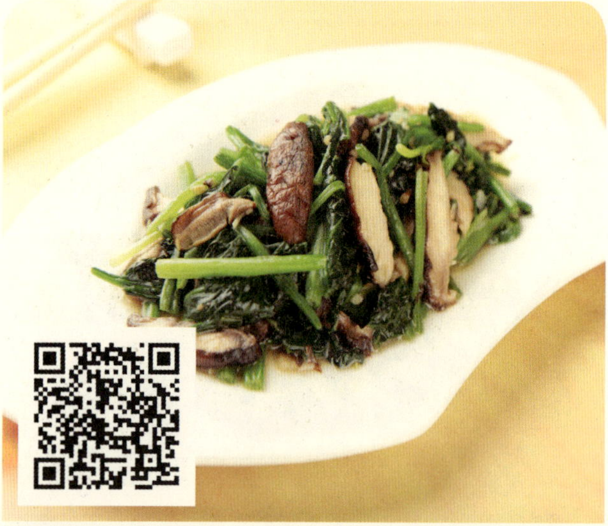

能量计算 总热量约186.43千焦/蛋白质4.9克 脂肪0.6克/糖类9.1克

● **原料：** 菠菜150克，鲜香菇45克，姜末、蒜末、葱花各少许

● **调料：** 盐、鸡粉各2克，料酒4毫升，橄榄油适量

● **做法：**

①洗好的香菇去蒂，切成粗丝；洗净的菠菜切去根部，再切成长段，待用。

②锅置火上，淋入少许橄榄油，烧热，倒入备好的蒜末、姜末、葱花，爆香。

③放入切好的香菇，炒匀炒香，淋入少许料酒，炒匀。

④倒入备好的菠菜，用大火炒至变软，加入适量盐、鸡粉，炒匀调味。

⑤关火后盛出炒好的菜肴即可。

健康晚餐 木耳粥

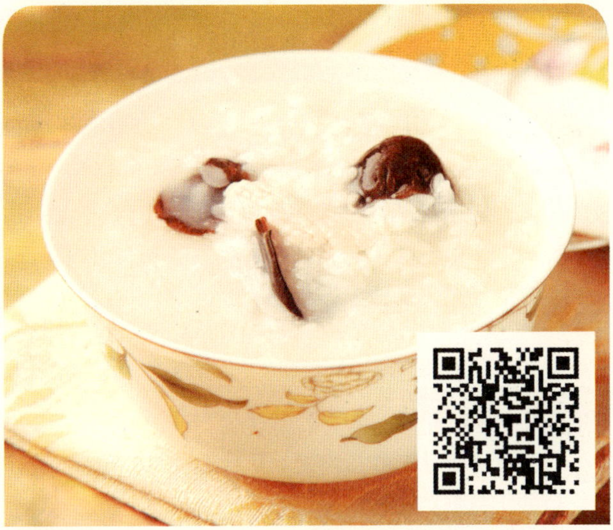

● **原料：** 水发大米160克，水发木耳65克，猪瘦肉50克

● **调料：** 盐3克，料酒4毫升，水淀粉适量

● **做法：**

①洗好的猪瘦肉切成片，待用。
②把肉片装入碗中，加少许盐、料酒、水淀粉。
③搅拌均匀，腌渍约15分钟至其入味，备用。
④砂锅中注水烧热，倒入大米。
⑤放入木耳，搅拌均匀。
⑥烧开后用小火煮约30分钟至大米熟软。
⑦倒入肉片，拌匀，煮至变色。
⑧加盐，搅匀调味，关火后盛出煮好的粥即可。

能量计算 总热量约3170.11千焦/蛋白质22.8克 脂肪5.4克/糖类168.0克

健康晚餐 鸡蛋肉卷

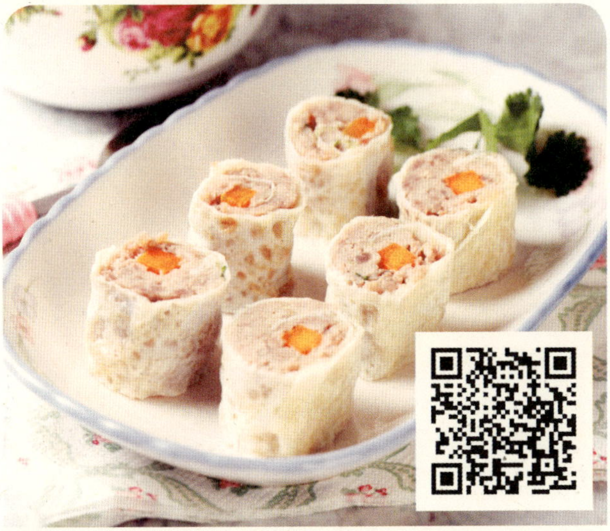

● **原料：** 肉末300克，鸡蛋2个，胡萝卜条25克，姜片、葱花各少许

● **调料：** 盐、鸡粉、老抽各2克，水淀粉、生粉各适量，食用油少许

● **做法：**

①肉末加姜、葱、盐、鸡粉、老抽、生粉，拌匀起劲，腌渍10分钟；鸡蛋清装碗，打散调匀。
②锅中油烧热，将蛋清煎至两面熟透；胡萝卜条在开水中焯熟。
③蛋饼中放入肉末、胡萝卜条，卷成卷，用水淀粉封口，制成鸡蛋肉卷生坯。
④放入蒸盘中，蒸10分钟至熟。
⑤取出，放凉后切小段即可。

能量计算 总热量约2434.01千焦/蛋白质74.5克 脂肪27.5克/糖类9.5克

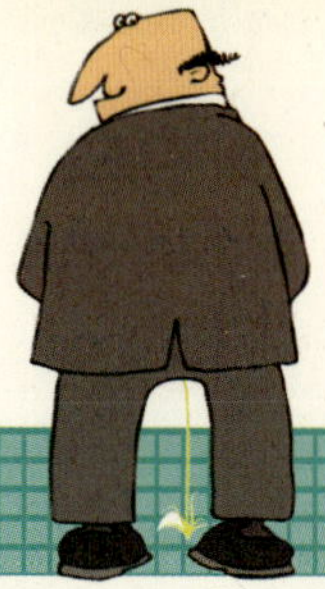

糖尿病并发肾病

糖尿病肾脏病变（DN）是糖尿病患者严重的微血管慢性并发症之一，其中比较有特征性的是糖尿病肾小球硬化症。此外，糖尿病还可导致肾动脉和肾小动脉硬化，使泌尿道感染及造影剂性肾病等发生的机会明显增加。DN的病因和发病机制目前尚不十分明确，一般认为可能为多因素所致，主要包括代谢紊乱、肾小球血流动力学改变和遗传易感性等。

饮食原则

1.多吃富含维生素的食物。新鲜的蔬菜和水果是碱性食物，既能供给多种维生素，又有助于肾脏功能的恢复。

2.限制食盐和水分的摄入。严重水肿者应该低盐饮食，每日饮水量不宜超过1200毫升。同时，忌食咸菜、酱菜、咸蛋、榨菜等含钠盐多的食品。

3.忌用浓茶、咖啡、辣椒、芥末、酒等对神经系统有刺激性的食物。

中医保健

按摩法

按揉三焦俞穴

方　法 取俯卧位，按摩者用两手大拇指指腹按揉三焦俞穴4～5分钟，以局部有酸胀感为佳。

功　效 经常按摩此穴可缓解、改善糖尿病并发肾病所致的全身水肿、尿频、尿急、尿潴留等症。

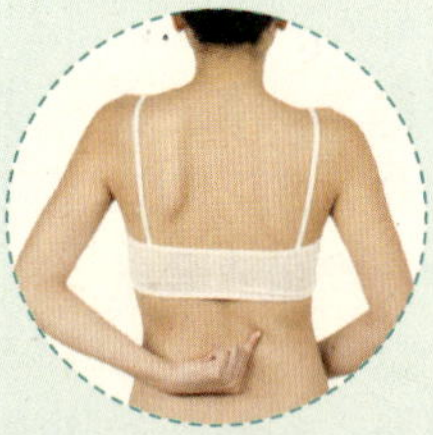

按压下脘穴

方　法 被按摩者仰卧，按摩者用拇指或中指指腹按压下脘穴约2分钟，以局部感到酸胀为佳。

功　效 此穴具有健脾和胃、疏导水湿的功效，经常按摩对改善糖尿病并发肾病症状十分有效。

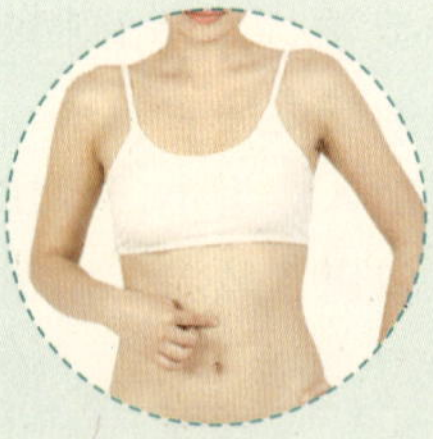

营养早餐

芝麻玉米豆浆

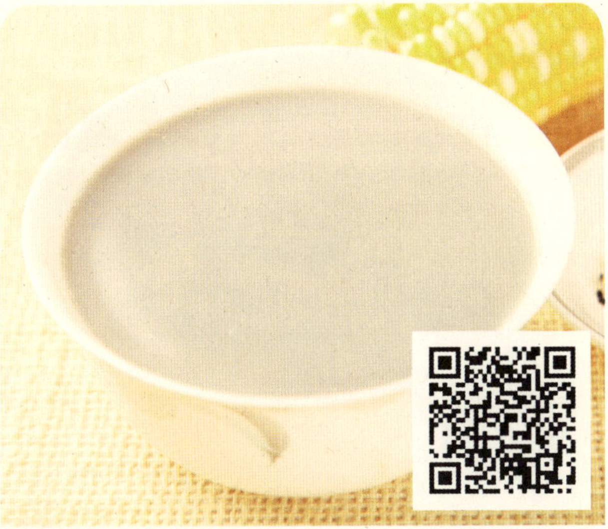

● 原料：黑芝麻25克，玉米粒40克，水发黄豆45克

● 做法：

①把洗好的黑芝麻、玉米粒、黄豆倒入豆浆机中。

②豆浆机中注入适量清水，至水位线即可。

③盖上盖，选择“五谷”程序，开始打浆。

④待豆浆机运转约20分钟，将豆浆机断电，揭盖，滤取豆浆。

⑤将豆浆倒入碗中，待稍微放凉后即可饮用。

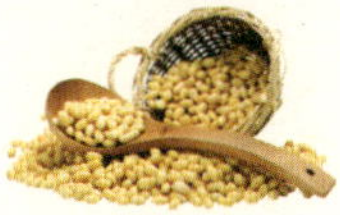

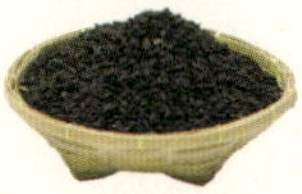

能量计算 总热量约1728.43千焦/蛋白质23.7克 脂肪19克/糖类53.1克

营养早餐

紫甘蓝拌杂菜

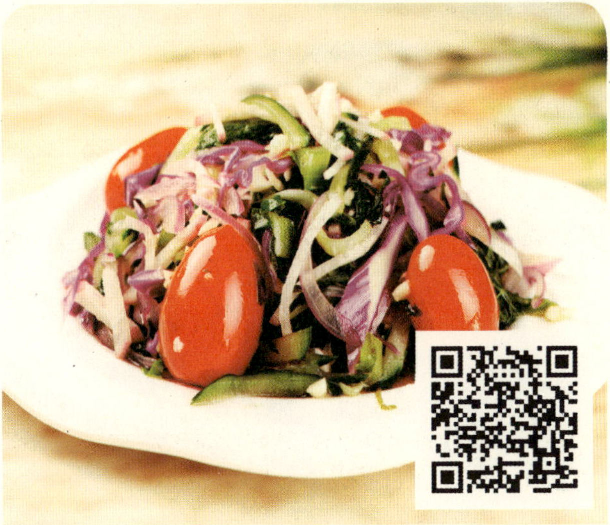

● 原料：苦菊、生菜、圣女果各100克，黄瓜、樱桃萝卜各90克，紫甘蓝85克，洋葱70克，蒜末少许

● 调料：盐、鸡粉各 2克，生抽5毫升，陈醋10毫升，芝麻油、食用油各适量

● 做法：

①将洗净的樱桃萝卜、黄瓜、洋葱、紫甘蓝、生菜切丝，洗好的苦菊切成小段，圣女果切小瓣，备用。

②锅中注入清水烧开，淋入食用油，倒入食材煮至全部食材熟软，捞出沥干，装入碗中。

③撒上蒜末，加入盐、鸡粉，淋入生抽、芝麻油、陈醋，搅拌至食材入味。

④取一个盘子，盛入菜肴即成。

能量计算 总热量约548.00千焦/蛋白质8.8克 脂肪1.8克/糖类29.3克

活力午餐

葱油鲫鱼

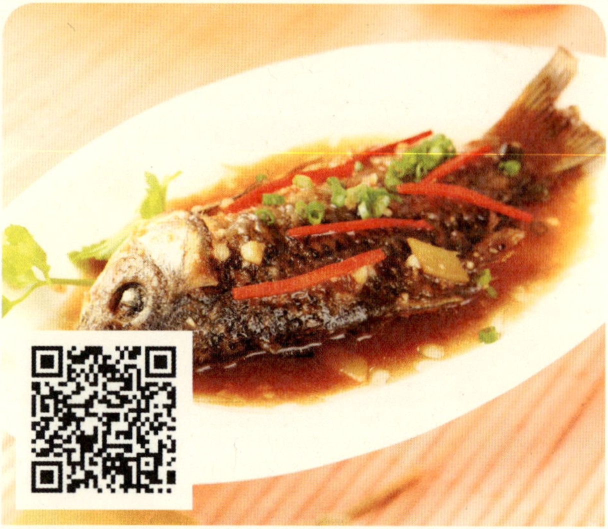

能量计算 总热量约1445.44千焦/蛋白质52.8克 脂肪9.1克/糖类16.6克

● 原料：鲫鱼300克，葱条20克，红椒8克，姜片、蒜末各少许

● 调料：盐3克，鸡粉2克，生抽10毫升，生粉10克，老抽3毫升，水淀粉、食用油各适量

● 做法：

①洗好的葱条取梗切段，葱叶切成葱花；红椒去籽，切细丝。

②将鲫鱼加生抽、盐、生粉，抹匀后腌渍约10分钟。

③用油起锅，将鲫鱼炸至两面金黄后捞出；锅底留热油。

④倒入葱，炒软后捞出，放姜、蒜、清水、生抽、老抽、盐、鸡粉，拌匀，放鲫鱼，略煮，盛出。

⑤锅中汤汁加水淀粉勾芡，浇在鱼上，撒上红椒丝和葱花即可。

活力午餐

果仁凉拌西葫芦

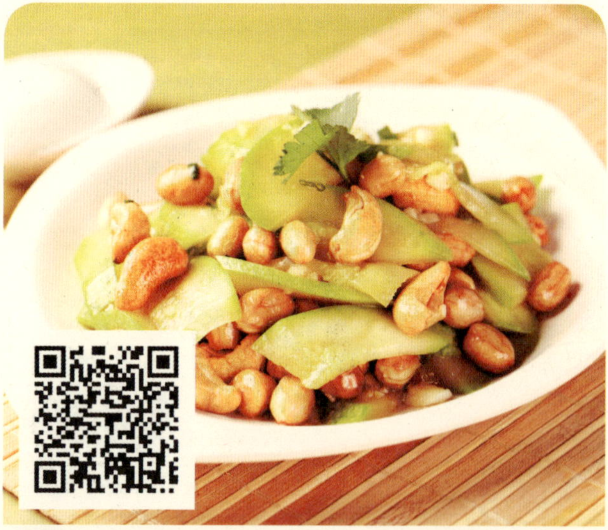

能量计算 总热量约4500.19千焦/蛋白质41.8克 脂肪74.5克/糖类70.2克

● 原料：花生米100克，腰果80克，西葫芦400克，蒜末、葱花各少许

● 调料：盐4克，鸡粉3克，生抽4毫升，芝麻油2毫升，食用油适量

● 做法：

①西葫芦洗净，切片，倒入烧开的锅中，焯约1分钟后捞出。

②将花生米、腰果倒入开水锅中，煮半分钟后捞出，沥干。

③热锅注油，烧至四成热，放入花生米、腰果，炸至散出香味，盛出备用。

④西葫芦装碗，加盐、鸡粉、生抽、蒜末、葱花、芝麻油。

⑤倒入花生米、腰果，拌匀，装入盘中即可。

健康晚餐

南瓜西红柿面疙瘩

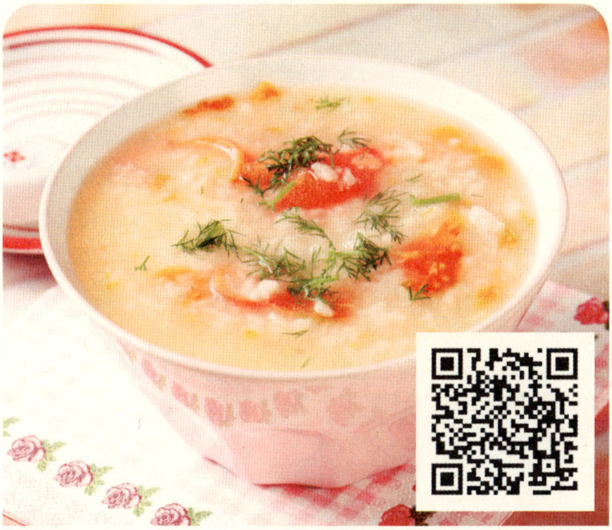

● 原料：南瓜75克，西红柿80克，面粉120克，茴香叶末少许

● 调料：盐2克，鸡粉1克，食用油适量

● 做法：

①西红柿切小瓣；南瓜切成片；面粉装入碗中，加少许盐，分次注入清水，搅拌均匀。

②倒入食用油，拌至成稀糊状。

③开水锅中加入盐、食用油、鸡粉，倒入南瓜，煮至其断生；倒入西红柿，拌匀。

④烧开后用小火煮约5分钟，倒入备好的面糊，搅匀、打散，至面糊呈疙瘩状。

⑤拌煮至粥浓稠，盛出煮好的面疙瘩，点缀上茴香叶末即可。

能量计算 总热量约1858.01千焦/蛋白质14.7克 脂肪2.0克/糖类95.5克

健康晚餐

芹菜炒蛋

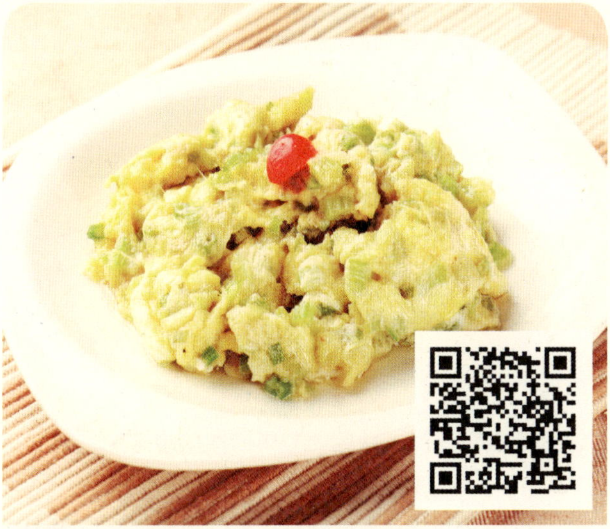

● 原料：芹菜梗70克，鸡蛋120克

● 调料：盐2克，水淀粉、食用油各适量

● 做法：

①洗净的芹菜梗切成丁，待用。

②取来鸡蛋，打入碗中，加入少许盐、水淀粉，打散，制成蛋液，备用。

③用油起锅，倒入切好的芹菜梗，快速翻炒片刻，至其变软。

④加入少许盐，翻炒一会儿，至芹菜梗入味。

⑤倒入备好的蛋液，用中火略炒片刻，至全部食材熟透。

⑥关火后盛出炒好的菜肴，装入盘中即成。

能量计算 总热量约763.27千焦/蛋白质16.5克 脂肪10.6克/糖类6.1克

糖尿病并发高血脂

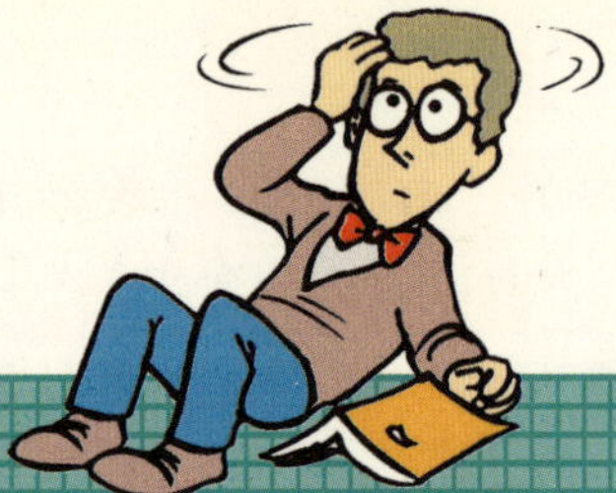

糖尿病并发高血脂是常见的并发症之一，它是由糖尿病所致的脂质代谢异常，引发的高血脂。在脂质代谢中，三酰甘油及游离脂肪酸对动脉硬化形成有重大影响。85%以上的糖尿病患者血浆中血脂浓度增高，易致动脉硬化而日益引起人们的重视。由此可见，糖尿病所致的脂质代谢异常是导致动脉粥样硬化、冠心病、脑血管病发生的主要危险因素之一。

饮食原则

1.根据病情轻重与体力活动计算出每日需要消耗的总能量，防止热量摄入过多。

2.多食蔬菜及含糖量低的水果。新鲜蔬菜及瓜果是维生素、钙、钾、镁、纤维素和果胶的主要来源，食物中的纤维果胶可降低人体对胆固醇的吸收。

3.尽量少食用高脂肪、高胆固醇、高糖的食物。糖尿病患者食用高糖食物无疑会使血糖进一步升高；高脂肪、高胆固醇食物的摄入会使血脂含量上升，要少食。

中医保健

按摩法

按揉太冲穴

方　法 取仰卧位或坐位，按摩者双手中指指腹按揉太冲穴4～5分钟，以局部有酸胀感为佳。

功　效 经常按摩此穴可帮助糖尿病并发高血脂患者降低血脂、血压，从而控制血糖。

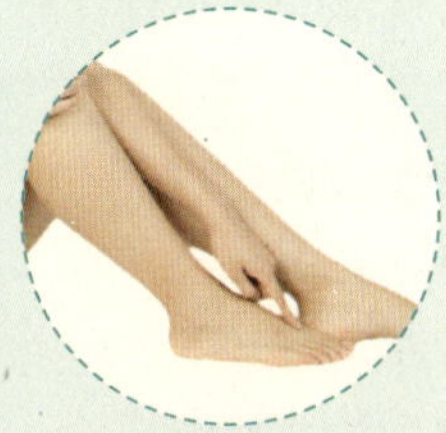

点按三阴交穴

方　法 取坐位，按摩者双手拇指指腹点按三阴交，频率为1秒一下，每次做60下。

功　效 经常按揉此穴对肝、脾、肾有保健作用，能有效降低血糖、血脂以及血压。

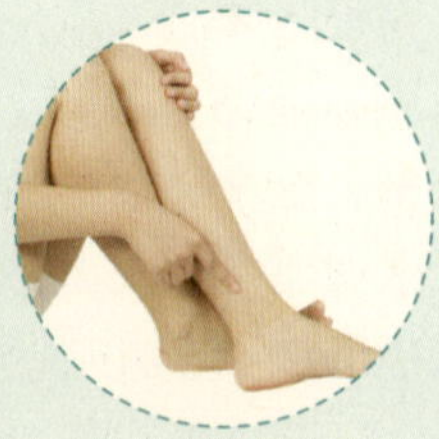

营养早餐 南瓜二豆浆

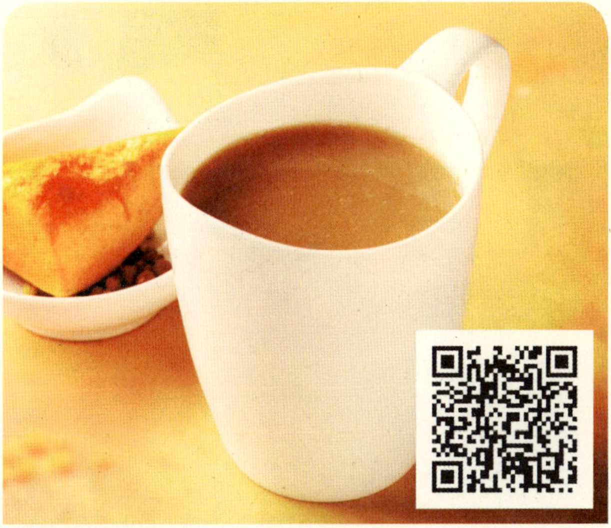

能量计算 总热量约1072.59千焦/蛋白质16.9克 脂肪0.6克/糖类51.8克

● **原料：** 水发红豆、水发绿豆各40克，南瓜块30克

● **做法：**

①将已浸泡4小时的红豆、绿豆倒入碗中，注入适量清水。

②用手搓洗干净，把洗好的食材倒入滤网中，沥干水分。

③将洗净的红豆、绿豆、南瓜倒入豆浆机中。

④注入适量清水至水位线即可。

⑤盖上豆浆机机头，选择“五谷”程序，按“开始”键打浆。

⑥待豆浆机运转约15分钟，即成豆浆。

⑦把煮好的豆浆倒入滤网中，滤取豆浆。

⑧将滤好的豆浆倒入杯中即可。

营养早餐 莴笋炒茭白

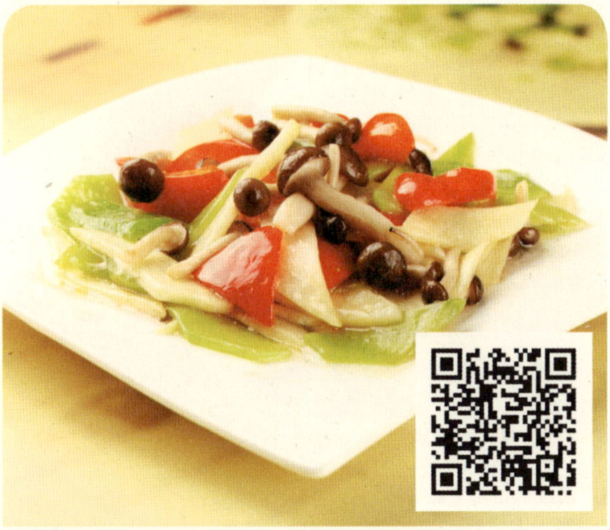

能量计算 总热量约385.40千焦/蛋白质6.8克 脂肪0.6克/糖类17.9克

● **原料：** 莴笋200克，茭白、蟹味菇各100克，彩椒50克

● **调料：** 盐3克，鸡粉2克，蚝油5克，料酒4毫升，水淀粉、食用油各适量

● **做法：**

①蟹味菇去除根部，茭白、莴笋切片，彩椒切小块，备用。

②开水锅中，加盐、茭白，淋食用油，倒入莴笋片、蟹味菇。

③煮至全部食材断生后捞出。

④用油起锅，倒入焯过水的食材，快速炒匀，淋入少许料酒，炒香，加少许盐、鸡粉、蚝油，用中火炒匀。

⑤加水淀粉，翻炒至食材熟透、入味，关火，盛出炒好的菜肴即可。

活力午餐

玉米羊肉汤

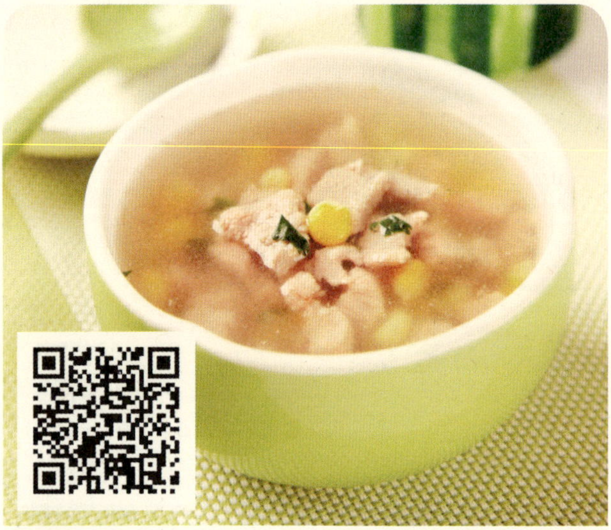

能量计算 总热量约1461.33千焦/蛋白质26.8克 脂肪18.1克/糖类22.8克

● **原料：** 羊肉120克，玉米粒100克，香菜末少许，高汤适量

● **调料：** 盐、鸡粉各2克，胡椒粉3克

● **做法：**

①砂锅中注入适量高汤烧开，放入洗净的玉米粒，拌匀。

②盖上锅盖，煮约10分钟；揭盖，加入适量盐、鸡粉、胡椒粉，拌匀调味。

③放入洗净切片的羊肉，拌匀，盖上盖，焖煮约15分钟至全部食材熟透。

④揭盖，撒上备好的香菜末，略煮片刻。

⑤关火后盛出煮好的汤料，装入碗中即可。

活力午餐

开心果西红柿炒黄瓜

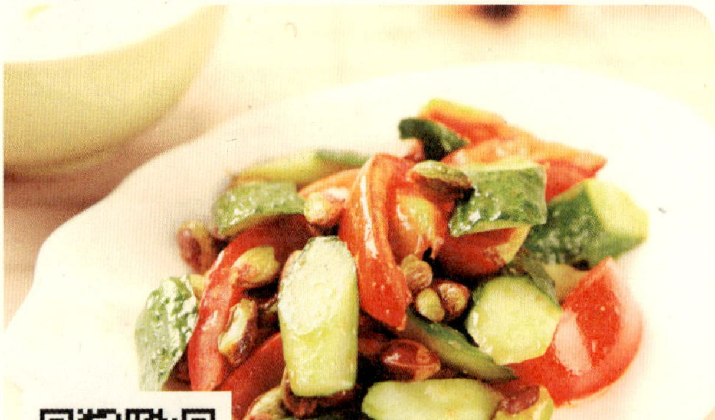

能量计算 总热量约1508.56千焦/蛋白质13.0克 脂肪30.0克/糖类14.7克

● **原料：** 开心果仁55克，黄瓜90克，西红柿70克

● **调料：** 盐2克，橄榄油适量

● **做法：**

①洗净的黄瓜切段，洗好的西红柿切小瓣。

②煎锅置火上，淋入少许橄榄油，大火烧热。

③倒入黄瓜段，炒匀炒透，放入切好的西红柿。

④翻炒一会，至其变软，加入少许盐。

⑤炒匀调味，再撒上备好的开心果仁。

⑥用中火翻炒至食材入味。

⑦关火后盛出炒好的菜肴，装在盘中即可。

健康晚餐

黄豆芽木耳炒肉

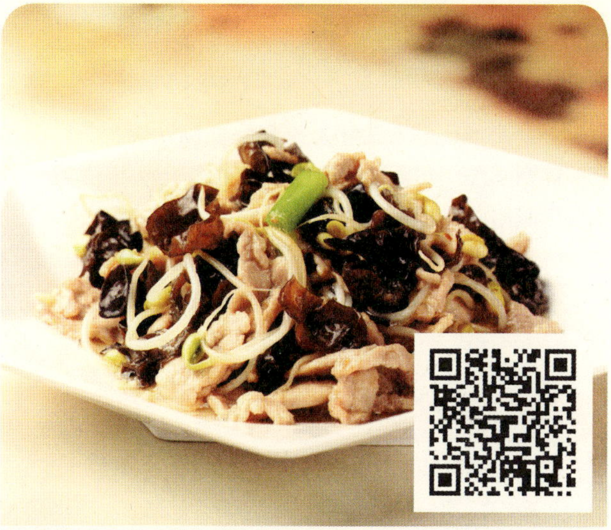

● **原料：** 黄豆芽100克，猪瘦肉200克，水发木耳40克，蒜末、葱段各少许

● **调料：** 盐4克，鸡粉2克，水淀粉8毫升，料酒10毫升，蚝油8克，食用油少许

● **做法：**

①洗好的木耳切成小块，备用。

②猪瘦肉切片装碗，加入盐、鸡粉、水淀粉，拌匀，腌渍片刻。

③开水锅中加盐，倒入木耳、黄豆芽，煮半分钟，捞出。

④用油起锅，倒入腌好的肉片，快速翻炒至变色，放蒜末、葱段，炒出香味。

⑤倒入焯好的食材，加料酒、盐、鸡粉、蚝油、水淀粉，炒匀即可。

能量计算 总热量约1722.16千焦/蛋白质49.9克 脂肪14.6克/糖类33.7克

健康晚餐

金针菇拌黄瓜

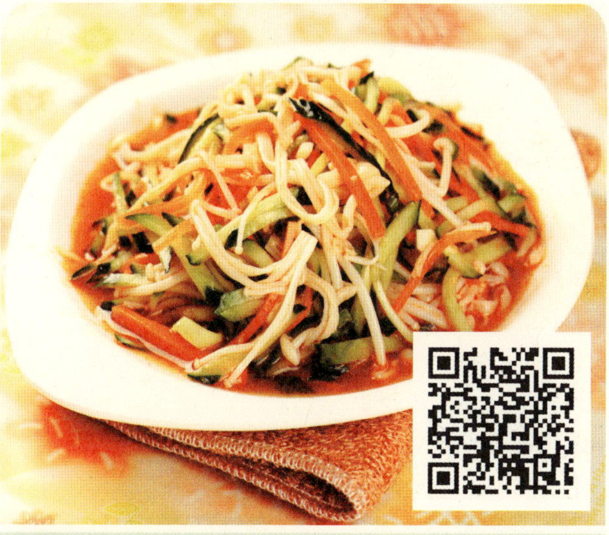

● **原料：** 金针菇110克，黄瓜90克，胡萝卜40克，蒜末、葱花各少许

● **调料：** 盐3克，食用油2毫升，陈醋3毫升，生抽5毫升，鸡粉、辣椒油、芝麻油各适量

● **做法：**

①黄瓜、胡萝卜切丝，金针菇去根。

②开水锅中放入食用油、盐、胡萝卜，搅匀，煮半分钟。

③放入金针菇，搅匀，煮1分钟，至全部食材熟透，捞出。

④将黄瓜丝装碗，放入盐，拌匀，倒入金针菇、胡萝卜，加少许蒜末、葱花、鸡粉、陈醋、生抽、辣椒油、芝麻油，拌匀。

⑤将拌好的食材装入盘中即可。

能量计算 总热量约237.84千焦/蛋白质3.8克 脂肪0.7克/糖类12.7克

高血脂并发高血压

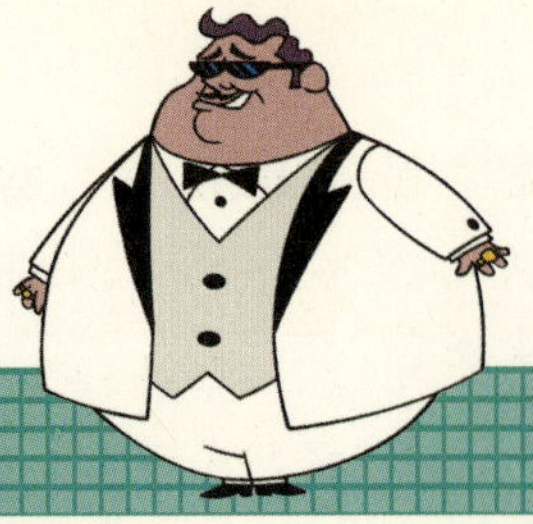

高血压的发生和发展与高血脂密切相关。大量研究资料表明，许多高血压病人伴有脂质代谢紊乱的症状，血中胆固醇和三酰甘油的含量较正常人显著增高，而高密度脂蛋白和胆固醇含量则较低。另一方面，许多高血脂也常并发高血压，血脂在人体内形成动脉粥样硬化以后，会导致心肌功能紊乱，血管紧张素转换酶被大量激活，促使血管动脉痉挛，诱致肾上腺分泌升压素，导致血压升高。二者互为因果。

饮食原则

1.常食具有降脂功效的食物，如大蒜、洋葱、苦瓜、黄豆、山楂、木耳、香菇等。

2.多吃高钾低钠的食物，如豆类、菌藻类、新鲜的水果蔬菜等。

3.饮食宜清淡。适当减少钠盐的摄入，不要吃腌制食品；避免吃油炸或煎烤的食品。

4.限制胆固醇的摄入。每日胆固醇的摄入量应低于300毫克，少吃动物的脑、脚、皮、内脏等胆固醇含量高的部位，可常食一些水产类食物。

中医保健

按摩法

按揉神门穴

方　法 被按摩者取坐位，按摩者用拇指指腹按揉神门穴2分钟，使有酸胀或麻感即可。

功　效 神门穴位于手少阴心经，常按可有效缓解高血压、胸痛、心悸等病症。

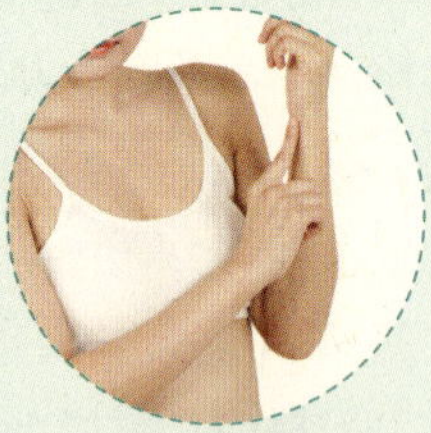

点按太阳穴

方　法 取正坐或仰卧位，按摩者双手食指同时点按太阳穴30~50次，以局部有酸胀感为宜。

功　效 点按太阳穴，除了能降低血压外，还具有解除疲劳、止痛醒脑的功效。

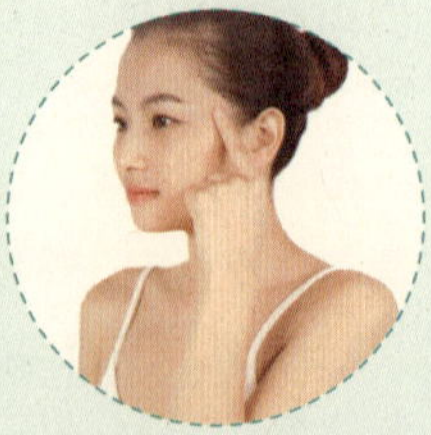

营养早餐 醋拌芹菜

● 原料：芹菜梗200克，彩椒10克，芹菜叶25克，熟白芝麻少许

● 调料：盐2克，白糖3克，陈醋15毫升，芝麻油10毫升

● 做法：

①将彩椒切细丝，芹菜梗切段。

②开水锅中倒入芹菜梗。

③略煮一会儿，放入彩椒，煮至食材断生。

④捞出焯好的食材，沥干水分，待用。

⑤将焯过水的食材倒入碗中，放入芹菜叶，搅拌匀。

⑥加盐、白糖、陈醋、芝麻油。

⑦倒入熟白芝麻，拌至食材入味。

⑧取一个盘子，盛出拌好的菜肴，装入盘中即可。

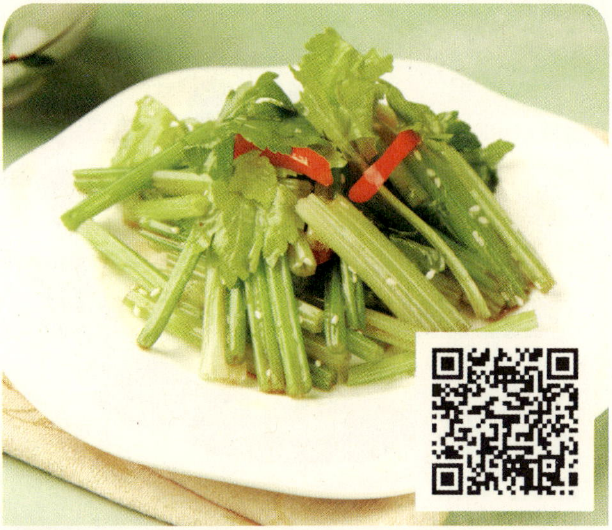

能量计算 总热量约207.75千焦/蛋白质3.2克
脂肪0.6克/糖类11.1克

营养早餐 小米燕麦荞麦粥

● 原料：水发小米70克，水发荞麦80克，玉米碎85克，燕麦40克

● 做法：

①砂锅中注入适量清水，用大火将水烧开。

②倒入洗净的小米、荞麦、玉米、燕麦。

③用勺将材料搅拌均匀。

④盖上盖，用小火煮30分钟，至食材熟透。

⑤揭盖，略微搅拌片刻。

⑥将煮好的杂粮粥盛出，装入碗中即可。

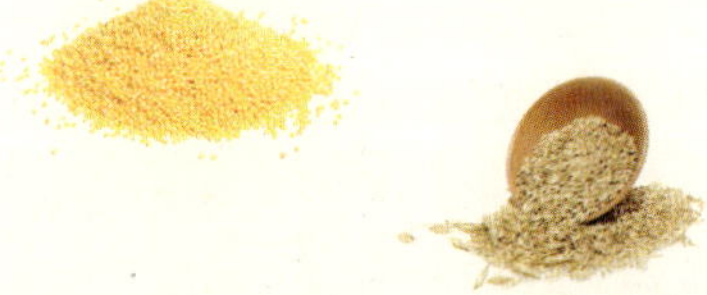

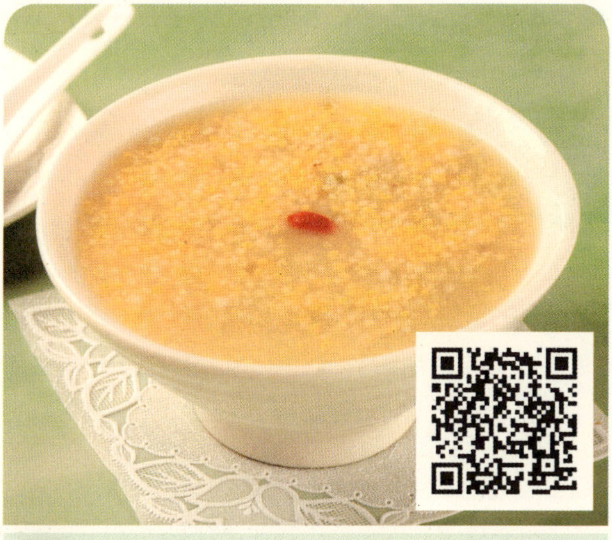

能量计算 总热量约3086.09千焦/蛋白质22.0克
脂肪6.1克/糖类159.1克

活力午餐 黄瓜里脊片

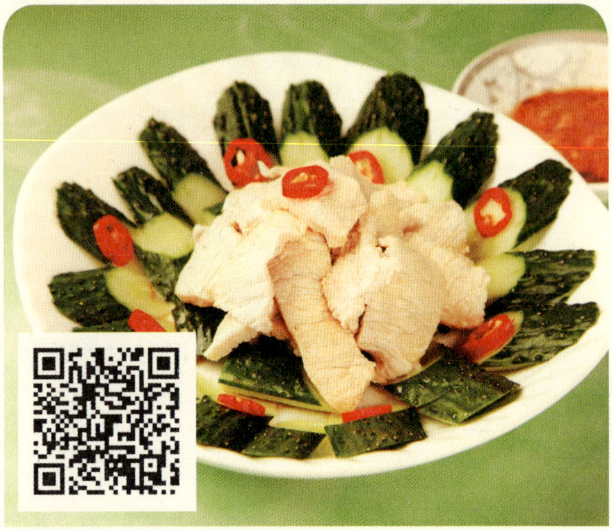

能量计算 总热量约698.06千焦/蛋白质21.6克 脂肪6.5克/糖类6.1克

- 原料：黄瓜160克，猪瘦肉100克
- 调料：鸡粉、盐各2克，生抽4毫升，芝麻油3毫升，料酒适量
- 做法：

①将黄瓜斜刀切块；猪瘦肉切开，再切薄片。

②锅中注入适量清水烧开，倒入肉片，淋入料酒，拌匀，煮至变色，捞出待用。

③取一个碗，加入纯净水，加鸡粉、盐、生抽，拌匀。

④淋入少许芝麻油，调成味汁，待用。

⑤另取一盘，放入黄瓜，摆放整齐，放入瘦肉，叠放整齐。

⑥浇上味汁，摆好盘即成。

活力午餐 炝拌莴笋

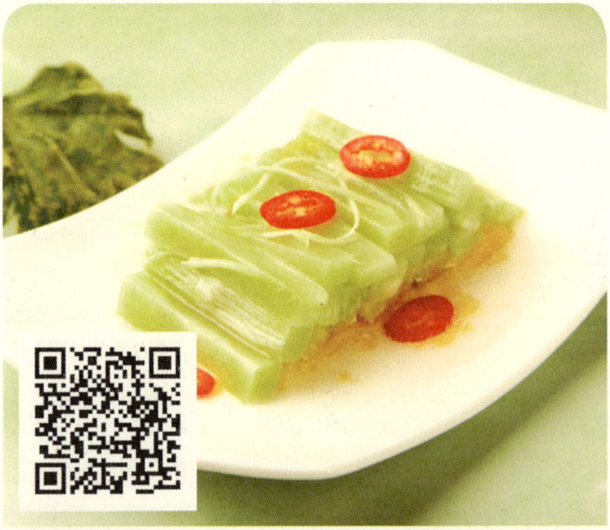

能量计算 总热量约152.15千焦/蛋白质2.6克 脂肪0.3克/糖类7.3克

- 原料：莴笋260克，干辣椒、花椒、姜丝各少许
- 调料：白醋6毫升，白糖5克，盐6克，食用油适量
- 做法：

①洗净去皮的莴笋切成条形。

②将莴笋条放入碗中，加盐，搅匀，腌渍约30分钟。

③用水洗去莴笋的盐分，撒姜丝。

④用油起锅，放入花椒、干辣椒，爆香，捞出；锅底留油，盛出热油，均匀地浇在莴笋上。

⑤锅底油烧热，倒入白醋、白糖，拌至白糖溶化，调成味汁。

⑥关火后盛出味汁，浇在莴笋上，将材料搅拌均匀，腌渍约3小时至入味，装盘即可。

健康晚餐

胡萝卜青菜饭卷

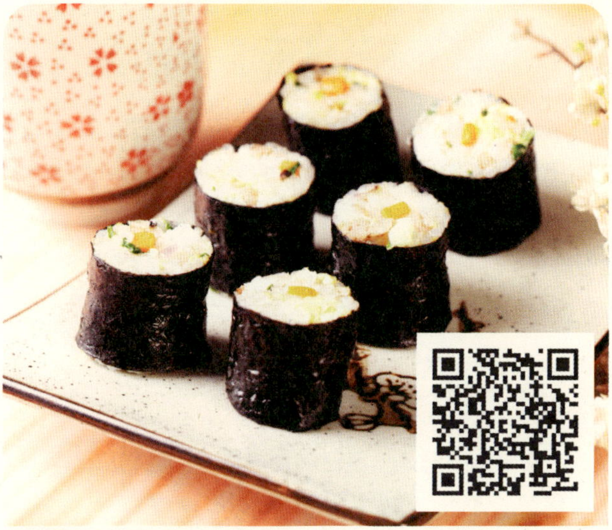

- 原料：猪肉末50克，鸡蛋1个，洋葱30克，胡萝卜20克，米饭160克，小白菜、海苔各少许
- 调料：盐、鸡粉各2克，料酒3毫升，食用油适量
- 做法：

①小白菜切碎；洋葱、胡萝卜切粒；鸡蛋调匀，制成蛋液。

②用油起锅，倒入蛋液，翻炒至熟，盛出装盘。

③用油起锅，倒肉末炒至变色，淋料酒，倒入洋葱、胡萝卜、米饭、鸡蛋、白菜，加盐、鸡粉，炒匀，盛出装盘，即成馅料。

④将馅料放在海苔上，铺平，卷起，压紧，制成数个海苔卷。

⑤分切成小段，摆入盘中即可。

能量计算 总热量约1455.48千焦/蛋白质21.5克
脂肪8.1克/糖类48.1克

健康晚餐

茄子沙拉

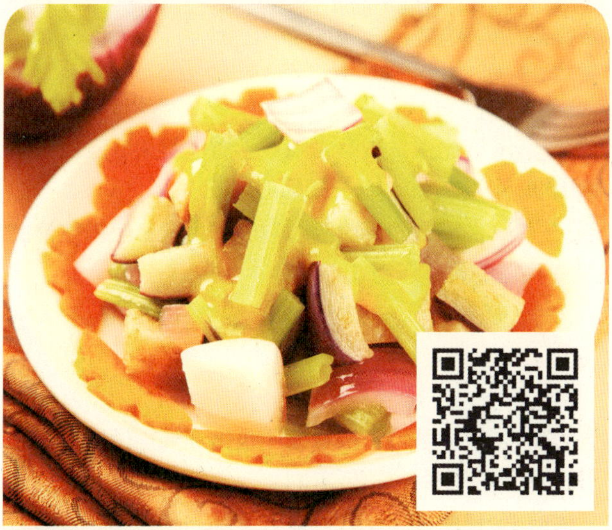

- 原料：茄子80克，芹菜、洋葱各50克
- 调料：白醋5毫升，蛋黄酱10克，盐、食用油各适量
- 做法：

①将茄子切丁，芹菜切成小段，洋葱切块。

②锅中注入适量食用油，烧至五成热，倒入茄子，搅匀，炸至微黄色，捞出，沥干油，待用。

③开水锅中倒入芹菜、洋葱，略煮，捞出，放入凉水中过凉，捞出，沥干水分，备用。

④将芹菜装入碗中，倒入茄子、盐、白醋，搅拌至食材入味。

⑤将拌好的食材装入碗中，挤上蛋黄酱即可。

能量计算 总热量约174.72千焦/蛋白质1.8克
脂肪0.3克/糖类10.4克

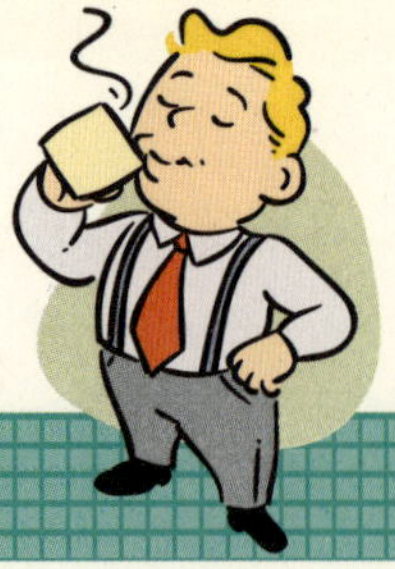

高血脂并发冠心病

冠心病也叫冠状动脉粥样硬化性心脏病。冠状动脉是专门给心脏供血的动脉，由于过多脂肪沉积，造成动脉硬化，使血流受阻，引起心脏缺血，发生一系列症状，即冠心病。据统计，心脑血管病的死亡率已超过人口死亡率的1/2。血脂升高，冠心病的发病率也升高，而且血脂的升高幅度与冠心病发病率、病死率及病变的严重程度呈正相关。大多数高胆固醇血症与后天进食高脂肪、高胆固醇饮食有关。

饮食原则

1.限制脂肪摄入。每日膳食热量中的脂肪应低于25%。另外，烹饪时应使用植物油代替动物油，减少胆固醇摄入。

2.早餐吃好，午餐吃饱，晚餐吃少。早餐摄入营养丰富的食物，中餐在摄入丰富营养的同时，摄入足够的量，应占全天总热量的40%～50%，晚餐吃七分饱即可。

3.多食水果与蔬菜。每天应吃不少于500克的红、黄、绿色的新鲜水果和蔬菜。

中医保健

按摩法

按揉曲泽穴

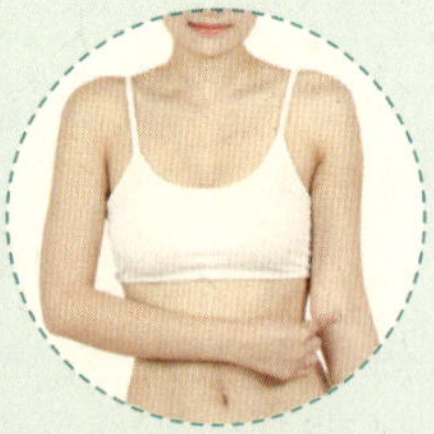

方　法 取坐位，按摩者用一手握住肘尖，四指在外，拇指按揉曲泽穴3分钟，以酸胀感为度。

功　效 曲泽穴为手厥阴心包经的合穴，经常按揉此穴对心脏有良好的调节作用。

点按至阳穴

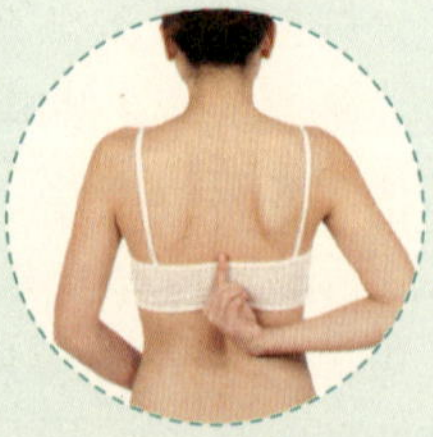

方　法 取俯卧位，按摩者用食指或拇指指腹点按至阳穴，由轻到重再到轻，点按200下。

功　效 经常按摩此穴可有效缓解因高血脂并发冠心病引起的心慌、胸闷、心率不齐等症状。

营养早餐

口蘑香菇粥

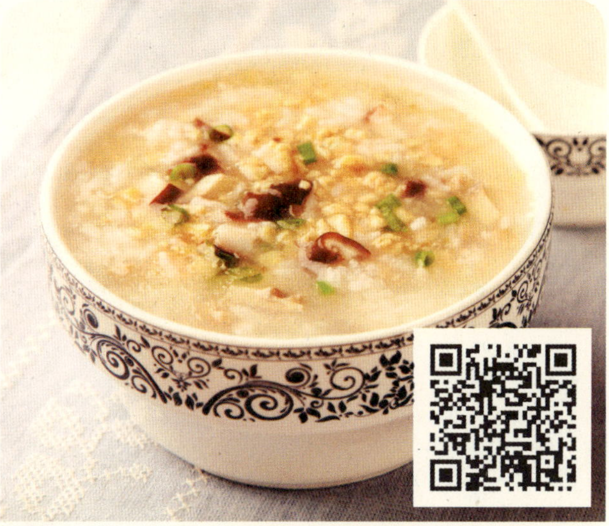

● 原料：水发大米150克，口蘑70克，香菇60克，葱花少许

● 调料：盐、鸡粉各2克

● 做法：

①将洗净的口蘑切成小块，洗好的香菇切成丁，备用。

②砂锅中注入适量清水烧开，倒入洗好的大米，搅拌匀。

③大火煮沸后转小火炖煮约30分钟，至米粒变软。

④倒入切好的口蘑、香菇，搅拌匀，小火煮至全部食材熟透。

⑤加入少许盐、鸡粉，搅匀，煮至粥入味。

⑥关火，煮好的粥盛入汤碗中，撒上葱花即成。

能量计算 总热量约2925.16千焦/蛋白质39.5克 脂肪3.7克/糖类142.1克

营养早餐

百合炒鸡丝

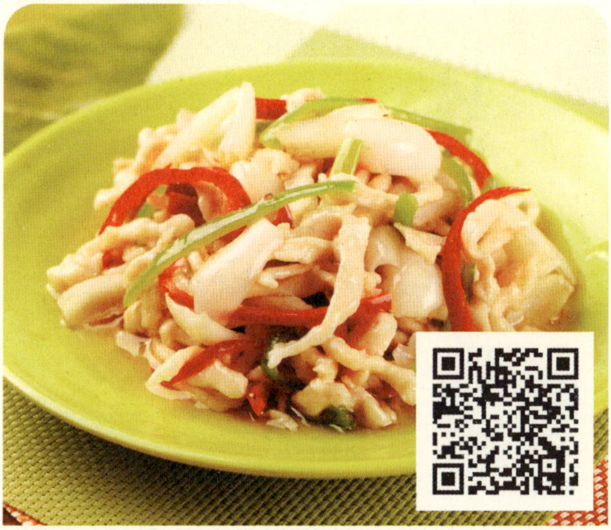

● 原料：鸡胸肉180克，鲜百合35克，青椒、红椒各35克，姜片、蒜末、葱段各少许

● 调料：盐3克，鸡粉2克，料酒4毫升，水淀粉、食用油各适量

● 做法：

①将鸡胸肉、青椒、红椒切丝。

②鸡肉丝装碗，加鸡粉、盐、水淀粉、食用油，腌渍约10分钟。

③锅中油烧至四成热，倒入鸡肉丝，滑油片刻至变色，捞出。

④锅底留油，放姜片、蒜末、葱段，爆香；倒入青椒、红椒，再放入百合、鸡肉丝，炒匀。

⑤加料酒、盐、鸡粉，炒匀。

⑥倒入水淀粉，翻炒至食材熟透、入味，盛出即可。

能量计算 总热量约1581.71千焦/蛋白质41.8克 脂肪23.7克/糖类239.5克

活力午餐

胡萝卜苹果炒饭

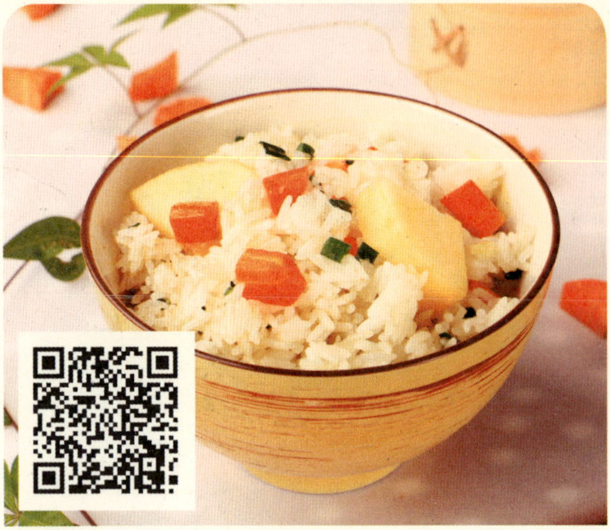

能量计算 总热量约1403.64千焦/蛋白质1.5克 脂肪1.0克/糖类77.0克

● 原料：凉米饭230克，胡萝卜60克，苹果90克，葱花、蒜末各少许

● 调料：盐、鸡粉各2克，食用油适量

● 做法：

①将洗净去皮的苹果切瓣，去核，切片，切小块。

②洗净去皮的胡萝卜切片，切条，改切丁。

③用油起锅，倒入胡萝卜，加入蒜末，炒香。

④倒入米饭，翻炒松散。

⑤放盐、鸡粉，炒匀。

⑥倒入备好的葱花，炒匀。

⑦加入切好的苹果，炒匀。

⑧将米饭盛出，撒上葱花即可。

活力午餐

蛏子炒芹菜

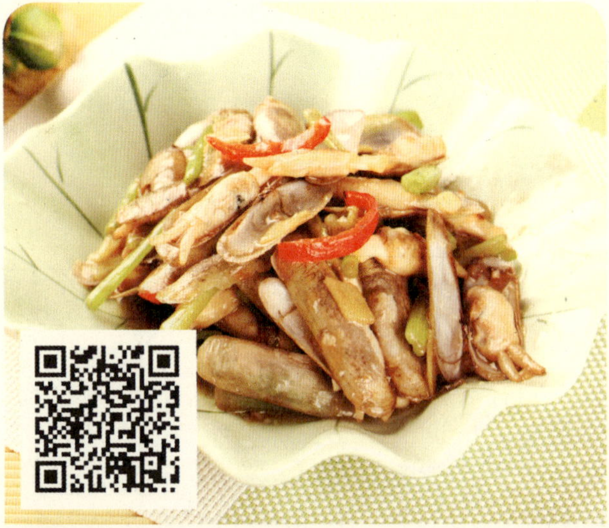

能量计算 总热量约998.18千焦/蛋白质32.1克 脂肪6.0克/糖类32.3克

● 原料：蛏子350克，芹菜100克，红椒40克，姜片、蒜末、葱段各少许

● 调料：盐、鸡粉各2克，料酒4毫升，蚝油、老抽、水淀粉、食用油各适量

● 做法：

①将芹菜切段，红椒切成丝。

②开水锅中倒入蛏子，汆半分钟，去除杂质，捞出，用清水洗净，装盘待用。

③用油起锅，放入姜片、蒜末、葱段，爆香。

④倒入芹菜、红椒、蛏子，淋入料酒，炒匀炒香，加盐、鸡粉、蚝油、老抽，炒匀调味。

⑤倒水淀粉，炒匀，盛出即可。